食品機能性脂質の基礎と応用

Fundamentals and Application of Functional Lipids in Foods

監修：池田郁男
Supervisor：Ikuo Ikeda

シーエムシー出版

巻頭言

　脂質は，一般的に有機溶剤に可溶性の物質として定義されるが，さまざまな成分を含んでおり，その機能性も多様である。食品から最も多量に摂取している脂質は，いわゆる中性脂肪（トリアシルグリセロール）であり，その主要構成成分は飽和，モノ不飽和および多価不飽和脂肪酸などの脂肪酸である。本書では食品に含まれる主要な脂肪酸の機能性に関する最新情報の執筆をいただいた。中性脂肪や脂肪酸は栄養素として重要であり，特に必須脂肪酸は摂取する必要がある。健康によいといわれる脂肪酸が知られている一方で，よくないと考えられる脂肪酸もある。しかし，健康によい脂肪酸でも多量摂取すると弊害が生じ，健康に悪い影響を与えるといわれる脂肪酸でも摂取量によっては問題のない場合もある。いろいろな食品を摂取すると健康によい脂肪酸のみを摂取するわけにはいかず，多様な脂肪酸を摂取することになる。脂肪酸は栄養学的に問題のないバランスで摂取することが重要となるが，どのようなバランスが最適なのかは議論の最中であり，結論は出ていない。個々の食品には多様な脂肪酸がいろいろな量や割合で含まれており，どのような組み合わせで食品を摂取すれば最適かという答えを得ることは簡単ではない。機能性脂質をサプリメントと捉える考え方もあるが，栄養学的バランスが崩れるような摂取は好ましいものではなく，あくまでのバランスの中で考えることが肝要である。このような議論をする上で不可欠なのは，個々の脂肪酸のよくも悪くも機能性を正確に把握することである。そういう意味で，本書は，脂肪酸摂取のバランスを考える際の重要な手引きとなる最新の情報を含んでいる。

　脂質は，中性脂肪だけでなくリン脂質，プラズマローゲンを始め，微量成分を含めて多様な物質を含む。これらの物質の機能性についても広く知られるようになってきたことから，本書ではそれらのいくつかについて最新情報を執筆いただいた。これらの成分がヒトにおいてどれくらい重要な生理作用を発揮するかは，まだ十分な情報が得られていないかもしれないが，今後の研究の進展が待たれるところである。

　本書が，研究者や産業界にとって機能性を有する食品の開発のための手引，参考書となれば幸いである。

　最後に，ご多忙中にもかかわらず執筆いただいた諸先生方に，厚くお礼を申し上げます。

2018 年 5 月

東北大学

池田郁男

執筆者一覧（執筆順）

池 田 郁 男	東北大学　未来科学技術共同研究センター　教授
宮 下 和 夫	北海道大学　大学院水産科学研究院　生物資源化学分野　教授
笠 井 通 雄	日清オイリオグループ㈱　中央研究所
辻 野 祥 伍	日清オイリオグループ㈱　中央研究所
河 原 　 聡	宮崎大学　農学部　応用生物科学科　教授
渡 辺 志 朗	富山大学　和漢医薬学総合研究所　栄養代謝学分野　准教授
玉 井 忠 和	マルハニチロ㈱　中央研究所
髙 橋 義 宣	マルハニチロ㈱　中央研究所
加 藤 綾 華	日本水産㈱　食品機能科学研究所　機能性素材開発課
柳 本 賢 一	日本水産㈱　食品機能科学研究所　機能性素材開発課　課長
小 川 　 順	京都大学　大学院農学研究科　応用生命科学専攻　教授
岸 野 重 信	京都大学　大学院農学研究科　応用生命科学専攻　助教
米 島 靖 記	日東薬品工業㈱　研究開発本部　研究開発部 菌・代謝物研究センター　課長
山 崎 正 夫	宮崎大学　農学部　応用生物科学科　教授
大 植 隆 司	東京農工大学　大学院農学研究院　応用生命化学専攻　特任講師
平 　 さつき	東京農工大学　大学院農学研究院　応用生命化学専攻
木 村 郁 夫	東京農工大学　大学院農学研究院　応用生命化学専攻 テニュアトラック特任准教授
竹 内 弘 幸	富山短期大学　食物栄養学科　教授
原 　 　 博	北海道大学　大学院農学研究院 生物機能化学分野・食品栄養学研究室　教授

日比野　英　彦	日本脂質栄養学会　監事
宮　本　崇　史	筑波大学　医学医療系　内分泌代謝・糖尿病内科　助教
島　野　　　仁	筑波大学　医学医療系　内分泌代謝・糖尿病内科　教授
有　田　　　誠	慶應義塾大学　薬学部　代謝生理化学講座　教授； (国研) 理化学研究所　生命医科学研究センター メタボローム研究チーム　チームリーダー； 横浜市立大学　大学院生命医科学研究科　客員教授
丸　山　千寿子	日本女子大学　家政学部　食物学科 栄養教育・臨床栄養学研究室　教授
武　山　　　藍	九州大学　大学院生物資源環境科学府
城　内　文　吾	九州大学　大学院農学研究院　助教
佐　藤　匡　央	九州大学　大学院農学研究院　教授
稲　田　　　仁	東北大学　大学院医学系研究科　発生発達神経科学分野　講師
大　隅　典　子	東北大学　大学院医学系研究科　発生発達神経科学分野　教授
山　田　耕　路	崇城大学　応用微生物工学科　教授
阿久津　光　紹	青葉化成㈱　泉開発研究所　商品開発課　課長
仲　川　清　隆	東北大学　大学院農学研究科　教授
遠　藤　泰　志	東京工科大学　応用生物学部　教授
平　野　麻里奈	オリザ油化㈱　研究開発本部　食品開発部　研究員
下　田　博　司	オリザ油化㈱　研究開発本部　食品開発部　取締役本部長
高　橋　正　和	福井県立大学　生物資源学部　生物資源学科 機能食品学研究室　准教授

目　　次

第1章　食品

1　機能性脂質の探索研究
　　………………………… **宮下和夫**… 1
　1.1　はじめに ……………………………… 1
　1.2　脂肪酸の機能探索 …………………… 2
　1.3　脂質の吸収と機能性 ……………… 4
　1.4　分子レベルでの機能性脂質の探索研
　　　究 …………………………………… 6
　1.5　おわりに ……………………………… 7
2　植物油の健康への機能性
　　…………… **笠井通雄，辻野祥伍**… 9
　2.1　はじめに ……………………………… 9

　2.2　日本の油脂供給量 ………………… 9
　2.3　脂質摂取の現状 ……………………… 11
　2.4　植物油の健康機能成分 ………… 11
　2.5　おわりに ……………………………… 19
3　畜産物に含まれる機能性脂肪酸
　　…………………………… **河原　聡**… 22
　3.1　はじめに ……………………………… 22
　3.2　共役リノール酸（CLA） ………… 22
　3.3　フィタン酸 …………………………… 25
　3.4　トランス脂肪酸について ………… 28
　3.5　おわりに ……………………………… 30

第2章　脂肪酸

1　ω3系脂肪酸としてのα-リノレン酸の
　　位置づけ：エイコサペンタエン酸との
　　比較 ………………… **渡辺志朗**… 33
　1.1　はじめに ……………………………… 33
　1.2　日本人のω6系ならびにω3系脂肪
　　　酸摂取の現状と摂取基準量 ……… 33
　1.3　生体内でのω6系脂肪酸とω3系脂
　　　肪酸の競合的な代謝とその疾患との
　　　関わり …………………………… 34
　1.4　ω3系脂肪酸の摂取の目安量の設定
　　　における問題点 …………………… 35
　1.5　α-リノレン酸とエイコサペンタエ
　　　ン酸の効力差 ………………………… 36
　1.6　α-リノレン酸の効力を考慮した
　　　ω3系脂肪酸の摂取 ………………… 37

　1.7　ヒトでのα-リノレン酸の疾患に対
　　　する予防・治療効果 ……………… 38
　1.8　終わりに ……………………………… 39
2　DHA について
　　…………………… **玉井忠和，髙橋義宣**… 41
　2.1　はじめに ……………………………… 41
　2.2　構造，製法，性状 ………………… 41
　2.3　安全性 ………………………………… 43
　2.4　機能・効能 …………………………… 43
　2.5　応用・食品例 ………………………… 48
3　EPA　……… **加藤綾華，柳本賢一**… 52
　3.1　はじめに ……………………………… 52
　3.2　EPA の近年の研究結果 ………… 52
　3.3　おわりに ……………………………… 59
4　腸内細菌の生産する新規脂肪酸
　　…… **小川　順，岸野重信，米島靖記**… 61

I

4.1	はじめに ………………	61
4.2	腸内細菌・乳酸菌が産生する新規機能性脂肪酸 HYA の開発 …………	61
4.3	腸内細菌による食事由来脂肪酸の代謝と代謝産物の多様性 …………	63
4.4	食事脂質の腸内細菌代謝物の生理機能 ………………………………	64
4.5	おわりに ………………	67

5 共役脂肪酸の機能性 … 山崎正夫… 69

5.1	共役脂肪酸の構造 ………………	69
5.2	機能性脂質としての共役脂肪酸 …	69
5.3	共役脂肪酸の分析 ………………	71
5.4	共役脂肪酸の抗ガン活性と免疫調節作用 ………………………………	71
5.5	共役脂肪酸の抗肥満作用 …………	73
5.6	共役脂肪酸の安全性 ……………	73
5.7	共役トリエン酸の機能 …………	74

6 短鎖脂肪酸の産生機序と生理機能調節
… 大植隆司, 平 さつき, 木村郁夫… 76

6.1	はじめに ………………	76
6.2	短鎖脂肪酸と食品 ………………	76
6.3	短鎖脂肪酸 ─食物繊維由来の腸内細菌代謝物─ ………………	77
6.4	短鎖脂肪酸の吸収・認識機構 …	78
6.5	短鎖脂肪酸─GPCRs を介した生体調節作用 ─ ………………	79
6.6	短鎖脂肪酸によるエピゲノム制御 ………………………………	82
6.7	おわりに ………………	82

7 中鎖脂肪酸 …………… 笠井通雄… 86

7.1	はじめに ………………	86
7.2	中鎖脂肪酸とは ………………	86
7.3	吸収と代謝 ………………	86
7.4	健康機能 ………………	88
7.5	今後の期待 ………………	93

8 トランス脂肪酸 ……… 竹内弘幸… 95

8.1	はじめに ………………	95
8.2	トランス脂肪酸について ………	95
8.3	食品中に含まれるトランス脂肪酸 ………………………………	95
8.4	トランス脂肪酸の健康への影響 …	99
8.5	おわりに ………………	102

9 プラスマローゲンとその機能
……………………… 原 博… 104

9.1	緒言：プラスマローゲンとは ……	104
9.2	プラスマローゲンの体内分布 ……	105
9.3	体内プラスマローゲンの合成と代謝 ………………………………	107
9.4	プラスマローゲンの役割 ………	109
9.5	プラスマローゲンと病態 ………	111
9.6	おわりに ………………	113

10 機能性リン脂質の加工と生理作用
……………… 日比野英彦… 115

10.1	はじめに ………………	115
10.2	食品用リン脂質の構造 …………	117
10.3	天然リン脂質の加工 ……………	118
10.4	リン脂質の生理機能 ……………	119
10.5	おわりに ………………	122

第3章　医学的な効果

1　食品機能性脂質による肥満の予防と軽減 ………… **宮本崇史，島野　仁**… 125
　1.1　肥満の定義と現状 ……………… 125
　1.2　肥満の予防や治療 ……………… 126
　1.3　肥満の予防・軽減に有効な機能性脂質 ……………………………… 127
　1.4　肥満の予防・軽減を目的とした保健機能食品 ………………………… 130
　1.5　まとめ ………………………… 131

2　ω3脂肪酸の代謝と抗炎症作用 ……………………………… **有田　誠**… 134
　2.1　はじめに ……………………… 134
　2.2　ω3脂肪酸の抗炎症作用 ……… 134
　2.3　ω3脂肪酸の心臓リモデリング抑制作用 ……………………………… 135
　2.4　ω3脂肪酸のアレルギー抑制作用 ………………………………… 136
　2.5　ω3脂肪酸の機能性発現に関わる代謝経路 …………………………… 137
　2.6　おわりに ……………………… 139

3　ω3系多価不飽和脂肪酸摂取と疾病予防 ………………… **丸山千寿子**… 140
　3.1　ω3系多価不飽和脂肪酸について ………………………………… 140
　3.2　脂質異常症 …………………… 141
　3.3　心血管疾患 …………………… 143
　3.4　2型糖尿病 …………………… 145
　3.5　高血圧 ………………………… 146
　3.6　メタボリックシンドローム …… 147

　3.7　認知症 ………………………… 147
　3.8　ω3系多価不飽和脂肪酸摂取における注意事項 ……………………… 148

4　血清脂質異常症の改善 ………… **武山　藍，城内文吾，佐藤匡央**… 150
　4.1　はじめに ……………………… 150
　4.2　血清コレステロール濃度 ……… 151
　4.3　血清トリアシルグリセロール濃度 ………………………………… 156
　4.4　おわりに ……………………… 157

5　脳の発生・発達・機能と脂肪酸 〜n-3およびn-6多価不飽和脂肪酸を中心に〜 … **稲田　仁，大隅典子**… 159
　5.1　脳と脂肪酸 …………………… 159
　5.2　脳の発生・発達期におけるPUFAの影響 …………………………… 162
　5.3　脳機能とPUFAの関係 ………… 164
　5.4　おわりに ……………………… 165

6　脂肪酸の抗アレルギー活性 ……………………………… **山田耕路**… 168
　6.1　アレルギー発症機構 ………… 168
　6.2　脂肪酸の分類と機能 ………… 169
　6.3　脂肪酸の抗体産生およびケミカルメディエーター放出調節機能 …… 170
　6.4　魚油の抗アレルギー効果 ……… 171
　6.5　共役リノール酸の抗アレルギー効果 ………………………………… 174
　6.6　不飽和脂肪酸と抗酸化成分の相乗効果 ………………………………… 175

第4章　応用と製品開発の動向

1　油脂の粉末化による酸化安定性・品質
　　向上　……　**阿久津光紹, 仲川清隆**… 179
　1.1　粉末油脂の構造と特性 ………… 179
　1.2　酵素架橋ゼラチンの粉末油脂への応
　　　用 ………………………… 180
　1.3　酵素架橋ゼラチンを賦形剤とした粉
　　　末魚油の特性 …………… 183
2　トランス脂肪酸低減法　… **遠藤泰志**… 188
　2.1　はじめに ………………… 188
　2.2　トランス酸の定義 ………… 188
　2.3　トランス酸の生成 ………… 189
　2.4　トランス酸の機能 ………… 189
　2.5　トランス酸の低減方法 ………… 190
3　米油の特徴とその精製過程で得られる
　　機能性成分
　　………… **平野麻里奈, 下田博司**… 197
　3.1　はじめに ………………… 197

　3.2　米油の特徴と製法 ………… 197
　3.3　γ-オリザノール ………… 198
　3.4　トコトリエノール ………… 199
　3.5　ステロール ……………… 200
　3.6　グルコシルセラミド（スフィンゴ糖
　　　脂質） ………………… 202
　3.7　スクワラン ……………… 203
　3.8　おわりに ………………… 203
4　エゴマ油の機能と製品開発の動向
　　………………… **高橋正和**… 205
　4.1　はじめに ………………… 205
　4.2　エゴマ油とは …………… 205
　4.3　エゴマ油の健康機能 ………… 207
　4.4　ALA に富む機能性油脂製品の開発
　　　状況 ………………… 208
　4.5　エゴマ油製品の開発動向 ………… 208
　4.6　さいごに ………………… 211

IV

第1章　食品

1　機能性脂質の探索研究

宮下和夫*

1.1　はじめに

　脂質（油脂）は，タンパク質・糖質とともに 3 大栄養素のひとつであり，ヒトにとって欠くことのできない食品成分である。特に，主要な脂質であるトリアシルグリセロール（TAG）は（図1），脂肪酸を 3 分子含み，単位重量当たりのカロリー価は 9 kcal/g で，栄養素の中では最も高い。例えば，中程度に肥満したヒトは，15〜20 kg の TAG を蓄えているが，これは人体の一ヶ月以上のエネルギーに相当する。糖質の一種であるグリコーゲンもエネルギー源となるが，すばやく利用されるため，TAG のような貯蔵エネルギー源にはならない。また，TAG は断熱効果やクッション性に優れており，皮下脂肪として蓄えられた脂質は，人体の保護に大きく役立っている。さらに，分子中にリン酸や糖などを含むリン脂質や糖脂質などは（図1），生体膜の構成脂質として生体機能維持に重要な役割を担っている。

　ところで，タンパク質や糖質は，それぞれ，アミノ酸あるいは小糖類が構成単位となっているが，脂質を構成する化学成分は一様ではない。脂質の定義として，①動植物に含まれる有機化合物，②一般的に水に不溶で有機溶媒（エーテル，クロロホルム，ヘキサンなど）に可溶，③長い鎖状の炭化水素を有する，といった特徴が示されているが，例外も多々ある。脂質を構成する主な化学成分としては，脂肪酸（RCOOH：R は炭化水素鎖；炭素数は 4〜36），ステロール（コレステロールなど），高級アルコール（ROH：R は炭化水素鎖；炭素数は 10 以上），スフィンゴイド（NH$_2$ 基と OH 基を有し，長鎖の炭化水素鎖が結合したアミノアルコール），炭化水素（炭素数は 15〜36），色素の一部（クロロフィル，カロテノイドなど）などが知られている（図1）。これらの構成要素が単独またはエステルなどとして存在しているのが脂質である（図1）。

　このように，脂質の化学構造は多様であり，生体にとっては，最も効率的なエネルギー源として，また，生体膜の構成成分として生体維持に必須の栄養成分である。一方で，脂質の摂取は，生活習慣病リスクの増大につながると考えられ，低脂肪食品の開発なども盛んに行われている。確かに，過剰な脂質の摂取，特に，飽和脂質やコレステロールの必要以上の摂取は，肥満や脂質異常症などを誘発するが，特定の脂肪酸やそのエステル，植物ステロール，カロテノイドなどといった脂質成分が，これらの病態に対する改善・予防効果を示すことも知られている。多様な機能性脂質成分の中で，研究例が特に多く，かつ，その応用が盛んに行われているのは脂肪酸であろう。脂肪酸（RCOOH）はアルキル鎖（R）とカルボキシル基からなる構造を有し，アルキル

＊　Kazuo Miyashita　北海道大学　大学院水産科学研究院　生物資源化学分野　教授

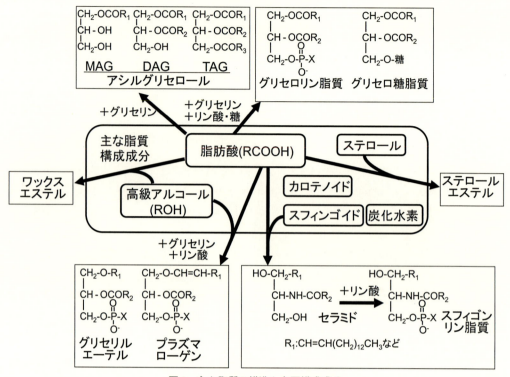

図1 主な脂質の構造と主要構成成分

鎖の構造の違いにより多種多様な脂肪酸が天然物中から報告されている。この構造の違い，特に，脂肪酸分子中の二重結合の位置や官能基の存在が，脂肪酸に特徴的な栄養機能性を付与している[1]。

1.2 脂肪酸の機能探索

体内に吸収された脂肪酸は，エネルギー源あるいは生体膜の構成成分として細胞機能維持に必須である。例えば，細胞膜の物理的特性は，構成される脂肪酸による影響を強く受け，不飽和度が高いアラキドン酸，EPA，DHA（表1）が多く含まれていると，膜脂質の融点が低下する。その結果，細胞膜に組み込まれたG-タンパク質，イオンチャネルや膜酵素などが活性化される。また，赤血球膜脂質中にこれらの多価不飽和脂肪酸が多いと，赤血球膜の流動性が向上し，血圧低下効果が期待できるとされている。このように，細胞膜の物理的・物理化学的特性は，膜を構成する脂肪酸の種類と存在比，コレステロール量，脂質の種類などによって大きな影響を受け，このことが，摂取する脂肪酸の機能性と深く関わっている。また，通常，食事脂質は複数の脂肪酸を含んでおり，これらの脂肪酸の体内での代謝は互いに影響を及ぼしあう。脂肪酸の機能性は，こうした影響の結果としてあらわれることも多い。

脂肪酸の栄養機能性に関する研究としては，多価不飽和脂肪酸についてのものが多い。ヒトを

第1章　食品

表1　主な脂肪酸の構造

	略号	構造	系統名	一般名
飽和脂肪酸	16:0	$CH_3(CH_2)_{14}COOH$	n-Hexadecanoic acid	Palmitic acid（パルミチン酸）
	18:0	$CH_3(CH_2)_{16}COOH$	n-Octadecanoic acid	Stearic acid（ステアリン酸）
モノエン脂肪酸	18:1n-9	$CH_3(CH_2)_7CH=CH(CH_2)_7COOH$	cis(c)9-Octadecenoic acid	Oleic acid（オレイン酸）
多価不飽和脂肪酸	18:2n-6	$CH_3(CH_2)_4(CH=CHCH_2)_2(CH_2)_6COOH$	c9,c12-Octadecadienoic acid	Linoleic acid（リノール酸）
	18:3n-3	$CH_3CH_2(CH=CHCH_2)_3(CH_2)_6COOH$	c9,c12,c15-Octadecatrienoic acid	α-Linolenic acid（α-リノレン酸）
	20:4n-6	$CH_3(CH_2)_4(CH=CHCH_2)_4(CH_2)_2COOH$	c5,c8,c11,c14-Icosatetraenoic acid	Arachidonic acid（アラキドン酸）
	20:5n-3	$CH_3CH_2(CH=CHCH_2)_5CH_2CH_2COOH$	c5,c8,c11,c14,c17-Icosatepentaenoic acid	EPA（EPA）
	22:6n-3	$CH_3CH_2(CH=CHCH_2)_6CH_2CH_2COOH$	c4,c7,c10,c13,c16,c19-Docosathexaenoic acid	DHA（DHA）

（左欄の分類：不飽和脂肪酸）

含む動物に多く含まれる多価不飽和脂肪酸としては，リノール酸（18：2n-6），α-リノレン酸（18：3n-3），アラキドン酸（20：4n-6），エイコサペンタエン酸（20：5n-3，EPA），ドコサヘキサエン酸（22：6n-3，DHA）（表1）が良く知られている。このうち，リノール酸とα-リノレン酸は，生体の機能維持に必須であるにもかかわらず，動物体内では合成できないため，ビタミン様の栄養成分（必須脂肪酸）として知られており，その重要性については多くの研究により証明されてきた。また，アラキドン酸やEPAの酸化代謝物（エイコサノイド）の多機能性についても良く知られているところであるが，最近では，DHAの酸化代謝物（ドコサノイド）について，特に，アルツハイマー病の改善の観点からの研究が盛んに行われている[2]。

ところで，表1の多価不飽和脂肪酸をあらわす18：2n-6，18：3n-3，20：4n-6，20：5n-3，22：6n-3は，アルキル鎖の構造の違いを表した略号であり，冒頭の18，20，22は炭素数を，次の2，3，4，5，6は二重結合数を示す。n-6とn-3は，それぞれ，メチル末端の炭素を1として順にカルボキシル基末端側に数えていった場合，6番目あるいは3番目に最初の二重結合が存在することを示している。通常，複数の二重結合は1個のメチル基を挟んで連続している。また，植物では18：2n-6を基質として，新たな二重結合をメチル基側に導入することで18：3n-3を合成できるが，動物にはこの導入酵素がなく，18：2n-6（リノール酸）からの18：3n-3（α-リノレン酸）への変換はできない。ただ動物では，リノール酸あるいはα-リノレン酸があれば，二重結合と2個の炭素鎖を次々とカルボキシル基側に導入することで，18：2n-6（リノール酸）からは，18：3n-6（γ-リノレン酸），20：3n-6，20：4n-6（アラキドン酸），22：4n-6，22：5n-6を（これらの不飽和脂肪酸はオメガ（ω）6脂肪酸と総称される），18：3n-3（α-リノレン酸）からは，18：4n-3，20：4n-3，20：5n-3（EPA），22：5n-3，22：6n-3（DHA）（これらをω3脂肪酸という）を合成できる。ただし，ヒトの場合，食事内容によっては，アラキドン酸とDHAは体内合成だけでは相対的に足りないことも多く，アラキドン酸，EPA，DHAを必須脂肪酸（準必須脂肪酸）とすることもある。

ω6脂肪酸とω3脂肪酸は上述のように，ともにヒトにとって重要な栄養成分であるが，これまでの研究により，両不飽和脂肪酸は，多くの場合生体内で異なる生理作用，場合によっては正

反対の機能を示すことが知られている[1]。このことから，両脂肪酸グループの適正な摂取バランス，あるいは，生体内での存在バランスを明らかにするため，アラキドン酸とEPAやDHAの栄養機能性の特徴について，特にそれらの酸化代謝物に着目した研究が盛んに行われている。また，先進国だけでなく多くの発展途上国でも，エネルギー源としての脂質については，過剰摂取の場合が多いが，ω6脂肪酸（リノール酸，アラキドン酸）とω3脂肪酸（α-リノレン酸，EPA，DHA）の摂取量は必ずしも足りているとはいえない。特に，ω3脂肪酸の欠乏が多くの研究者により指摘されている。

　一般的に，飽和脂肪酸の摂取過多は，脂質を始めとした体内の栄養成分の代謝異常，さらには，肥満，糖尿病，炎症などの病態を誘発する。また，こうした病態により心臓病のリスクは格段に増大する。これに対して，ω3脂肪酸，特に，EPAやDHAの摂取により心血管疾患を予防できることが明らかになっている。ω3脂肪酸の生理作用としては，その他，ある種の癌（大腸癌，肺癌，前立腺癌，子宮癌，乳癌）の予防効果，脳や網膜の機能維持，抗炎症作用などが知られているが，その機能のメカニズムについてはすべて明確にされているわけではない。現状で科学的基盤に基づいて機能性が最も明確にされているω3脂肪酸の作用は心血管予防効果である。実際，多くの疫学調査によればEPAやDHAなどのω3脂肪酸摂取により心臓病のリスクは減少する[3]。また，このことは医学的な観点からと栄養遺伝学的な観点からも確認されている[4]。一方，先進諸国，特に欧米においては，ω3脂肪酸の摂取比率が極めて低く，ω3：ω6比が1：16などと報告とされている[5]。これはFAOやWHOの推奨値（1：4〜1：3）とかけ離れており，米国とヨーロッパでは1日あたり1gのEPA・DHA摂取が政府関係機関により勧められている[6,7]。

　ヒトにとって，ω6脂肪酸とω3脂肪酸はともに重要な栄養成分であり，その必要摂取量は，他の栄養素の摂取状況，人種，環境などによっても異なる。ω3脂肪酸とω6脂肪酸の理想的な摂取比率も含め，これらの多価不飽和脂肪酸の栄養機能性の特徴は，今後も，機能性脂質の探索研究において主要なテーマとなることは間違いない。特に，認知症やうつ病が現代人にとって深刻な社会問題となっており，その予防や改善に果たすアラキドン酸やDHAの役割については，今後の重要な研究領域といえる。また，脳において，これらの脂肪酸はグリセロリン脂質やプラズマローゲン形態（図1）で存在していることが多く，こうした複合脂質の機能の特性についても注目が集まっている。そのほか，モノ不飽和脂肪酸であるオレイン酸（18：1n-9）は，オリーブ油に多く含まれているが，オリーブ油を常食とする地中海沿岸住民では心疾患死亡率が低いことから，オレイン酸の機能性についても関心が集まっている。特に，飽和脂肪酸やトランス脂肪酸による心疾患リスクの軽減におけるオレイン酸の有用性が明らかになってきている。

1.3　脂質の吸収と機能性

　天然界での脂質の主要な存在形態はTAGやグリセロリン脂質などのエステルであり，その吸収機構についてはよく研究されている。エステル体は消化吸収の際に胆汁酸により乳化され，さ

第1章　食品

らに膵リパーゼによる加水分解を受ける。分解により生じた脂肪酸は小腸上皮から速やかに吸収される。吸収された脂肪酸は，小腸粘膜細胞内で再度エステル化反応を受け，リンパ管を解して体内に運搬されていく。TAG では結合している 3 個の脂肪酸のうち，sn-1,3 位に結合している 2 個の脂肪酸が膵リパーゼによる加水分解を受け，生じた 2-MAG とともに小腸上皮から吸収される。一方，グリセロリン脂質では，ホスホリパーゼ A_2 により，sn-2 位に結合していた脂肪酸が加水分解され，生成したリゾリン脂質とともに吸収される。リゾリン脂質の一部はさらに加水分解反応を受け，sn-1 位の脂肪酸も遊離して小腸から吸収される。残ったグリセロール-3-リン酸誘導体は水溶性のため門脈から吸収される。そのほか，スフィンゴ脂質，グリセロ糖脂質，コレステロール，植物ステロール，カロテノイドなどの脂質の吸収についても多くの研究があり[8]，各脂質の吸収特性をもとにした機能性素材の開発も行われている。

　一般に，脂質の吸収性は融点により大きく影響を受ける。融点が高いと胆汁酸などによる乳化作用が受けにくくなるため吸収性は低下する。ただ，EPA や DHA のような二重結合が多い脂肪酸では，融点が低いにもかかわらず，吸収性はそれほど高くない。これは，二重結合が多いために炭素鎖が立体的に大きく折れ曲がっており，リパーゼ反応に対する立体障害が生じるためである。EPA や DHA には様々な生理機能が知られており，機能性食品素材としての活用も積極的になされている。そこでこうした ω3 脂肪酸の吸収効率をさらに向上させる脂質形態として，グリセロリン脂質が注目されている。その理由として，EPA や DHA を含む異なる脂質クラスの吸収性をラットなどにより比較した場合，リン脂質形態でのこれらの ω3 脂肪酸の吸収性が最も高いことが挙げられる[8]。そこで，EPA や DHA をリン脂質形態で多く含むクリルオイルなどの水産物油の機能性食品への応用が行われている。さらに，脂質形態によっては，脂肪酸の吸収後に再合成されたエステルの脂肪酸組成に特徴があることも報告されている。例えば，プラズマローゲンをラットに投与すると，小腸細胞内で再合成されたプラズマローゲンにはアラキドン酸のような多価不飽和脂肪酸が優先的に結合することが報告されている[9]。プラズマローゲン，特に，DHA を多く含むエタノールアミン型のプラズマローゲンは脳に多く，脳機能維持に関与していると考えられている。このことから，DHA を多く含むプラズマローゲンの機能性にも注目が集まっている[10]。

　天然界に存在する脂肪酸の多くは炭素鎖数が 16～22 であるが，炭素鎖数がそれより少ない脂肪酸も存在する。これらの脂肪酸では，その吸収経路が一般の脂肪酸とは異なる。このことを利用した機能性脂質の開発も行われている。炭素鎖数がおおむね 8 ～12 の脂肪酸（中鎖脂肪酸）を含む TAG（MCT）は水に比較的溶けやすく，胃内の酸性条件下で加水分解反応を受ける。MCT からの中鎖脂肪酸の遊離反応では，胆汁酸も膵リパーゼも必要なく，また，長鎖脂肪酸のような再合成も受けない。したがって，リンパ系を介して抹消組織へ運ばれることもなく，門脈を介して直接肝臓に運搬されるので容易に β 酸化を受ける。このことから，MCT は脂肪として蓄積されることのない脂質，いいかえれば体脂肪になりにくい脂質として機能性食品素材に利用されている。

食品機能性脂質の基礎と応用

　一方，小腸からの吸収性の低さに着目した機能性脂質の開発研究も行われている。短鎖（6：0）および中鎖（10：0）の飽和脂肪酸と長鎖飽和脂肪酸（22：0）を組み合わせた TAG（Caprenin）やグリセリン骨格の sn-2 位に短鎖飽和脂肪酸（2：0 や 4：0），sn-1,3 位に飽和脂肪酸（18：0）を有する TAG（Salatrim）は，低エネルギーの代替脂肪として開発された。これらの TAG では，加水分解反応を受けた短鎖または中鎖脂肪酸は水に対する溶解性が高いため，門脈から速やかに吸収されて肝臓にて β 酸化を受け，エネルギーへと変換されるが，ステアリン酸（18：0）やベヘン酸（22：0）は融点が高く，吸収されにくい。このため，脂肪酸総量に対して大きな比率を占めるこれらの長鎖飽和脂肪酸はエネルギーになりにくく，Caprenin や Salatrim は低カロリー油脂として利用できる。その他，β-シトステロール，カンペステロール，スティグマステロールなどの植物ステロールは，コレステロールと比較して吸収性が低いが，コレステロールのミセルへの溶解，コレステロールの輸送担体との結合といった過程で，コレステロールに対する拮抗阻害を示す。このため，これらの植物ステロールはコレステロールの吸収を阻害し，血中コレステロールに対する低下作用を有する機能性脂質成分として利用されている。

1.4　分子レベルでの機能性脂質の探索研究

　食品成分の栄養機能性を論じる場合，常に問題となるのが吸収性や吸収後の体内動態である。例えば，機能性食品成分としてのポリフェノール類の利用には多くの関心が集まっているが，その吸収性の低さや代謝物の分析の難しさが，機能性を解明する上での障害となっている。また，一部の多糖類の免疫賦活作用やコラーゲンなどのタンパク質の皮膚や関節などに対する効果も報告されているが，こうした高分子が直接吸収されることはほとんどなく，その生理活性機構に関しては不明な点も多い。一方，脂質成分の吸収性は一般的に高く，代謝物の同定も比較的容易である。そのため，脂質成分の機能性に関しては，分子レベルでの研究を進めやすく，ヒトにおいても吸収後の脂質成分の動態を血液分析などから知ることができる。特に最近では，液体クロマトグラフィー／マススペクトロメトリー（LC-MS）などの分析技術が向上し，脂質代謝物の解析が容易となったことから，脂質成分の生理作用についてより詳細な分子機構が解明できるようになっている。

　遺伝子調節に関与する主な生体脂質成分は，生体膜を構成するリン脂質である[11]。細胞膜リン脂質中には，アラキドン酸，EPA，DHA などの多価不飽和脂肪酸が多く，これらの多価不飽和脂肪酸は，必要に応じて酵素（リパーゼ）による分解反応を受け，遊離した脂肪酸がさらに酸化酵素などの働きにより，エイコサノイドやドコサノイドなどの生理活性成分へと変化する。生じたこれらの活性成分の機能性は多岐にわたっており，生体の恒常性維持に欠くことのできない成分といえる。特に，アラキドン酸由来のプロスタグランジンやロイコトリエンなどのエイコサノイドの役割については多くの研究があり，これらの代謝物は，シグナル分子（リガンド）として細胞膜上のレセプターに特異的に結合し，炎症，血栓生成，アレルギーなど様々な生体反応に関与することが知られている[12]。また，アラキドン酸の遊離により，誘導されたリゾリン脂質も受

第1章　食品

容体を介したシグナル伝達経路により，様々な生理活性を示すことがわかっている。一方，EPA からも，ロイコトリエンやプロスタグランジンなどのエイコサノイドが生成し，アラキドン酸由来のエイコサノイドとは異なる生理機能を示す。この場合も，EPA 由来のエイコサノイドの生理活性は，主にシグナル伝達経路を介して発現する。さらに，EPA や DHA からの酸化的代謝物としてレゾルビンやプロテクチンなども知られている。一般に，EPA・DHA 由来のエイコサノイドやドコサノイドは，血小板凝集阻害，血管拡張，抗炎症作用など示すことが多く，心血管疾患などの生活習慣病予防に効果的と考えられている。

　ω3 脂肪酸や ω6 脂肪酸，および，その酸化的代謝物は，核内受容体であるペルオキシソーム増殖薬活性化受容体（PPAR）のリガンドとして働くことも知られている。PPAR は，脂質代謝や糖代謝に関係する遺伝子発現に深く関わっており，肥満や脂質異常症の治療の分子ターゲットとしても注目を浴びている。また，脂肪酸関連化合物だけでなく，レチノイド類，ステロイド類といった脂質成分も，生体膜を通過できるため，PPAR，レチノイン酸受容体などの核内受容体のリガンドとなる。これらの脂溶性成分は，分子内に疎水基と親水基を有し，タンパク質受容体と立体的に制御された特異的結合ができる。これにより，生体反応に対するドラスティックな制御を行うことが可能となる。

1.5　おわりに

　肥満，特に内臓脂肪型の肥満は，糖尿病，高血圧，アレルギー，ガンなど様々な生活習慣病のリスク要因となる。したがって，運動や食事によりエネルギーバランスを改善し，肥満を予防することに人々は多大な関心をよせる。食事に関しては，まず脂質と糖質（砂糖）の摂取を減らすことがターゲットとなっている。確かに，TAG やコレステロールなどの中性脂肪の過剰摂取は，肥満を誘発するため控える必要があるとはいえ，過度なダイエット，特に，栄養バランスが偏ったダイエットによる悪影響は看過できない。脂質は冒頭でも述べたように，その化学構造は多様であり，生体機能維持に欠かすことのできない成分である。特に，EPA や DHA といった ω3 脂肪酸の栄養機能性に対する消費者の関心の高まりは，水産物摂取の重要性を認識させただけでなく，多様な脂質の働きを理解する一助にもなっている。種々の脂肪酸エステル，カロテノイド，ステロールといった脂質成分は，様々な食品に広く含まれている。これらの成分に関する新たな機能の解明は，バランスの良い食事を実践する上でも重要である。

　本節では，主として，脂質成分の栄養機能性に焦点を絞ったが，食品への風味，色の付与や，物性改善などの機能も脂質は有する。脂質が含まれていることで，食品の嗜好性が変化することは良く知られているが，最近では，微量な脂質酸化物の存在が食品のうま味，コク味，後味の向上に寄与していることが報告されている[13]。また，食品着色料として，最近では天然色素の使用が消費者から求められているが，特に，黄色から赤色の天然色素としてカロテノイドが注目されている。ただ，カロテノイドの安定性は低く，いかにカロテノイドを安定に供給できるかが研究の対象となっている。機能性が高くとも，安定性が低いためにその利用範囲が限られている脂質

7

食品機能性脂質の基礎と応用

はカロテノイドだけではない。EPA や DHA といった $\omega 3$ 脂肪酸も酸化安定性が極めて低く，利用の妨げとなっている。EPA や DHA に対するより効果的な酸化防止法の開発も求められている。

文　　献

1)　菅野道廣, 脂質栄養学, p. 35, 幸書房 (2016)
2)　A. Asatryan *et al.*, *J. Biol. Chem.*, **292**, 12390 (2017)
3)　G.L. Russo, *Biochem. Pharmacol.*, **235**, 785 (2010)
4)　H. Allayee *et al.*, *J. Nutrigenet. Nutrigenomics,* **2**, 140 (2009)
5)　A. P. Simopoulos, *Exp. Biol. Med.*, **233**, 674 (2008)
6)　G. De Backer *et al.*, *Eur, Heart J.,* **24**, 1601 (2003)
7)　S. C. Smith Jr *et al.*, *Circulation,* **113**, 2363 (2006)
8)　池田郁男ほか, 食品機能性成分の吸収・代謝機構, p. 152, シーエムシー出版 (2013)
9)　M. Nishimukai *et al.*, *Eur. J. Nutr.*, **50**, 427 (2011)
10)　S. Yamashita *et al.*, *Lipids,* **52**, 575 (2017)
11)　加藤茂明ほか, 細胞膜・核内レセプターと脂溶性シグナル分子, p. 16, 羊土社 (2000)
12)　彼谷邦光, 機能性脂質入門, p. 55, 裳華房 (2017)
13)　山口進, オレオサイエンス, **12**(7), 283 (2012)

2 植物油の健康への機能性

笠井通雄[*1], 辻野祥伍[*2]

2.1 はじめに

　植物油と健康は大きく関わっており，数多くの書籍や論文が紹介されている。日本人の植物油をはじめとした，脂質の摂取は，高度成長期を迎えたころから，大きく増加しており，2000年代から56g前後で落ち着いている。食事全体からみた，脂質の大量摂取は肥満や脂質代謝異常症，糖尿病，高血圧などと影響しあい，これらの羅患率を押し上げた要因にもなっている。脂質摂取量が増加してきた中で，1975年の栄養所要量改定時に量的な評価ばかりでなく，質的な勧告を初めて行っている。すなわち，飽和脂肪酸の多い動物性脂肪と多価不飽和脂肪酸の多い植物油のバランスをとるということである。その後，魚類に含まれるn-3系多価不飽和脂肪酸の脂肪もバランス良く摂取するように配慮された。現在では，飽和脂肪酸：一価不飽和脂肪酸：多価不飽和脂肪酸（S：M：P）＝3：4：3を，n-6系多価不飽和脂肪酸：n-3系多価不飽和脂肪酸（n6/n3）＝4：1を目安として推奨されている。本節では，日本の油脂供給量，日本人の脂質摂取状況より，植物油に含まれる体表的な脂肪酸と，微量に含まれる機能性成分について解説する。

2.2 日本の油脂供給量

　最近10年間，日本の油脂供給量は260万トンを推移している（図1）。一番多く供給しているのが菜種油（キャノーラ油）であり，二番目にパーム油，三番目に大豆油となっている。2000

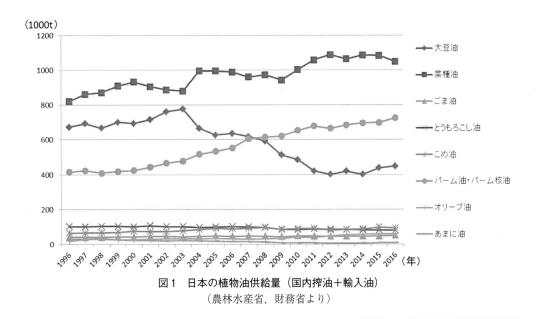

図1　日本の植物油供給量（国内搾油＋輸入油）
（農林水産省，財務省より）

---

*1　Michio Kasai　日清オイリオグループ㈱　中央研究所
*2　Shogo Tsujino　日清オイリオグループ㈱　中央研究所

年代前半より大豆油に代わりパーム油の伸長が著しい。その要因として，中国の経済発展に伴う大豆原料の需要拡大による高騰，パーム油が低価格であり酸化安定性が高いなどの点が挙げられる。2016 年には菜種油 109 万トン，パーム油 68 万トン，大豆油で 40 万トンの供給量である。人口の推移などに伴い，供給量も徐々に減少している。

　一般的に利用している植物油の脂肪酸組成を表 1 に示す。一価不飽和脂肪酸を代表するオレイン酸は菜種油に 60％以上，オリーブオイルやハイオレインタイプの紅花油に 70％以上と豊富に含有されている。多価不飽和脂肪酸に分類される n-6 系脂肪酸であるリノール酸は大豆油，コーン油および綿実油に含まれている。ごま油や米油はオレイン酸とリノール酸をそれぞれ 40％前後含有している。また，n-3 系脂肪酸の α リノレン酸はあまに油やえごま油に 50％以上含有している。

　植物油の家庭用商品の販売量は 1990 年代以降大きく変化している。ここ数年の日本における消費動向を図 2 に示す。大豆と菜種原料を中心としたサラダ油から菜種油に置き換わり，さらに多くの原料から搾油され，食用油として摂取されている。最近の植物油に対する消費者動向を分析すると，油は体に悪い影響を与えるとして摂取を控える考え方から，体に良い油を食生活の中で上手に取り入れる風潮へと大きく変化している。その中で，著しい伸張をもたらしたのが，天然感・健康を訴求したオリーブオイル，ごま油および，n-3 系の脂肪酸を多く含むあまに油などを代表とする植物油である。さらに，2015 年に大きな市場を形成したココナッツオイル（やし油）が挙げられる。これらの植物油の市場拡大は，共通し健康機能をテレビの情報番組や雑誌などで紹介されたことが大きく影響している。

表 1　植物油の脂肪酸組成

	飽和脂肪酸		不飽和脂肪酸			その他
	パルミチン酸 C16：0	ステアリン酸 C18：0	オレイン酸 C18：1	リノール酸 C18：2	リノレン酸 C18：3	
大豆油	10	4	23	54	8	1
コーン油	11	2	30	56	1	0
綿実油	19	2	19	57	1	2
米　油	17	2	43	36	1	1
ごま油	9	6	39	45	0	1
菜種油	4	2	63	19	9	3
紅花油（ハイオレ）	5	2	79	13	0	1
オリーブ油	12	3	76	7	1	1
パーム油	44	4	40	10	0	2
パームオレイン	35	4	48	12	0	1
あまに油	5	3	20	15	56	1

（日清オイリオグループ㈱分析一例より抜粋）

第 1 章　食品

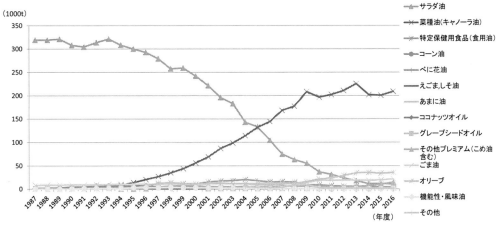

図 2　家庭用食用油の販売数量
(SCI データより作成)

2.3　脂質摂取の現状

2016 年度の国民健康・栄養調査より，日本人の脂質摂取は 57.2 g であり，食用油を主とした油脂類および調味料の摂取は平均 15.5 g 程度である（図 3）。脂質摂取における 73％が油脂類，調味料以外からの摂取である。特に多いのは肉類で，25％の摂取をしている。図 4 に脂質およびその分類別摂取量の年次推移を示した。ここ数年で，脂質摂取量に大きな変化はなく，55 g 前後を摂取している。2016 年度における，飽和脂肪酸は 15.7 g，一価不飽和脂肪酸は 19.7 g，n-6 系脂肪酸は 9.6 g，n-3 系脂肪酸は 2.2 g をそれぞれ摂取している。ここ 6 年の年次推移は大きな変化はなかった。脂肪酸摂取のバランスを考えた場合，油脂類の影響より，食材から摂取する油脂の方が多く，注意が必要である。特に動物性脂質の多い食材の摂取は摂取量を考慮する必要がある。

2.4　植物油の健康機能成分
2.4.1　脂肪酸
(1)　オレイン酸

近年の植物油の摂取はオレイン酸を豊富に含むキャノーラ油やオリーブオイルが主流である。オレイン酸は比較的安定な脂肪酸であり，加熱調理に適した栄養素である。また，高温処理時にトランス脂肪酸が生成しにくいなどの利点もある。オレイン酸の健康機能は血中コレステロール低下効果などが報告されている。2004 年に米国食品医薬局（FDA）は，「オレイン酸を含有するオリーブオイルを一日 23 g 摂取することで，一部限定的ではあるが，冠動脈心疾患（CDH）のリスクを軽減させる可能性がある」とするヘルスクレームを許可している。

飽和脂肪酸およびオレイン酸の健康に与える影響について多くの総説がある[1~5]。Schwab[1]らは食事の脂肪の量と種類による循環器疾患リスクファクターと糖尿病リスク，心血管疾病，癌へ

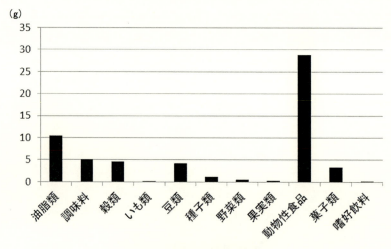

図3　食品群別の脂質摂取量
（2016年　国民健康栄養調査より抜粋）

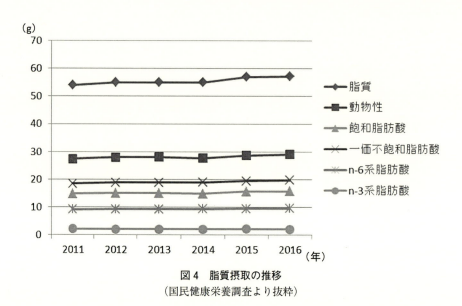

図4　脂質摂取の推移
（国民健康栄養調査より抜粋）

の効果についてシステマティックレビューを行っている。彼らは45報の研究より，食事中の飽和脂肪酸を一価不飽和脂肪酸または多価不飽和脂肪酸に置き換えることでLDLコレステロールが減少することを分析している。しかし，Schwingshackl[2]らは健常者の16報の研究より，オレイン酸の血液中の脂質パラメータに対し，いくつかの論文はHDLコレステロールを上昇させることを報告しているものの，LDLコレステロールの効果は一致した見解ができていないこと，循環器疾患のリスクは低減できないことを報告している。また，この研究の中で，オレイン酸摂取による有害な作用は報告されていないことも言及している。これらの結果は，オレイン酸の効

第1章　食品

果について分析を行っており，飽和脂肪酸との置き換えを前提としていない。事実，要約の中で飽和脂肪酸および炭水化物をオレイン酸に置き換えることで，有意に循環器系疾患のリスク低減になることを説明している。これらの見解と同様に，Hegsted[4]らもオレイン酸は LDL コレステロールに影響を与えないと報告しているが，飽和脂肪酸とオレイン酸の置き換えによりコレステロールの低下を観察することを考察している。飽和脂肪酸のコレステロールの上昇について，Keys[5]や Hegsted[4]らは多量の飽和脂肪酸の摂取はコレステロールの上昇を引き起こすことを報告している。本研究において脂質エネルギーが 35% と高脂質の状態で，6.7% の飽和脂肪酸摂取をオレイン酸に置き換えることによるデータを解析している。表2に飽和脂肪酸とオレイン酸の置き換えにより LDL コレステロールの低下を観察した論文の一覧を示す。ある程度の脂肪摂取の多い人に対し，飽和脂肪酸からオレイン酸への置き換えは有効であると考えられる。

(2) n-6 脂肪酸：リノール酸

1950 年台半ば，Keys らはアテローム性動脈硬化症と飽和脂肪酸の摂取量に相関があることを発見した[4]。そして，摂取した脂肪酸種と血中コレステロールレベルとを関連付け，リノール酸の摂取が血中総コレステロールを低減させることを示した。2014 年に報告された Farvid ら[6]による 310,602 人の被験者を用いたコホート研究や，同じく 2014 年に報告された Wu ら[7]による 2,792 人の患者を用いた研究においても，リノール酸摂取が心疾患のリスクを下げることが示されている。一方で，Chowdhury らは，リノール酸摂取は心疾患に有効ではないと報告している[8]。上記の通り，リノール酸の効果については賛否が分かれており，従来認識されていたように単純に判断することは難しいが，総合的にみれば，摂取する脂質を飽和脂肪酸から多価不飽和脂肪酸であるリノール酸に置き換えることは，一定の心疾患リスク低減に結び付くと考えられる。

飽和脂肪酸を摂取した際には LDL レセプターの量的な関与や LDL レセプターの正常な機能が低下することで LDL のクリアランスが妨害される。また，VLDL の合成，分泌が高まることで血液中に取り残される LDL が多くなり[9]，コレステロールの胆汁酸への変化を妨げるため，多価不飽和脂肪酸による血中コレステロール低下は肝臓からの VLDL 分泌低下や胆汁酸への変化を促進し[10]，リノール酸は LDL レセプター活性が上昇することで血中コレステロールを低下させるなどの説がある。一方，オレイン酸は飽和脂肪酸の様に LDL レセプター活性の低下など，LDL コレステロールを増加させないため，飽和脂肪酸と比較して LDL コレステロールを抑制することができると考えられる。

(3) n-3 脂肪酸：α リノレン酸

α リノレン酸はあまに油やえごま油に多く含まれており，菜種油や大豆油にも 8 ～13% 程度含まれる。脳や神経の機能維持など，重要な生理機能を有するにも関わらず，生体内で合成することができず食事から摂取する必要があるため，リノール酸に代表される n-6 系多価不飽和脂肪酸と並んで必須脂肪酸と呼ばれている。

食物として摂取した α リノレン酸は主に肝臓で長鎖不飽和化を受け，二重結合と炭素数が増

13

表2 飽和脂肪酸をオレイン酸に置き換え、健常者による臨床試験を実施した論文一覧

No.	著者名	掲載雑誌	タイトル	対象者特性	介入条件	対照	オレイン酸の置換量
1	C Lawrence Kien ：アメリカ	American Journal of Clinical Nutrition, 99, 436, (2014)	Dietary intake of palmitate and oleate has broad impact on systemic and tissue lipid profiles in humans.	試験開始時：18名（男性9名 女性9名）試験終了時：18名（男性9名 女性9名）脱落率：0%※LDLコレステロールのみ16名で解析 平均年齢：男性29歳 女性30歳	摂取形態：食事 摂取量（オレイン酸）：95.4g/日 摂取量（飽和脂肪酸）：7.4g/日 摂取期間：3週間	摂取形態：食事 摂取量（オレイン酸）：51.1g/日 摂取量（飽和脂肪酸）：45.5g/日	38.1g
2	Phooi Tee Voon ：マレーシア	American Journal of Clinical Nutrition, 94, 1451, (2011)	Diets high in palmitic acid (16:0), lauric and myristic acids (12:0 + 14:0), or oleic acid (18:1) do not alter postprandial or fasting plasma homocysteine and inflammatory markers in healthy Malaysian adults.	試験開始時：45名（男性9名 女性36名）試験終了時：45名（男性9名 女性36名）脱落率：0% 平均年齢：30歳	摂取形態：食事 関与成分：オレイン酸 摂取量（オレイン酸）：46.5g/日 摂取量（飽和脂肪酸）：16.1g/日 摂取期間：5週間	摂取形態：食事 摂取量（オレイン酸）：29.7g/日 摂取量（飽和脂肪酸）：49.6g/日	16.8g
3	Leah G. Gillingham ：カナダ	British Journal of Nutrition, 105, 417, (2010)	High-oleic rapeseed (canola) and flaxseed oils modulate serum lipids and inflammatory biomarkers in hypercholesterolaemic subjects.	試験開始時：36名（男性13名 女性23名）試験終了時：36名（男性13名 女性23名）脱落率：0% 平均年齢：48歳	摂取形態：食事 摂取量（オレイン酸）：63.5g/日 摂取量（飽和脂肪酸）：15.7g/日 摂取期間：28日間	摂取形態：食事 摂取量（オレイン酸）：44.8g/日 摂取量（飽和脂肪酸）：31.2g/日	15.5g
4	RP Mensin ：オランダ	European Journal of Clinical Nutrition, 62, 617, (2008)	Effects of products made from a high-palmitic acid, trans-free semiliquid fat or a high-oleic acid, low-trans semiliquid fat on the serum lipoprotein profile and on C-reactive protein concentrations in humans.	試験開始時：44名（男性11名 女性33名）試験終了時：44名（男性11名 女性33名）脱落率：0% 平均年齢：男性41歳 女性41歳	摂取形態：食事 摂取量（オレイン酸）：24.8g/日 摂取量（飽和脂肪酸）：32.5g/日 摂取期間：3週間	摂取形態：食事 摂取量（オレイン酸）：16.8g/日 摂取量（飽和脂肪酸）：38.9g/日	6.4g
5	Joseph T. Judd ：アメリカ	Lipids 37, 127, (2002)	Dietary cis and trans monounsaturated and saturated FA and plasma lipids and lipoproteins in men.	試験開始時：54名（男性54名 女性0名）試験終了時：50名（男性50名 女性0名）脱落率：7% 平均年齢：男性42歳	摂取形態：食事 関与成分：オレイン酸 摂取量（オレイン酸）：61.2g/日 摂取量（飽和脂肪酸）：33.7g/日 摂取期間：5週間	摂取形態：食事 摂取量（オレイン酸）：36.5g/日 摂取量（飽和脂肪酸）：62.6g/日	24.7g
6	Elisabeth HM Temme ：オランダ	American Journal of Clinical Nutrition, 63, 897, (1996)	Comparison of the effects of diets enriched in lauric, palmitic, or oleic acids on serum lipids and lipoproteins in healthy women and men.	試験開始時：40名（記載なし）試験終了時：32名（男性14名 女性18名）脱落率：20% 平均年齢：41歳	摂取形態：食事 摂取量（オレイン酸）：47.1g/日 摂取量（飽和脂肪酸）：29.3g/日 摂取期間：6週間	摂取形態：食事 摂取量（オレイン酸）：27.3g/日 摂取量（飽和脂肪酸）：48.8g/日	19.5g

第1章　食品

えて，エイコサペンタエン酸（EPA）やドコサヘキサエン酸（DHA）などが生成する[11]。これらαリノレン酸の代謝産物も循環器疾患のリスク低減[12,13]や抗炎症効果[14]など，各種の生理活性成分として機能するため，αリノレン酸欠乏時には全身的症状として現れることが知られている。これらの代謝に際し，リノール酸とαリノレン酸の代謝反応では多くの代謝酵素で互いに競合し，それぞれの代謝産物は異なる生理活性機能を有する。そのため，これらの脂肪酸摂取の際にはn-6/n-3比が重要視されてきた。しかし，n-3系脂肪酸の生理作用はn-6系脂肪酸の生理作用と競合して生じるものだけではなく，n-3系脂肪酸のもつ独自の生理作用も考えられることを理由として，食事摂取基準2015年版においては，n-3系脂肪酸自体の摂取基準が設定されている。

　αリノレン酸の健康機能として，高血圧抑制効果が報告されている。これまでに，αリノレン酸の高血圧抑制作用が動物試験および疫学調査，臨床試験で報告されている[15~17]。血管アンジオテンシンⅠ変換酵素（ACE）はアンジオテンシンⅠから血管収縮性のアンジオテンシンⅡに変換することで，血圧上昇に深く関わっていることが知られている。そこで，小川らは高血圧自然発症ラット（SHR/Izm）をαリノレン酸に富むあまに油食で飼育し，胸部大動脈ACEの活性およびmRNA発現に及ぼす影響を調査した。その結果，大動脈のACE活性およびmRNA発現はいずれも紅花油群（対照群）に対してあまに油群で有意に低値を示した[18]。よって，αリノレン酸は大動脈のACE活性およびmRNA発現を抑制することによって，高血圧抑制作用を発揮することが示唆された。一般に血圧に影響する因子として，上述のレニン—アンジオテンシン系の作用がよく知られているが，αリノレン酸の血圧低下作用については，血管拡張因子であるプロスタサイクリン（PGI2）が関連していることを示す報告も存在する[19]。そこで，αリノレン酸による血圧低下作用の，キニンを介したPGI2の関与を確認するために，SHR/Izmを用いて試験が行われた。その結果，血管拡張因子としてキニンの一種であるブラジキニンと，キニンにより産生を誘導されるPGI2，NO代謝物は対照群に比べあまに油投与群で有意に高い結果となった[20]。これらの報告より，αリノレン酸の高血圧抑制機能の作用機序については，ACE活性の抑制によるものと，PGI2の増加によるものの2つの機序が関与することが示唆されている。これらの高血圧抑制機能を活用し，機能性表示食品の植物油として市販されている（図5）。

　循環器疾患に対する予防機能について，αリノレン酸に関する研究が行われている。コスタリカで行われた大規模な症例対照研究において，αリノレン酸を食事で多く摂取することが，心筋梗塞症のリスク低下と相関していると報告された[21]。1日平均1.79 gのαリノレン酸摂取群では，平均1.11 g摂取群に対して心筋梗塞症の発症リスクが低減した。一方で，αリノレン酸摂取量をさらに増やしても上記のリスク低減機能は増強されないことも報告されており[22]，αリノレン酸の循環器疾患に対する効果は，摂取量依存的なものではないことが推測される。多危険因子介入試験においても，食事性のαリノレン酸摂取が虚血性心疾患患者の致死率と有意な逆相関を示すことが報告されている[23,24]。2012年のメタ分析においても，αリノレン酸を多く摂取することが循環器疾患の発症リスクを下げると示されている[25]。しかしながら，Oomenら[26]，

15

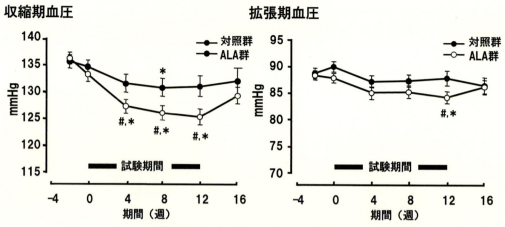

図5 α-リノレン酸高含有油脂 (ALA) を摂取した時の血圧の変化 (n=111名)
平均 ± SE, #p < 0.05：対照食との比較，＊p < 0.05：0週との比較

Simonら[27]やVedtofteら[28]は，αリノレン酸摂取と虚血性心疾患の発症リスクは関連しないことを示唆しており，αリノレン酸の循環器疾患のリスク低減機能の有無については賛否が分かれている状況である。この理由の一つとして，ヒト試験の場合，多くの試験で該当脂肪酸の摂取量を自己報告で評価する方法が採用されており，摂取量の直接的な確認が十分でないことが挙げられる。そこで，Harrisらは脂肪酸バイオマーカーを利用した研究を行い，αリノレン酸の摂取が虚血性心疾患の症状と逆相関を示すことを報告している[29]。上記の通り，αリノレン酸の循環器疾患予防機能に関する多数の報告が発表されているが，それらの機能について否定する研究データがあるのも事実である。今後，正確な摂取量調査を鑑みた研究が進められることが求められる。

(4) 中鎖脂肪酸

炭素数が8，10，12を中心とした脂肪酸を中鎖脂肪酸と分類し，消化しやすく，小腸から門脈経由で肝臓に運ばれ，代謝を受ける。この特長的な代謝より，未熟児や高齢者の栄養補給に利用されている。また，体脂肪低蓄積性や血中中性脂肪上昇抑制など多くの健康機能を有する報告がなされている。2章の第7節に詳しい解説があるので，本節では割愛する。

2.4.2 ビタミンE

ビタミンEはほとんどの植物油に含まれている。クロマン環のメチル基の位置と数によって，α型，β型，γ型，δ型の4種類の異性体が存在する。表3に各油種のビタミンEとトコトリエノールの含有量を示す。植物油の種類によって，組成が異なっている。α型の多い油種として，紅花油やひまわり油が存在し，1テーブルスプーン (14 g) あたり，5.6 mg程度の摂取ができる。日本人の食事摂取基準 (2015年版) より，一日のビタミンE摂取目標量 (成人男性6.5 mg) に対し，86％の充足率である。ビタミンEのラジカル消去能はα型が最も高いことで知られている。α型のビタミンEが栄養機能を有する物質として認められており，栄養機能食品として下限2.4 mg～上限150 mgを摂取することで「ビタミンEは，抗酸化作用により，体内の脂質を酸

第1章　食品

表3　各種油種のビタミンEとトコトリエノールの含油量

油種	ビタミンE (mg/kg)					トコトリエノール (mg/kg)			
	総量	α型	β型	γ型	δ型	α型	β型	γ型	δ型
菜種油（キャノーラ油）	691	208	0	470	13				
大豆油	1005	111	18	692	184				
精製パーム油	124	114	0	10	0	102	0	156	47
パームオレイン	200	200	0	0	0	197	0	263	0
紅花油	593	534	13	38	8				
ひまわり油（ハイオレタイプ）	468	447	15	6	0				
コーン油	729	214	6	495	14	14	0	11	0
こめ油	453	377	0	76	0	240	0	138	0
あまに油	380	0	0	373	7				
エキストラバージンオリーブオイル	100	95	2	3	0				
オリーブオイル	101	94	2	5	0				

（日清オイリオグループ㈱分析例より抜粋）

化から守り，細胞の健康維持を助ける栄養素です。」と言うヘルスクレームを表示することができる。γ，δ型の多い油種として，菜種油や大豆油などが挙げられる。油脂の自動酸化抑制機能としてはα型よりδ，γの順に抗酸化機能を有する。クロマン環に二重結合を有する，トコトリエノールはパーム油や米油に多く含有する。精製パーム油の分別油であるパームオレインもトコトリエノールを多く含有しており，分別時に液層へ移行することで高含有となる。

　ビタミンEの健康性は生体抗酸化機能に基づくものとして考えられる。さらに，生体膜安定化作用，細胞情報伝達調整作用，免疫賦活作用なども報告されている。一般医薬品の範疇でも，抹消血行障害や更年期の諸症状の緩和（肩・首すじのこり，手足のしびれ）などが挙げられる。最近の研究では，軽度から中程度のアルツハイマー患者（613名）にビタミンE（2000IU/日）を摂取したところ，プラセボに対し認知機能の低下が遅延したことが報告されている[30]。また，高齢者を対象とした調査研究で，血液中のビタミンE濃度が低いと認知機能の低下が見られることを報告している[31]。

2.4.3　植物ステロール

　ビタミンEと同様に植物ステロールもほとんどの油種に含有している。表4に各種油種の植物ステロールの含有量を示す。最も植物ステロールの多い植物油は米油であり，150 mg/14 gを含む。また，菜種油や大豆油なども多く含有しており，これらの植物ステロールを利用した，特定保健用食品「コレステロールの低下作用」を訴求した食用油やマヨネーズが開発されている。また，最近はトランス酸の問題より，より軽度に精製をし，微量の機能成分を残す製法も開発されており，米油の軽度精製品は植物ステロールやγオリザノールが一般的な精製法に比べ多く残っている。

食品機能性脂質の基礎と応用

表4　各種油種中の植物ステロール含有量

油種	植物ステロール量 （mg/100 g）
菜種油	770
大豆油	250
パーム油	40
紅花油	280
ゴマ油	630
こめ油	1,070
こめ油（軽度精製品）	1,340
あまに油	370
エキストラバージンオリーブオイル	110
オリーブオイル	90

（日清オイリオグループ㈱分析例より抜粋）

表5　焙煎ごま油および精製ごま油中のごまリグナン含有量

ごまリグナン （mg/kg）	セサミン	epi- セサミン	dia- セサミン	セサモリン	セサミノール	epi セサミノール	dia セサミノール	合計
焙煎ごま油	4790	200	―	2230	―	―	―	7220
精製ごま油	2110	2190	210	―	230	310	40	5090

（日清オイリオグループ㈱分析例より抜粋）

2.4.4　特有な微量有効成分

⑴　ごま油

　ごま油には特徴的な微量成分としてごまリグナンが多く含まれている。ごまリグナンにはセサミン，セサモリン，セサミノールなどがあり，組成を表5に示す。ごま原料の品種や原産国によってリグナン量や組成に違いがあることは良く知られている。また，焙煎ごま油と精製ごま油においては明らかに組成が異なる。精製時の白土処理により，セサミンがセサミノールへ転換反応が生じ，組成を変化している。ごまリグナンの健康機能としては脂質代謝の制御，アルコール代謝に関連する肝機能向上作用などが挙げられる。最近のセサミンの研究では，摂取前と比較して疲労・睡眠などの改善効果が示めされており，その層別解析（40歳以上）では「寝つき」「眠りの深さ」「寝覚め」，「目の疲れ」，「髪のハリ・ツヤ」が改善されたことを報告している[32]。さらに，血圧の低下作用についても報告されている[33]。

⑵　エキストラバージンオリーブオイル

　オリーブオイルは古くから食されている食品であり，地中海沿岸地域においては伝統的な食べ物である。1970年 Keys らは7ヶ国による疫学研究を報告している[34,35]。その中で，動物性脂肪

第1章　食品

の取りすぎが，虚血性心疾患の危険リスクを増大させたと推定している。摂取する脂質の質的違い，すなわち，オリーブオイルや魚からの油など不飽和脂肪酸の摂取は健康寿命を長くする可能性を導いたといえる。2010年に，「地中海料理を中心とした，オリーブオイルを習慣的に用いながら，穀物，新鮮な果物，野菜を毎日摂り，蛋白源としては適量の乳製品，豆類，魚介類，肉を摂る。食事中にワインを飲み，ゆっくりとしたコミュニケーションをする食事スタイル」がユネスコの無形文化遺産に登録された。

　一般的に市販されているオリーブオイルは2種類が存在する。一つは最高品質であるエキストラバージンオリーブオイルと，もう一つは精製オリーブオイルにエキストラバージンオリーブオイルを10〜20％程度混合したオリーブオイルである。これらの違いは味と香りであり，含有する微量成分も異なる。エキストラバージンオリーブオイルは抗酸化成分であるポリフェノールを含有している。表6にエキストラバージンオリーブオイルのポリフェノールの分析例を示す。総ポリフェノール量は各種製品によって大きく異なる。これは，品種や産地などの影響もあるが，収穫時期が大きな要因となっている（表7）。収穫時期が早い，早摘みの方がポリフェノールの含有量が高いことがわかる。

　このポリフェノールの摂取による健康機能として，2011年EFSA（欧州食品安全機関）が「ポリフェノール（ヒドロキシチロソールとオリウロペインの混合物）は酸化LDLコレステロールの生成を抑えることで，生体内の抗酸化作用がある[36,37]」とするヘルスクレームを認めた。動脈硬化の発症に関与すると考えられる酸化LDLを抑えることは公衆衛生上の予防の観点より重要である。

2.5　おわりに

　植物油に含まれる栄養素または微量有効成分は健康機能をもたらす有用な成分である。特に，

表6　エキストラバージンオリーブオイルのポリフェノール含有量

	エキストラバージンオリーブオイル（mg/kg）		
	製品A	製品B	製品C
Total Polyphenols（Tyrosol 換算）	632	363	410
Hydroxytyrosol	3	< 3	8
Tyrosol	4	5	8
Oleuropein-aglycone	118	29	91
Ligstroside-aglycone	111	60	114
Lignans	121	17	52
Decarboxymethyl oleuropein-aglycone	110	10	42
Decarboxymethyl Ligstroside-aglycone	23	5	10

（日清オイリオグループ㈱分析例より抜粋）

食品機能性脂質の基礎と応用

図7 収穫時期によるオリーブオイル中に含まれるポリフェノールの含有量の違い

品種	収穫時期	総ポリフェノール（mg/kg コーヒー酸換算） 平均 ± S.D.
Leccino	10 月前半	277 ± 81
	11 月前半	175 ± 49
	12 月前半	130 ± 33
Bianchera	10 月前半	382 ± 80
	11 月前半	338 ± 116
	12 月前半	305 ± 50
Busa	10 月前半	265 ± 30
	11 月前半	160 ± 60
	12 月前半	125 ± 41

（油脂，**70**，1，p91（2017）より抜粋）

人の体で生合成できないリノール酸や α リノレン酸は決して欠かすことのできない栄養素である。また，ビタミンも体に欠かすことのできない重要な栄養素である。この様に，植物油は人の体を調節する役割と，栄養源とする本来の役割を考えながら健康への機能性を発揮するものと捉える。植物油を供給する製造者や食事の提供者は植物油に関する正確な情報を発信しければならない。また，消費者も食生活における脂質のバランスを考慮しながら，植物油を摂取しなければならないと考えている。

　本説を寄稿するにあたり，脂肪酸栄養の情報を詳細に取りまとめ，脂肪酸の栄養機能についてメタアナリシスなどの解析を行った，故池亀啓太氏に心より感謝いたします。

文　　献

1)　Schwab U. *et al., Food & Nutrition Research.,* **58**, 25145（2014）

2)　Schwingshackl L. *et al., Nutrients.,* **4**, 1989（2012）

3)　Hegsted DM. *et al., Am. J. Clin. Nutr.,* **57**, 875（1993）

4)　Hegsted DM. *et al., Am. J. Clin. Nutr.,* **17**, 281（1965）

5)　Keys A. *et al., Lancet.,* **2**, 959（1957）

6)　Farvid MS. *et al., Circulation.,* **130**, 1568（2014）

7)　Wu JH. *et al., Circulation.,* **130**, 1245（2014）

8)　Chowdhury R. *et al., Ann. Inter. Med.,* **160**, 398（2014）

9)　亀井正治，生活衛生，**37**，197（1993）

10)　今泉勝己，日本栄養・食糧学会誌，**50**，391（1997）

第1章 食品

11) Ella J. Baker *et al.*, *Prog. Lipid. Res.*, **64**, 30 (2016)

12) Calder PC., *Clin Sci.*, **107**, 1 (2004)

13) Marik PE. *et al.*, *Clin. Cardiol.*, **32**, 365 (2009)

14) Rangel-Huerta OD. *et al.*, *Br. J. Nutr.*, **107**, 159 (2012)

15) Hoffman P. *et al.*, *Prostaglandins Leukot Med.*, **11**, 43 (1983)

16) Djousse L. *et al.*, *Hypertension.*, **45**, 368 (2005)

17) Takeuchi H. *et al.*, *J. Oleo. Sci.*, **56**, 347 (2007)

18) Ogawa A. *et al.*, *J. Oleo. Sci.*, **58**, 355 (2009)

19) Rupp H. *et al.*, *Mol. Cell. Biochem.*, **162**, 59 (1996)

20) Sekine S. *et al.*, *J. Oleo. Sci.*, **56**, 341 (2007)

21) Baylin A. *et al.*, *Circulation.*, **107**, 1586 (2003)

22) Campos H. *et al.*, *Circulation.*, **118**, 339 (2008)

23) Dolecek TA. *et al.*, *Proc. Soc. Exp. Biol. Med.*, **200**, 177 (1992)

24) Hu FB. *et al.*, *Am. J. Clin. Nutr.*, **69**, 890 (1999)

25) Pan A. *et al.*, *Am. J. Clin. Nutr.*, **96**, 1262 (2012)

26) Oomen CM. *et al.*, *Am. J. Clin. Nutr.*, **74**, 457 (2001)

27) Simon JA. *et al.*, *Stroke.*, **26**, 778 (1995)

28) Vedtofte MS. *et al.*, *Am. J. Clin. Nutr.*, **94**, 1097 (2011)

29) Harris WS. *et al.*, *Atherosclerosis.*, **193**, 1 (2007)

30) Dysken MW. *et al.*, *JAMA.*, **311**, 33 (2014)

31) Mangialasche F. *et al.*, *Exp. Gerontol.*, **48**, 1428 (2013)

32) Takemoto D. *et al.*, *Glob. J. Health Sci.*, **7**, 1 (2015)

33) Miyawaki T. *et al.*, *J. Nutr. Sci. Vitaminol.*, **55**, 87 (2009)

34) Keys A., *Circulation.*, **41**, 88 (1970)

35) Keys A., *Nutrition.*, **13**, 250 (1997)

36) Marrugat J. *et al.*, *Eur J. Nutr.*, **43**, 140 (2004)

37) Torre-Carbot K. *et al.*, *J. Nutr.*, **140**, 501 (2010)

3 畜産物に含まれる機能性脂肪酸

河原　聡*

3.1　はじめに

　乳，肉，卵などの畜産物に含まれる脂肪酸は，家畜の種類により特徴が異なる。これは動物の消化器官の解剖学的な相違理由による消化・吸収の違いによるものである。すなわち，豚や鶏など単胃の動物では，ヒトと同様の仕組みで飼料中の脂肪酸が体内に吸収され，筋肉や卵中に蓄積する。したがって，飼料の脂肪酸組成を調節することで，生産物の脂肪酸組成を改変することができる。このことを利用して，例えばn-3系脂肪酸などの機能性脂肪酸を多く含有する畜産物を生産している事例がある。

　一方，牛や羊などの反芻動物では，反芻胃（ルーメン）中に生息する細菌や原生生物の影響で飼料中の成分が修飾され，反芻動物に特徴的な脂肪酸が生成する。これらの脂肪酸は小腸から吸収され，乳や肉中の主に中性脂質画分に取り込まれる。本節では，反芻動物に由来する畜産食品に含有される機能性脂肪酸について解説する。

3.2　共役リノール酸（CLA）

　CLAはリノール酸の位置・幾何異性体の総称であり，1980年代に加熱牛肉の脂肪中に含有される抗変異原性物質としての作用があることが報告[1]されて以来，高い注目を集めてきた。表1に示す通り，食品の中でも反芻動物の乳や肉は，他の畜産物や食品と比較して，CLAを多く含有する。牛乳や牛肉脂肪など天然に存在するCLA（以後，nCLAと略記）の大部分は$c9,t11$-CLAである。反芻動物の第一胃内では，*Butyrivibrio fibrisolvens* などの嫌気性セルロース分解細菌が多量に生息する。これら微生物が持つ酵素の作用により，主にリノール酸の生物水素付加反応の中間生成物としてnCLAが生成する（図1）。このことに起因して，反芻動物に由来する食品脂肪中にはグラム脂質当たり数mgのnCLAが存在する。一方，サプリメントとして販売されているCLAは，アルカリ異性化法によって工業的に合成されたCLA（以後，iCLAと略記）であり，$c9,t11$ および $t10,c12$-CLAをほぼ等量含む混合物である。

　食事からのnCLA摂取量は，各国の食事構成の違いや調査方法，調査対象者の年齢・性別構成などの要因で広く分布しているものの，40 mg/日〜1.5 g/日と報告されている（表2）。また，Ritzenthalerらの報告[2]によれば，米国の標準的な食事におけるnCLAの摂取源は，主に乳製品であると見積もられている（図2）。

　CLAの生理機能に関する初期の研究は，量的に確保が容易なiCLAを用いて実施されていたため，必ずしもnCLAの生理活性に焦点を当てたものではなかった。しかし近年は，両異性体の標品が研究用試薬として入手可能になり，iCLAにおいて見出された生理活性がどちらの異性体に起因するか，そして，生理活性の発現機序の解明に研究の焦点が移っている。それらの研究

　＊　Satoshi Kawahara　宮崎大学　農学部　応用生物科学科　教授

第1章　食品

表1　種々の食品の平均CLA含量

食品	総CLA含量* （mg/g 脂質）	$c9, t11$ CLA の 割合（%）
乳・乳製品		
牛乳	5.5	95
練乳	7.0	82
バター	4.7	88
硬質チーズ	4.0	90
プレーンヨーグルト	4.8	84
食肉		
牛モモ肉	2.9	79
羊肉	5.6	92
豚肉	0.6	82
鶏肉	0.9	84
缶詰		
牛肉	6.6	85
鶏ムネ肉	0.4	71
ソーセージ	1.5	76
大豆	0.7	56
カニ	0.5	—
アンチョビー	0.4	—
その他		
卵黄	0.9	82

＊CLA異性体の総量を示す。

から示唆されている，$c9, t11$-CLA および nCLA が持つ生理機能は次の2つである。

3.2.1　抗発がん作用

　大腸がん，乳がん，前立腺がんなどに対し，$c9, t11$-CLA が抗発がん活性を持つことが，ラットなどを用いた動物実験，ヒトおよびマウス由来細胞株を用いた培養実験などから示されている。一部のがん細胞に対しては，$c9, t11$-CLA の方が $t10, c12$-CLA よりも強い活性を持つとも報告されている[3]。しかし，$c9, t11$-CLA の抗発がん作用の機序については①抗酸化作用，②pro–oxidant による細胞障害，③核酸，たんぱく質の合成阻害，④細胞分裂の抑制，⑤遺伝子発現に関わる DNA 複合体の形成阻害，⑥変異原物質の活性化阻害などの関与が示唆されているが，根源的なメカニズムについては未解明な部分が多く，今後の研究の進展が待たれる。

　nCLA の抗発がん作用については，高 nCLA 含有バターを摂食させたラットにおいて乳がんの発生が抑制され，その作用の強さは化学合成した $c9, t11$-CLA をラットに摂食させた場合と相違がなかった。このことから，$c9, t11$-CLA の摂取源は，サプリメントや製剤に限らず，乳・乳

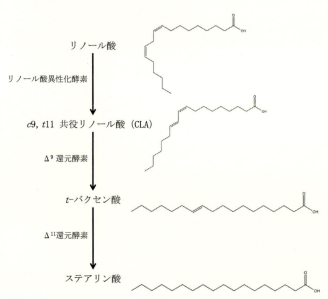

図1 反芻動物第一胃(ルーメン)微生物による生物水素付加反応

表2 食事からののCLA摂取量の推計

調査国	摂取量(mg/日)	文献
アメリカ	50〜230	Ritzenthalaer et al., *FASEB J.*, **12**, A527 (1998) Ritzenthalaer et al., *J.Nutr.*, **131**, 1548 (2001)
イギリス	104	Ritzenthalaer et al., *J. Nutr.*, **131**, 1548 (2001)
ドイツ	310〜430	Jahreis, *Ernährungs Umschau*, **44**, 168 (1997) Fritsche et al., *Z. Lebensm. Unters. Forsch.*, **A**, 77 (1997)
フィンランド	40〜310	Salminen et al., *J. Nutr. Biochem.*, **9**, 93 (1998)
オーストラリア	500〜1500	Parodi, *Austr. J. Dairy Technol.*, **49**, 93 (1994)

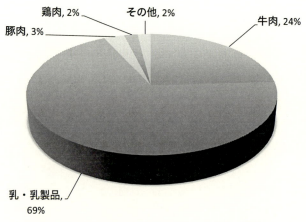

図2 米国の食事における共役リノール酸の摂取源
(引用文献2)より作図)

第 1 章　食品

製品であって構わないと考えられる。しかし，CLA 強化乳に含まれる nCLA のヒトにおける抗
発がん作用については，確定的かつ再現性のある結果はまだ得られていない。

3.2.2　抗動脈硬化作用と脂質代謝改善作用

　iCLA，*c*9,*t*11-CLA，*t*10,*c*12-CLA の全てに同程度の抗動脈硬化作用が認められている。
*c*9,*t*11-CLA の含有比率を高めた CLA 混合物（*c*9,*t*11-CLA：*t*10,*c*12-CLA＝8：2）の給与は，
apoE 欠損マウスにおいて動脈硬化病変の進行を抑制した。また，nCLA 強化バターの摂取も，
LDL-コレステロールなどの動脈硬化バイオマーカーを減少させ，血清脂質プロフィールを改善
したことが報告されている[4]。これらのことから，少なくとも動物モデルにおいては，nCLA が
脂質代謝や動脈硬化に対する改善効果を持つことは間違いないと考えられる。

　ヒトに関しては，CLA の抗動脈硬化作用について，今のところ一貫した結果が得られていな
い。iCLA（*c*9,*t*11-CLA：*t*10,*c*12-CLA＝5：5）を健康な被験者に 1 日当たり 0.7～1.4 g 与えた
場合，HDL-コレステロールが減少したことが報告されている。一方，3 g/日の iCLA を健常者
に給与すると空腹時の血清トリグリセリド濃度が減少し，3 g/日の CLA 混合物（*c*9,*t*11-CLA：
*t*10,*c*12-CLA＝8：2）の健常者への給与は血清 VLDL 濃度を低下させたが，20 g/日を与えた場
合には血清 HDL-コレステロールが増加したとの報告もある。さらに，Ⅱ型糖尿病患者に iCLA
を 3 g/日給与すると HDL-コレステロールが増加し，LDL-コレステロールが減少したことが報
告されている。また，0.6～2.5 g/日の *t*10,*c*12-CLA の摂取が LDL/HDL-コレステロール比と
総コレステロール/HDL-コレステロール比を増加させたのに対し，0.59～2.38 g/日の
*c*9,*t*11-CLA 摂取はそれらを共に減少させた，という興味深い結果も報告されている。

　一方，nCLA 強化乳の摂取は，動脈硬化バイオマーカーに影響を及ぼさなかったとする報告が
多く，nCLA がヒトにおいて抗動脈硬化作用や脂質代謝改善作用を示すと結論するには十分な根
拠が得られていない。nCLA に関する報告例では，被験者が若年者や肥満者などに偏っており，
nCLA の生理機能を評価する上で適切な検討になっているとも言いがたい面もある。

3.3　フィタン酸

　近年，反芻動物や一部の魚介由来の食品に含有される分岐鎖脂肪酸であり，アラキジン酸の異
性体の一つであるフィタン酸（phytanic acid, 3,7,11,15-tetramethylhexadecanoic acid）に注目
が集まっている。畜産物に含有されるフィタン酸は，CLA と同様，ルーメン内微生物により反
芻動物胃内で産生されると考えられている。前駆物質はクロロフィル a, b および d の構成要素
であるフィトールであり，2 段階の酸化反応を経て生成すると考えられている（図 3 ）が，2 種
類の反応経路が推定されており[5,6]，未だ結論は得られていない。図 4 に示すように，フィタン
酸は 3 位，7 位，11 位の炭素がキラル中心になっているため，8 種類のジアステレオマーが存在
する。しかし，クロロフィル由来のフィトールが前駆物質であるため，畜産物中には *RRR* 型と
SRR 型の 2 種類のみが存在する。牛乳や牛肉の脂肪におけるジアステレオマーの存在比は様々
であり，一定の傾向は見出されていない。

25

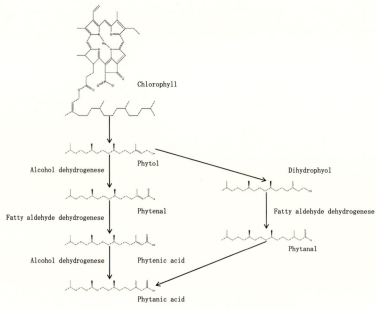

図3 ルーメン内でのフィタン酸合成経路

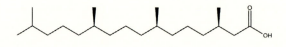

図4 フィタン酸の構造
上：*RRR* 型，下：*SRR* 型

　ヒトは遊離フィトールからフィタン酸を合成することはできないため，ヒトの体内に検出されるフィタン酸は全て食事に由来するものである。食品中のフィタン酸含量についての報告例はまだ多くはないが，牛乳・乳製品を中心にして分析値が報告されている（表3）。牛乳や乳製品中のフィタン酸含量は，生乳の 9.7 mg/100 g 食品からバターの 177 mg/100 g 食品まで幅広い。チーズも 60〜100 mg/100 g 食品の高含量で，主要なフィタン酸摂取源の一つである。一方，乳脂肪含量を調整して製造される低脂肪乳やヨーグルトなどでは，フィタン酸含量は比較的低い値を示す。食肉についても，放牧により飼養された牛肉のフィタン酸含量は 300 mg/100 g 食品であり，穀物飼料により飼養された牛肉や非反芻動物の豚肉や鶏肉と比較して，明らかな高値を示す。魚介類では，脂肪含量が高いサケ，オヒョウ（北大西洋産のカレイ），シシャモなどで 100 mg/100 g 食品以上のフィタン酸が含有されている。また，魚油サプリメントに非常に高濃度の

第1章　食品

表3　さまざまな食品中のフィタン酸含量

食　品	フィタン酸* (mg/100 g 食品)	文　献
乳・乳製品		
牛乳	9.7	Brown *et al., J. Human Nutr. Dietetics*, **6**，295（1993）
低脂肪牛乳	4.9	Wright *et al., Int. J. Cancer*, **131**，1396（2012）
練乳	24.4	Brown *et al., J. Human Nutr. Dietetics*, **6**，295（1993）
サワーミルク	2.1	Wright *et al., Int. J. Cancer*, **131**，1396（2012）
バター	177.0	Brown *et al., J. Human Nutr. Dietetics*, **6**，295（1993）
硬質チーズ	98.9	Brown *et al., J. Human Nutr. Dietetics*, **6**，295（1993）
プロセスチーズ	65.6	Brown *et al., J. Human Nutr. Dietetics*, **6**，295（1993）
クリーム	11.0	Wright *et al., Int. J. Cancer*, **131**，1396（2012）
プレーンヨーグルト	2.1	Brown *et al., J. Human Nutr. Dietetics*, **6**，295（1993）
脱脂乳ヨーグルト	0.6	Champan，2009， URL:http://www.refsumdisease.org/clinicians/phytanicacidcalculator.shtml
食肉		
牛肉	33.1	Brown *et al., J. Human Nutr. Dietetics*, **6**，295（1993）
牛肉（オーガニック）	326	Brown *et al., J. Human Nutr. Dietetics*, **6**，295（1993）
豚肉	3.8	Champan，2009， URL:http://www.refsumdisease.org/clinicians/phytanicacidcalculator.shtml
鶏肉	2.6	Champan，2009， URL:http://www.refsumdisease.org/clinicians/phytanicacidcalculator.shtml
兎肉	2.2	Champan，2009， URL:http://www.refsumdisease.org/clinicians/phytanicacidcalculator.shtml
魚類		
サケ	110.3	Brown *et al., J. Human Nutr. Dietetics*, **6**，295（1993）
オヒョウ	100	Hellgren, *Ann. N. Y. Acad. Sci.*, **1190**，42（2010）
シシャモ	100	Hellgren, *Ann. N. Y. Acad. Sci.*, **1190**，42（2010）
タラ	5.4	Brown *et al., J. Human Nutr. Dietetics*, **6**，295（1993）
マグロ	4.9	Brown *et al., J. Human Nutr. Dietetics*, **6**，295（1993）
魚油サプリメント	640〜750	Hellgren, *Ann. N. Y. Acad. Sci.*, **1190**，42（2010）
その他		
鶏卵	0.25	Champan，2009， URL:http://www.refsumdisease.org/clinicians/phytanicacidcalculator.shtml
米	0.7	Champan，2009， URL:http://www.refsumdisease.org/clinicians/phytanicacidcalculator.shtml
大豆油	0.14	Champan，2009， URL:http://www.refsumdisease.org/clinicians/phytanicacidcalculator.shtml
ジャガイモ	0.25	Champan，2009， URL:http://www.refsumdisease.org/clinicians/phytanicacidcalculator.shtml

＊フィタン酸含量：*RRR* 体および *SRR* 体の合計値

フィタン酸が濃縮されていることが分かる。海洋性動物のフィタン酸源については未解明であるが，植物性プランクトンを起源とする食物連鎖の中でフィタン酸が濃縮されるものと推測されている。乳製品や牛肉を主体とする一般的な欧米型の食事においては，両異性体の合計量として50～100 mg のフィタン酸を毎日摂取していると見積もられている[7]。

酪農食品や牛肉について，クロロフィル由来のフィトールを前駆物質とするフィタン酸は，生牧草を主な飼料として飼養した反芻動物の乳や肉に比較的多量に含有される。特にヨーロッパでは，近年，オーガニック食品（反芻動物由来食品の場合，放牧により生産されていることが主な要件である）の需要が高まっており，それらの品質保証の手段が議論されている。このような背景から，ヨーロッパ諸国では製品中のフィタン酸含量を「オーガニック畜産物」の科学マーカーとする可能性が検討されている。

フィタン酸は，1950 年代に乳製品中に存在が確認されて以来，レフサム病（Refsum disease）の指標として古くから研究されてきた歴史をもつ。レフサム病は常染色体劣勢遺伝性の代謝性疾患であり，ペルオキシソームに存在する phytanoyl–CoA hydroxylase の欠損により α 酸化に支障をきたし，フィタン酸からプリスタン酸（2,6,10,14-tetramethylpentadecanoic acid）へ代謝できず，血中のフィタン酸濃度が増加する。フィタン酸との直接的な因果関係は不明確であるものの，レフサム病患者では感覚神経や運動神経の変性が進行し，網膜色素変性症，末梢性ニューロパチー，嗅覚・聴覚障害などの症状が現れる。健常者の血清フィタン酸濃度は 0.04～11.5 μM であるのに対し，レフサム病患者のそれは 240～1400 μM であると報告されている。日本ではレフサム病の症例報告は皆無であるが，レフサム病患者にとってはフィタン酸を含有する反芻動物由来の畜産物は禁忌物質とされている。

一方で，近年，フィタン酸がヒトの健康に貢献する可能性も指摘されている。これは，フィタン酸がペルオキシソーム増殖剤活性化受容体（peroxisome proliferator–activated receptor, PPAR），特に PPAR-α および PPAR-γ の 2 つのサブユニットおよびレチノイド X 受容体（retinoid X receptor, RXR）のリガンドになり，これらの受容体を活性化する作用を持つことに起因する。これらの受容体は脂質代謝や糖代謝の調節に重要な役割を果たしていることから，フィタン酸はII型糖尿病やメタボリックシンドロームに対する予防的な効果を持つと期待されている[8]。さらに，いくつかのタイプのがんのリスクを低下させる作用，がん細胞の増殖抑制作用，免疫系に対する作用などについて報告例がある（表 4）。

フィタン酸の機能性研究は緒に就いたばかりであり，今後，一層の研究が進められる必要がある。元来，疾病の原因物質として研究されていたこともあり，安全性に関する評価も重要な課題である。これまでの知見はおおむね培養細胞に対するものであり，安全性評価も踏まえた実験動物による評価が今後，重要な検討課題となると考えられる。

3.4 トランス脂肪酸について

構造中にトランス型の二重結合を 1 つ以上持つ不飽和脂肪酸をトランス脂肪酸（trans fatty

第 1 章　食品

表 4　フィタン酸の機能に関する報告例

対　象	機　能	文　献
細胞株（COS-1, HepG2）	PPAR α との結合能	Zomer, *J. Lipid Res.*, **41**, 1801（2000）
細胞株 （AGN19420, BRL49653）	脂肪細胞におけるレチノイド様作用	Schlüter *et al. Biochem. J.*, **15**, 61（2002）
細胞株 （AGN19420, BRL49653）	*UCP*-1 の発現誘導 褐色脂肪細胞の分化誘導	Schlüter *et al. Int. J. Obesity*, **26**, 1277（2002）
細胞株 （CV-1, C3H10T1/2）	インスリン抵抗性の改善	Heim *et al.*, *FASEB J.*, **16**, 718（2002）
ヒト前立腺がん細胞	がん細胞の増殖阻害	Tang *et al.*, *J. Lipid Res.*, **48**, 165（2007）
症例対照研究 （前立腺患者）	前立腺がん発症と血中フィタン酸含量の無相関性	Price *et al.*, *Am. J. Clin Nutr.*, **91**, 1769（2010）
ブタ筋衛星細胞	筋管におけるグルコース取込みの促進	Che *et al.*, *Lipids Health Dis.*, **12**, 14（2013）
症例対照研究 （糖尿病ラット）	抗糖尿病作用	Elmazar *et al.*, *PROS One*, **8**, e45638（2013）
ウシ末梢血単核細胞	細胞増殖阻害活性	Renner *et al.*, *Nutrients*, **5**, 2667（2013）
マウス脾臓細胞	IFN-γ および IL-17 の産生抑制	Nakanishi *et al.*, *Anim. Sci. J.*, **21**, 283（2016）

acids, TFA）と呼ぶ。食品の栄養表示に関する TFA の定義について，コーデックス委員会（Codex alimentarius）では，TFA を「少なくとも 1 つのメチレン基によって離されたトランス型の炭素─炭素二重結合がある不飽和脂肪酸の全ての幾何異性体」としている。この点では，共役二重結合を持つ CLA も TFA の一つとみなすことができるが，種々の機能性を有する CLA については表示対象から除外されている。

　食事から摂取する TFA には，不飽和度の高い植物油などを原料として，工業的に製造される加工油脂中に含有されるもの（以下，iTFA と略記）と反芻動物の乳・肉中に存在するもの（以下，rTFA と略記）の 2 つの起源がある。rTFA に含まれる主要な脂肪酸は *t*-バクセン酸（*trans*-11 octadecenoic acid）であり牛乳中には 5 〜10 mg/g 脂質のレベルで含有されている。図 1 に示した通り，*t*-バクセン酸は反芻動物ルーメン内での生物水素付加反応の中間体として，nCLA を直接の前駆物質として生成する。したがって，nCLA を多量に含む畜産物は総じて *t*-バクセン酸含量も高い。

　従来，日常的な食事から摂取する TFA の多くは，パンや菓子類に添加されるマーガリンやショートニングに由来する iTFA であると考えられてきた。TFA が健康に及ぼす影響に対する関心の高まり，そして，加工食品に対する含量表示が義務化されたことも一因となって，米国では，近年，特に iTFA の摂取量が減少している（表 5）。その分，1 日の摂取エネルギーに占める rTFA の割合が高まっていると考えられる。また，rTFA の中でも *t*-バクセン酸はヒトの体内に吸収されたのち肝臓などで再び不飽和化され，上述の *c*9, *t*11 CLA となる可能性が指摘されている[9]。その点においては，*t*-バクセン酸も畜産物に含まれる機能性脂肪酸の一つであると考

食品機能性脂質の基礎と応用

表5　トランス脂肪酸の摂取量

調査国	1日当たり摂取量(g)	摂取エネルギーに占める割合(%)	文献
日本	0.7〜1.7	0.3〜0.8	川端ら, 日栄食会誌, **61**, 161 (2008) Yamada *et al., J. Epidemiol.,* **20**, 119 (2010)
米国	1.3〜2.7	1.0	Lichtenstein *et al., Circulation,* **114**, 82 (2006) FDA, *GMA Sci. Forum* (2012)
英国	1.4〜1.9	0.8	Pot *et al., Br. J. Nutr.,* **107**, 405 (2012)

えることができる。

　TFA 摂取の影響については，主に iTFA について多くの研究が行われてきた。TFA の過剰摂取は，ヒトでは血液中の LDL-コレステロール濃度の増加，HDL-コレステロール濃度の低下，総コレステロール濃度の増加を介して，心脈管系疾患の原因となる[10]。さらに，最近の疫学調査の結果から，気管支ぜんそくや鼻炎などの，小児の呼吸器系疾患にも関与すると指摘されている。一方，TFA 摂取と発がん（乳がん，大腸がん，前立腺がん，およびリンパ腫）との関連性については，いずれについても直接的な因果関係を立証する根拠は得られていない。

　動脈硬化症の発症に及ぼす rTFA と iTFA の影響は異なっている可能性が指摘されている。Motard-Belanger ら[11] は，エネルギー比 1.5% 程度までの rTFA の摂取は心脈管系疾患のリスクに影響を及ぼさないと報告している。一方，Brouwer ら[12] は，1990 年から 2010 年までに公開された文献データの解析から，天然物か工業品かの由来に関係なく，TFA は血清中の LDL/HDL 比を高めると結論した。また，rTFA 摂取による血清リポ蛋白質や総コレステロールの変動には性差があり，女性の方が男性よりも血清脂質パラメーターの上昇傾向が高いという報告もある。一方，Nagao ら[13] は，化学合成した 13 種類の *trans*-onctadecenoic acid が培養肝細胞からのアポリポたんぱく質分泌へ及ぼす影響を評価した。その結果，血清コレステロール性状の悪変に寄与するアポリポたんぱく質 B の分泌量増加を引き起こすのは，食品には極わずかにしか含まれていない *trans*-5 異性体のみであったことを報告した。今後，ヒトにおける個々の TFA 異性体摂取の影響を詳細に検討する必要があると考えられる。

3.5　おわりに

　反芻動物の乳に特徴的な nCLA や rTFA については，興味深い知見は数多く得られているものの，その生理作用が発揮される機序については未解明の部分が多い。これまでに実験動物で認められた数多くの研究成果は，信頼に足る知見であると考えられる一方で，ヒトにおける nCLA や rTFA の生理作用については，より妥当性のある評価を行う必要がある。今後，コホート研究などによる知見が積み上げられることにより，より深い理解が得られることを期待する。また，フィタン酸については比較的新しいトピックとして本稿で取り上げた。フィタン酸は実験に使用する材料の確保に困難があり，実験動物を用いた研究があまり進んでいないのが現状であ

第1章　食品

る。また，本稿では取り上げなかったものの，フィタン酸の α 酸化代謝物であるプリスタン酸についても，フィタン酸と同様の機能性を持つ可能性が示唆されている。今後，これらの脂肪酸の機能解明が進展することに期待したい。

文　　献

1) Y. L. Ha *et al., Carcinogenesis*, **8**, 1881 (1987)
2) K. L. Ritzenthalaer *et al., J. Nutr.*, **131**, 1548 (2001)
3) J. D. Palombo *et al., Cancer Lett.*, **177**, 163 (2002)
4) K. Valeille *et al., J. Nutr.*, **136**, 1305 (2006)
5) M. T. Islam *et al., Chem-Biolog. Interact.*, **240**, 60 (2015)
6) R. J. A. Wanders *et al, Biochim. Biophys. Acta*, **1631**, 119 (2011)
7) M. E. Wright *et al, Int. J. Cancer*, **131**, 1396 (2012)
8) L. I. Hellgren, *Ann. N. Y. Acad. Sci*, **1190**, 42 (2010)
9) B. A. Corl *et al., J. Nutr.*, **133**, 2893 (2003)
10) V. Remig *et al., J. Am. Diet Assoc.*, **110**, 585 (2010)
11) A. Motard-Belanger *et al., Am. J. Clin. Nutr.*, **87**, 593 (2008)
12) I. Brouwer *et al., PLOS One*, **5**, e9434 (2010)
13) K. Nagao *et al., J. Oleo Sci.*, **66**, 1175 (2017)

第2章　脂肪酸

1　ω3系脂肪酸としてのα-リノレン酸の位置づけ：エイコサペンタエン酸との比較

渡辺志朗*

1.1　はじめに

　ω3系脂肪酸に関する研究は古くから行われており，その食生活における重要性は一般市民にもかなり浸透してきた。特に最近，α-リノレン酸を多く含むエゴマ油やアマニ油などが，インターネットサイトなどで紹介されているのをよく見かける。そのなかで "α-リノレン酸を多く含む植物油を，スプーン1杯程度を食べれば，1日のω3系脂肪酸の必要量になり，もう魚を食べなくてよい" という表現を目にした。よく調べてみると，スプーンというのは大さじといっている場合や，小さじ（ティースプーン）といっている場合が混在しているようだ。またω3系脂肪酸には魚に多く含まれるエイコサペンタエン酸やドコサヘキサエン酸などもあるが，日本人におけるω3系脂肪酸の摂取目安量には，異なる種類のω3系脂肪酸が区別されていない。このようなことから筆者は，α-リノレン酸のω3系脂肪酸としての作用に関して，より正しい情報が提供される必要があると感じた。そこで本稿では，ω3系脂肪酸としてのα-リノレン酸の位置づけをより明確にするために，その作用特性をエイコサペンタエン酸の作用との比較から述べたい。このことが，食生活におけるα-リノレン酸含有植物油の使い方の目安となれば幸いである。

1.2　日本人のω6系ならびにω3系脂肪酸摂取の現状と摂取基準量

　私たちが正常な生命活動を維持するために摂取しないといけない脂肪酸は，必須脂肪酸とよばれる。必須脂肪酸には化学構造が異なるω6系脂肪酸とω3系脂肪酸とがある（図1）。ω6系脂肪酸には，リノール酸（18：2ω6），γ-リノレン酸（18：3ω6），アラキドン酸（20：4ω6）などがあるが，日本人で摂取されるω6系脂肪酸のほとんどはリノール酸である。一方，ω3系脂肪酸には主に植物油由来のα-リノレン酸（18：3ω3）と魚由来のエイコサペンタエン酸（EPA，20：5ω3），ドコサペンタエン酸（DPA，22：ω3），ドコサヘキサエン酸（DHA，22：6ω3）などがある。日本人のω6系脂肪酸の摂取量は成人男性で10 g/日で，成人女性で8.4 g/日とされており，その必須量（2 g/日）を大きく上回っており[1]，通常は欠乏症が心配されることはない。またω6系脂肪酸の摂取目安量は成人男性および成人女性で10〜11および8 g/日とされており，これらは現状の摂取量にほぼ一致する。一方，ω3系脂肪酸の摂取量は日本成人の男性で2.1 g/日，女性で1.6 g/日がn-3系脂肪酸の摂取状況とされている。またω3系脂肪酸の摂取目

　＊　Shiro Watanabe　富山大学　和漢医薬学総合研究所　栄養代謝学分野　准教授

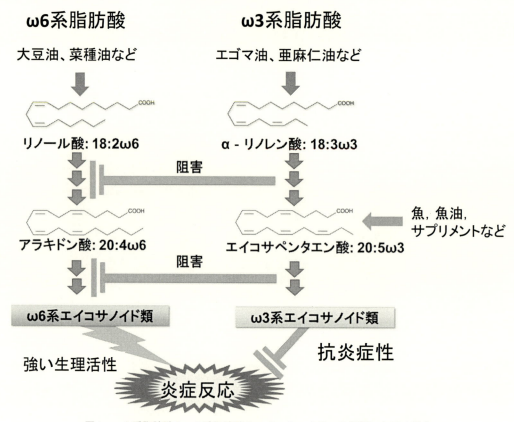

図1 ω6系脂肪酸とω3系脂肪酸のエイコサノイドへの代謝における競合

安量もこれらに近い値に定められており，成人男子で2〜2.4 g/日，成人女性で1.7〜2.0 g/日である。以上のように，日本におけるω6系脂肪酸の摂取については現状でよく，ω3系脂肪酸についてはその摂取を若干増やすことが目標とされている。

1.3 生体内でのω6系脂肪酸とω3系脂肪酸の競合的な代謝とその疾患との関わり

摂取されたω6系ならびにω3系脂肪酸は，体内で鎖長延長や不飽和化をうける（図1）。ただしこれらの反応を触媒する酵素は，ω6系ならびにω3系脂肪酸に共通して作用することから，これらの両系列の脂肪酸は競合的に代謝される。これらの過程を経て，ω6系ならびにω3系脂肪酸は，細胞膜リン脂質にそれぞれアラキドン酸ならびにエイコサペンタエン酸として蓄えられる。細胞がさまざまな刺激を受けると，ホスホリパーゼA_2などのリン脂質加水分解酵素が活性されて，アラキドン酸やエイコサペンタエン酸が細胞膜リン脂質より遊離し，それらはさまざまな酵素によって，プロスタグランジンやロイコトリエンなどのエイコサノイドと総称されるホルモン用物質へと変換される（図1）。これらのエイコサノイドは炎症などのさまざまな症状を誘発することから，脂質性炎症メディエーターともよばれている。しかしながら一般に，エイコサ

第2章　脂肪酸

ペンタエン酸から作られるエイコサノイドの活性は，アラキドン酸から作られるそれらよりも弱いことが知られている[2,3]。またエイコサペンタエン酸は，アラキドン酸からのエイコサノイド産生に対しても阻害的に働く。以上のことから，$\omega 3$系脂肪酸は$\omega 6$系脂肪酸の代謝と競合することによって，アラキドン酸からの生理活性の強いエイコサノイドの産生を減らす。両系列脂肪酸が競合的に代謝されることや，これらの相対比がエイコサノイド産生やそれに関連した病態応答に反映されることは，実験動物[4~6]だけでなく，ヒト[7]でも示されている。さらに最近では，摂取脂肪酸の$\omega 6/\omega 3$比の上昇が世界中の多くの地域で起こっていることを示す調査結果も公表されている[8]。このなかで日本人の摂取脂肪酸の$\omega 6/\omega 3$比は4〜5の範囲で，世界の中でも最も低い位置にあるとされている。しかしながら日本人の植物油の摂取量も多くなっている反面で，魚離れが進んでおり，摂取脂肪酸の$\omega 6/\omega 3$比の上昇が懸念されている。このことは欧米で多くみられる心臓・脳血管性疾患が日本人においても増えていることの要因の一つと考えることができる。

1.4　$\omega 3$系脂肪酸の摂取の目安量の設定における問題点

　上述のように日本における$\omega 6$系ならびに$\omega 3$系脂肪酸の摂取目安量は，それぞれの絶対量として示されているのみで，これらの相対比は問題されていない。α-リノレン酸の冠動脈疾患予防作用はリノール酸摂取量によって影響されていないこと[9]や，α-リノレン酸，またはエイコサペンタエン酸およびドコサヘキサエン酸の冠動脈疾患予防作用は$\omega 6$系脂肪酸摂取量によって影響されないこと[10]などが，その理由とされている。また$\omega 3$系脂肪酸の持つ独自の生理作用[11]も考えられることも，その根拠とされている。しかしながら，動物体内における$\omega 6$系ならびに$\omega 3$系脂肪酸の代謝が競合的であること[7]や，世界レベルで摂取脂肪酸中の$\omega 6/\omega 3$比の上昇と疾患とに強い関連あることが示されていること[8]から，日本おける両系列脂肪酸の摂取目安量にも，この相対比が考慮されるべきと考える。このためには$\omega 3$系脂肪酸の疾患予防効果が，$\omega 6$系列脂肪酸との競合に基づくことが日本人でも示されることが必要である。一方，日本人が摂取する$\omega 6$系脂肪酸のほとんどはリノール酸であることから，$\omega 6$系脂肪酸の摂取量の現状とその目安量については，これらはそのままリノール酸量と考えて問題はない。しかしながら$\omega 3$系脂肪酸としては，植物油由来のα-リノレン酸と魚類に由来するエイコサペンタエン酸やドコサヘキサエン酸が日本人において摂取されている。両系列の脂肪酸が多段階で競合的に代謝されること（図2）から，α-リノレン酸とエイコサペンタエン酸とでは，リノール酸を含めた$\omega 6$系脂肪酸の代謝に対する阻害効果が異なっていることは容易に推測できる。しかしながらα-リノレン酸を主に含む植物油と，エイコサペンタエン酸やドコサヘキサエン酸を含む魚油とを区別することは困難と考えられており，これらの$\omega 3$系脂肪酸の摂取目安量が区別されていない。しかしながら以下に示すような研究結果から，植物油由来のα-リノレン酸と魚由来のエイコサペンタエン酸との間で大きな効力差があることは明白である。

食品機能性脂質の基礎と応用

1.5 α-リノレン酸とエイコサペンタエン酸の効力差

α-リノレン酸は，リノール酸の鎖長延長・不飽和化反応を阻害する（図2）。またα-リノレン酸自身も同じ代謝を経てエイコサペンタエン酸に変換されて，それが主にリン脂質中に増加する。しかしながら摂取されたα-リノレン酸は，体内でβ酸化される部分が多く，それがエイコサペンタエン酸として蓄積する効率は低いことが知られている[12]。一方，エイコサペンタエン酸が摂取された場合はより効率的にアラキドン酸のリン脂質への取り込みを阻害し，またアラキドン酸からのエイコサノイド産生を阻害する。このようにα-リノレン酸とエイコサペンタエン酸は，ω6系脂肪酸の代謝阻害ならびにω3系脂肪酸の蓄積において，α-リノレン酸とエイコサペンタエン酸の効力には差があると考えられる。Hwang ら[4]は，ラットに精製されたα-リノレン酸もしくはエイコサペンタエン酸とドコサヘキサエン酸を含む魚油をさまざまな割合にて添加した飼料を与えて，その血清，肺ならびに肝臓のリン脂質中の脂肪酸構成を比較した。これらの異なる飼料中のリノール酸は22〜27%の範囲となっていた。α-リノレン酸の割合を最も高くしたとき（23.5%）に生じた各種臓器のリン脂質中のアラキドン酸含量の低下の程度は，エイコサペンタエン酸とドコサヘキサエン酸をそれぞれ飼料中に3.7%と2.7%で加えたときよりも軽度であった。この結果からはα-リノレン酸の組織リン脂質中のアラキドン酸濃度の低下効果は，エイコサペンタエン酸やドコサヘキサエン酸のそれに比べて，かなり小さいことになる。しかしながら用いられたこの魚油にはエイコサペンタエン酸とドコサヘキサエン酸が共に含まれていることから，単独のω3系脂肪酸とα-リノレン酸との効力差は明らかにされていない。一方著者は，α-リノレン酸とエイコサペンタエン酸との効力差をより明確にするために，マウスを用いた以下のような検討を行った。この検討では，α-リノレン酸を含む植物油としてエゴマ油（α-リノレン酸の割合が59.2%）ならびにベニバナ油，さらにこれらを等量で混合した3種類の試験油脂①〜③を調製した（表1）。これらの試験油脂中のリノール酸含量は，14%前後に調整した。さらに3種類の異なる濃度の精製エイコサペンタエン酸エチルエステルを含む試験油脂④〜⑥も調製した。これらのエイコサペンタエン酸含有試験油脂中のリノール酸含量も，14%前後に調整した。これらすべての試験油脂を市販の粉末飼料に対して10%となるように加えて，それをマ

表1　試験油脂中のα-リノレン酸およびエイコサペンタエン酸の割合

試験油脂	リノール酸(%)	α-リノレン酸(%)	エイコサペンタエン酸(%)
①ベニバナ油	14.9	—	—
②ベニバナ油・エゴマ油混合（1:1）	14.5	29.0	—
③エゴマ油	13.9	59.2	—
④低濃度エイコサペンタエン酸エチルエステル	14.0	—	4.3
⑤中濃度エイコサペンタエン酸エチルエステル	14.0	—	8.4
⑥高濃度エイコサペンタエン酸エチルエステル	14.2	—	13.0

第 2 章　脂肪酸

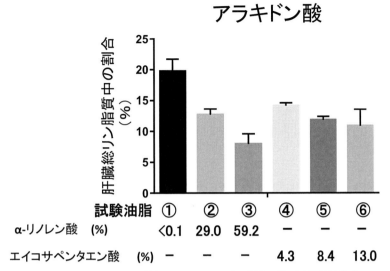

図 2　マウス肝臓総リン脂質中のアラキドン酸の割合に及ぼす試験油脂中の
α-リノレン酸とエイコサペンタエン酸の割合の影響

ウスに 4 週間に渡って給餌し，肝臓の総リン脂質中の脂肪酸構成を調べた。なおこれらの油脂中のドコサヘキサエン酸含量は検出限界以下であった。マウスの肝臓総リン脂質中のアラキドン酸含量は，試験油脂中の α-リノレン酸の濃度に依存的に低下した（図 2，①〜③）。試験油脂中のエイコサペンタエン酸を増やすことによっても同様に，その濃度に依存して肝臓総リン脂質中のアラキドン酸含量は低下した（④〜⑥）。試験油脂②（α-リノレン酸の割合が 29％）を与えたときの肝臓総リン脂質アラキドン酸の割合は，試験油脂④と試験油脂⑤を与えたときの間であった。以上の結果から，肝臓総リン脂質中のアラキドン酸含量を低下させる効果は，エイコサペンタエン酸のほうが α-リノレン酸よりも 3.5〜6.7 倍ほど強いと見積もることができる。また試験油脂②を与えたときの肝臓総リン脂質中のエイコサペンタエン酸含量の割合は，試験油脂⑤を与えたときのそれに近かった（図 3）。すなわちエイコサペンタエン酸の増加の点からも，エイコサペンタエン酸のほうが α-リノレン酸よりも 6.7 倍ほど強いと見積もることができる。このようにほぼ一定のリノール酸の存在下で，α-リノレン酸とエイコサペンタエン酸とのリン脂質中のアラキドン酸減少とエイコサペンタエン酸増加における効力差を明らかにすることができた。

1.6　α-リノレン酸の効力を考慮した ω3 系脂肪酸の摂取

　上記の動物実験をそのままヒトに当てはめると，ω3 系脂肪酸の摂取目安量（2 g/日程度）をエイコサペンタエン酸のみで摂取したときに得られる効果（アラキドン酸減少効果ならびにエイコサペンタエン増加効果）を，α-リノレン酸のみで得ようとするためには，それを最大で 2 ×

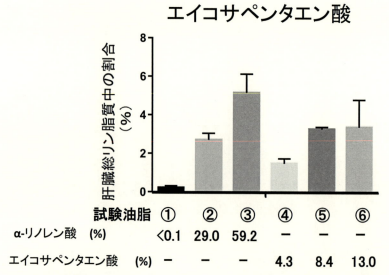

図3 マウス肝臓総リン脂質中のエイコサペンタエン酸の割合に及ぼす試験油脂中の
α-リノレン酸とエイコサペンタエン酸の割合の影響

6.7＝13.4g/日程度を摂取する必要があると見積もることができる。α-リノレン酸含量が60％前後であるエゴマ油やアマニ油であれば，それらを20g/日ほど摂取することになってしまう。現実的には大さじ1杯以上のα-リノレン酸含有植物油を，毎日摂取することは簡単ではない。ちなみに魚から1日のω3系脂肪酸の摂取目安量を摂取するには，青魚の切り身を1切れ（可食部100g程度）が必要である。やはり毎日この量の青魚を食べ続けることも簡単ではない。そこでα-リノレン酸を含む植物油と魚を，α-リノレン酸とエイコサペンタエン酸の効力差を考慮して，両ω3系脂肪酸を補い合うように摂取することで，1日に必要なω3系脂肪酸の摂取を達成することができるのではないかと考える。また魚油やω3系脂肪酸を濃縮したカプセルも最近では手軽に入手でき，これらを組み合わせことも有効な方法である。ただしω6系脂肪酸の代謝との競合が，ω3系脂肪酸の効果の生化学的基盤であることを忘れてはいけない。すなわち普段の食生活のなかでのω6系脂肪酸の摂取を減らすことで，ω3系脂肪酸の効果を高くすることができる。

1.7 ヒトでのα-リノレン酸の疾患に対する予防・治療効果

　魚油やそれに含まれるエイコサペンタエン酸や，ドコサヘキサエン酸などのさまざまな疾患に対する予防効果を評価するための疫学研究や介入試験は数多く行われている。一方，α-リノレン酸摂取量と脳・心臓血管系の疾患の発症頻度を，長期間にわたって追跡調査した研究例では，α-リノレン酸摂取量と心血管疾患の発症率との間には弱い負の関連が認められたり，α-リノレン酸の摂取量が低いことが脳卒中の危険因子である可能性が示されたりしている[13～15]。しかし

第 2 章　脂肪酸

ながらα-リノレン酸の効果を明確に示したヒトでの報告数は，エイコサペンタエン酸やドコサ
ヘキサエン酸によるものに比べて数は少ない。やはりω3系脂肪酸としてのα-リノレン酸の効
力が，エイコサペンタエン酸やドコサヘキサエン酸に比べて弱いことによるものなのかもしれな
い。しかしながらα-リノレン酸の摂取が有意なアラキドン酸の減少，ならびにエイコサペンタ
エン酸やドコサヘキサエン酸の増加を誘導するには，リノール酸の摂取量を 2.5％エネルギー以
下にすることが必要であることがヒトでも示されている[16]。基礎的なω6系脂肪酸の摂取量を制
限することで，ヒトでのα-リノレン酸の疾患予防効果を明確に示すことができるかもしれない。

1.8　終わりに

　日本でも大豆油や菜種油などのリノール酸を多く含む植物油油脂が，家庭で多く使われてい
る。またスナック菓子類やインスタント麺などに含まれているいわゆる"みえない油"にも，リ
ノール酸を多く含む植物油が多く使われている。このような現在の食環境では，リノール酸（ω
6系脂肪酸）摂取過剰が進んでいると考えられる。一方，日本の食生活で野菜・魚離れが進んで
いることも明白で，摂取脂肪酸中のω6/ω3比の上昇が懸念される。α-リノレン酸のω3系脂
肪酸としての効力はエイコサペンタエン酸に比べて弱いことは明らかである。しかしながら，リ
ノール酸の摂取を控えることで，α-リノレン酸の効果を高め，それで魚の摂取不足を補い，摂
取脂肪酸中のω6/ω3比の低下をはかることができるであろう。将来的な海洋汚染や漁獲量の世
界的な減少によって，十分に魚を摂取することも今後困難になってくる可能性があることも考え
ると，ω3系脂肪酸の摂取源としてα-リノレン酸含有植物油の重要性を決して無視できないで
あろう。

文　　　献

1)　厚生労働省，日本人の食事摂取基準（2015 年版）
　　http://www.mhlw.go.jp/stf/seisakunitsuite/bunya/kenkou_iryou/kenkou/eiyou/syokuji_
　　kijyun.html
2)　P. Needleman *et al.*, *Proc. Natl., Acad. Sci. USA*, **76**, 944（1977）
3)　S. Hammerstrom, *J. Biol. Chem.*, **255**, 7093（1980）
4)　D.H. Hwang *et al.*, *J. Nutr.*, **118**, 427（1988）
5)　J. Whelan *et al.*, *Lipids*, **26**, 119,（1991）
6)　B.R. Lokesh *et al.*, *Lipids*, **24**, 589（1989）
7)　W.E.M. Lands *et al.*, *Biochim. Biophys. Acta.*, **1180**, 147（1992）
8)　K.D. Stark *et al.*, *Prog. Lipid Res.*, **63**, 132（2016）
9)　F.B. Hu *et al.*, *Am. J. Clin. Nutr.*, **69**, 890（1999）

食品機能性脂質の基礎と応用

10) D. Mozaffarian *et al.*, *Circulation*, **111**, 157 (2005)

11) J.M. Schwab *et al.*, *Nature*, **447** (7146), 869 (2007)

12) G. Burge, *Curr. Opin. Clin. Nutr. Metab. Care*, **7**, 137 (2004)

13) A. Pan *et al.*, *Am. J. Clin. Nutr.*, **96**, 1262 (2012)

14) J. de Goede *et al.*, *PLOS ONE*, **6**, e17967 (2011)

15) M. Sadowa *et al.*, *Br. J. Nutr.*, **112**, 735 (2014)

16) K.E. Wood *et al.*, *Prostagl. Leuktr., Essent. Fatty Acids.*, **95**, 47 (2015)

2 DHA について

玉井忠和[*1]，髙橋義宣[*2]

2.1 はじめに

　食品機能性脂質の中でω-3系脂肪酸は，循環器系，中枢神経系およびその他の疾患に対する予防効果が米国食品医薬品局（FDA），米国心臓協会（AHA）およびオーストラリア・ニュージーランド食品基準機関（FSANZ）によって評価され，また，広く生活者に認知され，かつ手軽に利用できる素材である。国内は，ω-3系脂肪酸の構成成分であるドコサヘキサエン酸（DHA）およびエイコサペンタエン酸（EPA）を機能性関与成分として，消費者庁により許可された特定保健用食品や，あるいは食品表示法に則った届出者の責任の下に機能性を表示できる機能性表示食品がある。

　一方，DHAとEPAは構造に違いがあるものの，機能や効能は比較的類似している。しかし，それらの分布やメカニズムの観点で，中枢神経系におけるDHAとEPAの相違が，明らかになりつつあると考えられる。本稿は，DHAの構造，安全性，機能・効能，応用・食品例に関し，ω-3系脂肪酸の中でもDHAが多く含まれている中枢神経系を中心に概説する。

2.2　構造，製法，性状

2.2.1　構造

　脂肪酸は炭素鎖長および不飽和数によって分類され，炭素数12を超えるものは長鎖脂肪酸，また炭素数22を超えるものは超長鎖脂肪酸とも呼称される。炭素鎖に不飽和結合を持たない飽和脂肪酸は，脳内では，パルミチン酸（16：0），ステアリン酸（18：0）が主要であり，また，オレイン酸が主要な一価不飽和脂肪酸（ひとつの不飽和結合を持つ脂肪酸）である。炭素鎖に複数の不飽和結合を持つ多価不飽和脂肪酸（PUFA）は，不飽和結合のメチル末端（ω，n-）からの位置に応じ複数の系列に分類される。脳内におけるふたつの主要なPUFAはω-6系アラキドン酸（ARA，20：4n-6）およびω-3系ドコサヘキサエン酸（DHA，22：6n-3）であり，他のPUFA例えばリノール酸（LNA，18：2n-6），エイコサペンタエン酸（EPA，20：5n-3）やα-リノレン酸（ALA，18：3n-3）は脳内に検出されないか，あるいは，ARAやDHAと比較してごく微量である。

　脳における脂肪酸は，トリアシルグリセロール，コレステロールまたはリン脂質などの脂質としてエステルで，あるいは遊離（フリー）で存在するが，主要なものは，生体膜を構成するリン脂質である。DHAを含むリン脂質は，灰白質とシナプトソームに多く，一方，飽和脂肪酸は，パルミチン酸やオレイン酸などのエステルがミエリンに含まれる。DHAあるいはARAは，リン脂質として，脳組織グラムあたりおよそ10,000 nmol濃度であるが，他方，フリーの脂肪酸と

　＊1　Tadakazu Tamai　マルハニチロ㈱　中央研究所

　＊2　Yoshinori Takahashi　マルハニチロ㈱　中央研究所

してのDHAあるいはARAは脳組織グラムあたり1 nmolの濃度にすぎない[1]。DHAあるいはARAは，脳におけるリン脂質を構成する総脂肪酸の1割を占め，さらに，それぞれ異なるリン脂質への選択性を示す。つまり，DHAの多くはエタノールアミングリセロリン脂質に取りこまれ，また，フォスファチジルセリンを構成する脂肪酸のうち最大35％をDHAが占める。一方，ARAはコリングリセロリン脂質に多く含まれ，フォスファチジルイノシトール中の脂肪酸のうち最大40％がARAである[2]。

2.2.2 製法，性状

DHAはEPAとともに魚介類の体脂肪中に蓄積していて，特にイワシ，サバ，アジ，サンマ青背魚中に8～15％のDHAが含有されている。特に，マグロ，カツオなどの大型魚類の眼窩組織中に20～40％の高濃度でDHAが含有されていることが明らかにされてきた。

これら大型魚類の頭部は，一部がフィッシュミールとして飼料や肥料に利用され，また，DHAの純度と生産コストの側面から，マグロ，カツオの頭部を原料として眼窩油を抽出し，利用されている。

丸山ら[3]は，マグロ，カツオ頭部からDHA油を抽出し，精製DHA油を開発しており，その精製法は，図1に示す。

抽出した眼窩油は，従来の魚油に比べてタンパク質やリン脂質などの夾雑物の混入が少ない上，コレステロール含量や酸価も低値であった。

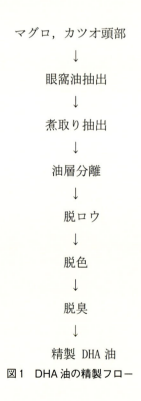

図1　DHA油の精製フロー

第 2 章　脂肪酸

表 1　精製 DHA 油の分析結果

分析項目	分析値
酸価	0.06
ヨウ素価	202.4
ケン化価	184.4
過酸化物価（meq/kg）	0.9
色（ガードナー）	3
DHA %	27.3
EPA %	8.2
コレステロール（mg/100 g）	23
天然酸化防止剤 %	0.3

精製 DHA 油の分析値を表 1 に示す。

2.3　安全性

ヒトでの過酸化脂質生成による障害の可能性の検討から，ω-3 系脂肪酸として 5.5～10.6 g，DHA と EPA としては 4.6～8.8 g，イヌイットの食事からは ω-3 系脂肪酸として 7 g 程度，DHA と EPA として 6 g 程度が許容上限摂取と考えられる[4]。ヒトにおける ω-3 系脂肪酸長期摂取による安全性試験の結果からは，ω-3 系脂肪酸として 4 g，DHA と EPA として 3.4 g となる。血小板凝集低下と出血時間の延長に関する介入試験の結果からは，ω-3 系脂肪酸として 6.5 g 未満，DHA と EPA として 6 g 未満であれば問題にならないようである[5]。

したがって，健常人では 1 日あたり ω-3 系脂肪酸の総摂取量として 5 g 程度，DHA と EPA として 4 g 程度までなら安全上特に問題はないと思われる[4]。

（国研）国立健康・栄養研究所の健康食品の素材情報データベースにおいては，適切に用いれば，おそらく安全である（Natural Medicines）が，1 日 3 g 以上の摂取で，凝血能が低下し出血傾向が起きることがある（Natural Medicines），と記載されている。また，抗凝血作用のあるハーブやサプリメント，医薬品との併用は，出血傾向の高い人は注意した方がよい，などと記載されている[6]。

2.4　機能・効能

2.4.1　血清脂質代謝改善

ω-3 系 DHA および EPA による中性脂肪（TG）低下作用はよく知られ，米国心臓協会（AHA）は DHA および EPA を，冠動脈心疾患（CHD）やトリグリセリド血症の治療のために推奨している。AHA の食事ガイドラインで，健常者を対象に，少なくとも週 2 回の脂身の魚の摂取が薦められ，それ以外でも植物性の ω-3 系脂肪酸，大豆製品，くるみ，アマニ油やキャノーラ油由来の ALA も推奨されている[7]。脂身が多い魚，あるいはサプリメントとして 1 日 1 g の DHA

43

と EPA を摂取することが，CHD と診断された患者に対し，内科医による診察後に処方すると
した上で，推奨されている[7]。米国食品医薬品局（FDA）は，一般消費者に対し，1 日あたり 3
g を超えない量の DHA および EPA の摂取，あるいはサプリメントでは 1 日あたり 2 g 以上に
ならないよう，DHA および EPA の摂取を推奨している[7]（FDA は ω-3 系脂肪酸による限定的
健康強調表示を告知している[8]）。

　米国にも，消費者が一般量販店で購入できる DHA および EPA を含有する食品がある。その
パッケージに，AHA による心臓の健康のためのガイドラインに一致していると表示された，心
臓をかたどった赤いラベルが眼を惹く。あわせて，店舗のエンドに，消費者向けの指南書：栄養
と治癒のための処方箋[9]が並び，販売されている。800 ページに亘る情報の中に，ω-3 系脂肪酸
に関する 10 箇所を超える説明が散りばめられ，循環器系や中枢神経系をはじめ様々な角度から
ω-3 系脂肪酸による栄養改善と治癒・効能が論じられている。栄養補助食品健康教育法
（DSHEA）に則り，栄養学の専門家，米議会議員と製造者が，消費者と協力して，消費者の健
康上の利益，また国家の医療費削減を目指している。学術，アカデミア，行政と製造者が連携し，
一般の方とともに学んでゆく姿勢にて，高度な知見を消費者に広め，国民の健康増進に役立て波
及させつつある典型的な例と言える。

　DHA と EPA を含む ω-3 系脂肪酸は，TG を低下させるものの，低比重リポタンパク LDL を
増加させる場合があるとされている。しかし，DHA あるいは EPA を単独で利用した場合に血
清リポタンパクに異なる作用が現れるかどうか，明確になっているとはいえない。Wei らは，
プラセボ対照無作為ヒト試験において，EPA（n=10），DHA（n=17）あるいは EPA 対 DHA（n=6）
の臨床試験をメタ解析した。その結果，DHA と EPA を直接比較した試験において，DHA は
LDL を 4.63 mg/dL 増加させ，EPA による場合よりも大きな変化だった。また，DHA と EPA
はどちらも TG を低下させ，DHA による低下の方が顕著だった。DHA はプラセボと比較して
高比重リポタンパク（HDL）を増加させたが（4.49 mg/dL），EPA は作用しなかった。つまり，
DHA と EPA はどちらも単独で TG を低下させたものの，それぞれによる LDL および HDL へ
の作用は一致していなかった。しかし，これらの違いが有意か，あるいはそれぞれに異なるメカ
ニズムがあるのか，明確ではない[10]。

　ヒトでの試験ではないが，DHA および EPA の脂質代謝に及ぼす影響について，次の一般的
な薬効薬理試験において比較検討した。正常ラットにおけるコレステロール低下作用，高カゼイ
ン食負荷ラットにおける脂質低下作用，コレステロール負荷ラットにおける脂質低下作用，トリ
トン誘発高脂血症ラットの血清脂質に及ぼす影響によって，DHA および EPA の作用を比較し
たが，何れの試験においても，両者の作用強度や奏功する用量などにおける明確な差異を示すこ
とはできなかった。

　国内において，DHA および EPA を含有する食品による血清 TG 低下を訴求する特定保健用
食品，あるいは，機能性表示食品が，上市され利用されている。これらの食品の効果および安全
性を裏づけるヒト試験として，代表的なひとつと考えられる並行群間比較試験の結果を，図 2 に

第 2 章　脂肪酸

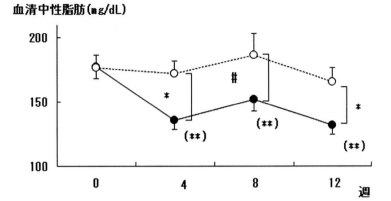

図2　DHA強化食品を用いた血清中性脂肪（TG）が正常からやや高めのかたを対象にした
　　　無作為並行群間比較試験

　血清TG値が100〜330 mg/dLの64名を2群に振分け，アクティブ群（●）にDHA850 mg + EPA 200 mgを含んだ魚肉ソーセージを，あるいはプラセボ群（○）にオリーブ油を含んだ魚肉ソーセージを摂取させ，血清TG値を評価した。
＊：p＜0.05（群間比較，holmの方法で多重性考慮）　#：p＜0.1（多重性は考慮していない。）
（＊＊）：p＜0.01（群内比較 vs 0週，holmの方法で多重性考慮）
（文献11）より改変。）

示す。
　本領域は研究レビューも多く，また，これらの知見を踏まえ，食生活をはじめとした生活習慣の改善に，DHA強化食品が利用された例も報告されていて，効果が確証された機能性であると言える。

2.4.2　中枢神経系
(1)　脳機能・認知機能

　DHAが神経の成長に及ぼす影響について，広範に研究されている[12]。脳内DHAは小児期，青年期を通じて増加し，20歳までに定常域に達するとわかっている[12]。子供は，血液中ω-3系脂肪酸の低値が，注意欠陥多動性障害（ADHD）や，自閉症などの認知機能の発達に対する障害のリスクと関連することが，示されている[13]。健康だが読むことが苦手な7〜9歳の被験者にて，血中DHAおよびEPAの低値が，リーディングスコア，作業記憶のパフォーマンスの低値，およびADHD様の症状と関連することが示されている[14]。血中DHAとEPAの高値は魚食に因って引きおこされていると考えられるが，一方，魚食による他の栄養成分，あるいは魚が豊富な食事と関連する他の因子が関与している可能性も，否定はできない。

　疾患に罹患していない成人を対象とし，DHA摂取による認知機能に及ぼす影響を調査した臨床試験を総合的・網羅的に検討した研究レビューが，マルハニチロなど複数の企業より消費者庁に届出されている。本研究レビューでは，疾病に罹患していない成人に，DHAを摂取させることは，プラセボ摂取と比較して，認知に関する機能に効果が認められるか，を検証した。認知機

能は脳機能のひとつで，知覚・判断・想像・推論・決定・記憶・言語理解など，様々な要素を含む知的活動の総称であり，その機能は様々な試験により評価されている．中でも，認知機能の一部である記憶は，健康的な社会活動を営むために，非常に重要な役割を担っている．そこで，「記憶」に関する認知機能の試験に着眼した結果，12報のうち8報がDHAの摂取による効果を認めた．従って，DHAを1日当たり880 mg以上摂取することにより，認知機能の一部である「記憶」に関する機能について効果が得られる，と考えられた[15]．

本研究レビューを構成する日本人でのヒト試験は，DHA強化食品を用いたごく軽度の認知障害の方を対象とした並行群間比較試験の結果を，図3に示す．前頭葉機能検査（FAB）を構成する簡単な指運動（葛藤指示）や，ミニメンタルステート検査（MMSE）のひとつの指標：模写などが，プラセボ群と比較して，アクティブ群で有意に改善した．また，赤血球膜脂肪酸におけるDHA，DHA/AA，ω-6/ω-3の変化値が，MMSEの変化値と有意に相関した[16]．

記憶に関し，齧歯類の脳内DHAの低値が，記憶課題におけるパフォーマンスを低下させることが示されている[17,18]．食餌性ω-3系脂肪酸の補給が，齧歯類の海馬における長期増強（LTP）を増強することが報告されている[19,20]．また，生後10〜15日齢のウイスターラットから単離したシングルニューロンを用いた解析で，グルタミン酸受容体のサブタイプNMDA受容体に対し，DHA（15 μM）はNMDA受容体応答を約2倍に増強した[21]．NMDA受容体は，海馬および大脳皮質などでの，学習と記憶の形成に関与すると考えられている．NMDA受容体の活性化がLTPを誘発することによって，DHAが認知機能を改善したと考えられた[21]．さらに，DHAは，アルツハイマー病の主要な特徴であるアミロイド斑の形成を抑制することが報告されてい

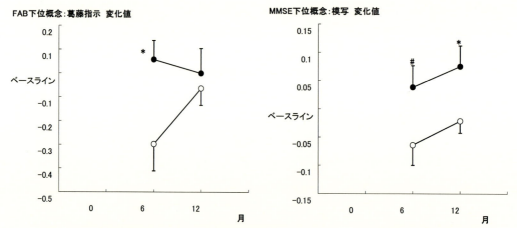

図3 DHA強化食品を用いたごく軽度認知障害の日本人を対象にした無作為並行群間比較試験
　57歳以上の在宅健常者111名を対象に2群に振り分け，アクティブ群（●）にDHA1,720 mg + EPA407 mgを含んだ魚肉ソーセージを，プラセボ群（○）にオリーブ油を添加した魚肉ソーセージを摂取させ，ミニメンタルステート検査（MMSE），前頭葉機能検査（FAB）を評価した．
＊：U-test vs placebo.
（文献16)より改変）

第 2 章　脂肪酸

る。アルツハイマー病モデルマウスで，脳内 DHA を増加させるとアミロイド斑が減少したが[22~24]，その保護のメカニズムは，DHA による抗アミロイド原性の作用か，あるいは DHA のメディエーターであるニューロプロテクチン　NPD1 によると考えられた[25]。DHA による脳機能保護に関し，ラット中大脳動脈結紮により誘発した脳虚血モデルを用い，そのメカニズムを検討した。空間認知障害を八方向放射状迷路課題で評価したところ，DHA の慢性投与（400 mg/kg，30 日間）によって，正選択数および誤選択数のどちらもが，vehicle 投与の対照と比較し，有意に改善した[26]。被験動物の脳切片に TUNEL 染色を施しアポトーシス（細胞死）を評価したところ，DHA の慢性投与によって vehicle と比較し，アポトーシスが抑制された。

(2)　血液脳関門～メカニズム～

飽和脂肪酸および一価不飽和脂肪酸は脳内で生合成されるが，脳内の PUFA の多くは血流により脳内に供給される，と考えられている。つまり，脳で，DHA や ARA を生合成するのに必要な酵素が発現しているものの，脳内でのこれら PUFA の生合成の速度は，血漿から脳内に取り込まれる PUFA の移行速度よりも，はるかに遅いと考えられている[2]。

PUFA がどのように脳に運ばれるのか，様々な議論がなされてきた[27]。PUFA はフリーの脂肪酸として，あるいはリゾリン脂質やリポタンパクなどの脂質としてエステルで脳内に移行すると考えられている。最近，Nguyen らは，オーファン受容体 MFSD2A（major facilitator superfamily domain-containing protein 2A）が，DHA 結合型リゾリン脂質のトランスポーターとして機能していることを見出し，リゾリン脂質が脳における移送のターゲットになっている可能性を示した[28]。

ヒト脳への DHA の移行速度は，陽電子放射断層撮影で画像解析を利用して試算されている。Umhau らは，14 名の健常者にて ^{11}C 標識 DHA を静脈内投与した後，DHA の局所取り込み速度を評価した。検討の結果，全脳における DHA の取り込み速度は 3.8 mg/日と試算され，この速度は全脳の DHA 消費速度と一致した。試算結果と既に報告されている全脳の DHA 量とをあわせ，ヒト脳における DHA の半減期はおよそ 2.5 年と推定された[29]。ところが，ω-3 系脂肪酸のもうひとつの脂肪酸 EPA の脳移行について，ラットへの ^{14}C 標識 EPA（^{14}C-EPA）の投与試験では，経口投与 9 時間後にラット脳内に ^{14}C-EPA が確認されたと報告されている。しかし，その後，脳内の ^{14}C-EPA は急峻に減り，逆に，^{14}C-DPA および ^{14}C-DHA が継時的に増加した[30]。つまり，血液脳関門を構成する脳血管の内皮とアストロサイトの中に ^{14}C-EPA が取り込まれ，これが ^{14}C-DPA や ^{14}C-DHA に代謝された後に両細胞から放出され，最終的に，投与した EPA でなく DHA が脳内ニューロンに蓄積したと考えられた[31,32]。

DHA が血液脳関門を通過し，脳内に蓄積されるメカニズムは，特異的な DHA 結合型リゾリン脂質のトランスポーター MFSD2A[28]が関与するほか，LDL と LDL 受容体が結合してエンドサイトーシスによって移行が誘導される（図 4）。あるいは，フリーの脂肪酸がアルブミンの関与を受けながら，CD36 のようなトランスポーターの候補に取り込まれる。または，内皮膜への受動的な拡散などによって移行するメカニズムが考えられている。しかし，同じ ω-3 系 PUFA

47

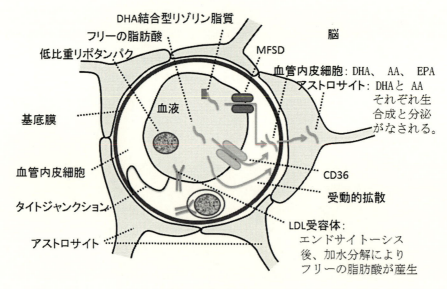

図4 血液脳関門の模式図
(文献2),32),33)を元に著者が手を加え作成)

であるEPAは，脳内に検出されないか，あるいは，DHAやARAよりきわめて少量である。循環器系においてDHAとEPAの違いは明確といえないが，中枢神経系においては局在する部位や血液脳関門における挙動が，DHAとEPAは明らかに異なっている，と考えられる。

2.4.3 その他の機能性

ω-3系PUFA（特にDHA）は，哺乳動物の精子の形成および雄性の成熟に重要である。逆に，トランス脂肪酸と飽和脂肪酸の摂取量の増加が，男性の生殖能の低下に，さらに，近年の不妊にも関係していることが明らかになってきている[34,35]。哺乳動物の精子にDHAなど著量のω-3系PUFAが含まれるのは，精子の形成と機能に要求される膜の流動性および柔軟性を付与するためなのかもしれない。

Hishikawaらは，精巣や網膜などの様々な組織におけるDHA結合型リン脂質の生合成に関与するリゾフォスファチジン酸アシルトランスフェラーゼ（LPAAT-3）に関し，LPAAT-3遺伝子をノックアウトしたマウスを用い，本マウスが精子の形成不全による不妊に陥ることを報告している[36]。DHAによる精子の成熟に及ぼす新しい機能の可能性が示唆されたことになる。

その他，リーサス猿を用いた視力に及ぼすDHAの影響を検討し，視力の正常化の方向にDHAが作用する可能性が示唆された[37]。

2.5 応用・食品例

DHA強化食品は，DHAに多く含まれる不飽和結合ゆえに酸化にともなう魚臭を発生する場合がある。そのため，以下の3つの視点からモデル食品を選定し評価を実施することで，消費者

第 2 章　脂肪酸

表 2　DHA を利用した食品例

区分	形態例	表示例
特定保健用食品	魚肉ソーセージ，飲料	中性脂肪が気になる方に
機能性表示食品	魚肉ソーセージ，缶詰，冷凍食品，サプリメント	〃 ，記憶をサポート
（米国）	カニかまぼこ，青魚パウチ，サプリメント	米国心臓協会（AHA）のガイドラインに一致 など
（豪州）	缶詰，サプリメント	Rich in DHA, Brain Recovery*

注：豪州においては，臨床データをもとにした脳機能に関する健康強調表示がなされている。一食あた
　り 1,000 g の ω-3 系脂肪酸（DHA 833 mg + EPA 167 mg）と松樹皮をあわせたサプリメントにお
　いて，脳機能回復，短期記憶，および他の認知機能障害などに奏功することが表示されている。子
　供および成人に対し，集中力，注意力，遂行に関する脳機能をサポートする，とも記されている。

に受け入れられる品位に仕上げるステップが必要となる。つまり，①加熱殺菌工程の有無（製造
時での油脂劣化を評価する），②商品の流通温度（保存による劣化の影響を評価する），③商品の
規格重量（規格重量が小さい商品ほど高濃度となり，風味に影響を受けやすい点を評価する）。
そのため，あんかけラーメンなどの冷凍食品でも高品位を保つために，制臭効果を高めた魚油を
用い，酸化安定性試験（CDM 試験）にて評価した結果，CDM が 3 時間と良好となった。また，
本魚油を加速劣化試験に供し，臭気を GC-MS 分析したところ，propanal, 1-penten-3-one,
1-penten-3-ol, nonadienal, 2,4-Heptadienal の各化合物につき，いずれも，ほとんど検出され
ない結果となった。これらの化合物は魚臭と関連することが知られている[38]。

　魚油自体の改良とあわせ，上記 3 点の食品加工における注意を考慮しながら，魚肉ソーセージ，
缶詰や畜肉などの加工食品，あるいは冷凍食品や，さらに水産加工品の品位を保つ技術が重要に
なる（表 2）。DHA による循環器系への好ましい作用と，これらを基盤とする中枢神経系への
利点を享受するため，消費者に無理なく摂取していただけるサプリメントや一般食品の開発を推
進することで，世界においしさと健康を届けるための一歩になればと，願ってやまない。

文　　献

1)　Salem N Jr, Litman B, Kim HY, Gawrisch K, *Lipids.*, **36**(9), 945-59 (2001)

2)　Bazinet RP, Layé S, *Nat. Rev. Neurosci.*, **15**(12), 771-85 (2014)

3)　丸山一輝，New Food Industry, **34**(10), 49 (1992)

4)　斎藤衛郎，栄養学雑誌，**59**(1), 1 (2001)

5)　Saynor R, Verel D, Gillott T, *Atherosclerosis.*, **50**(1), 3-10 (1984)

6)　(独)国立健康・栄養研究所，「健康食品」の安全性・有効性情報，https://hfnet.nih.go.jp/

7) Kris-Etherton PM, Harris WS, Appel LJ, AHA Nutrition Committee. American Heart Association, *Arterioscler. Thromb. Vasc. Biol.*, **23**(2), 151-2 (2003)

8) 2013 年 6/27 www.fda.gov/SiteIndex/ucm108351.htm

9) Prescription for Nutritional Healing Fifth Edition.

10) Wei MY, Jacobson TA., *Curr. Atheroscler Rep.*, **13**(6), 474-83 (2011)

11) 玉井忠和ほか，日本臨床栄養学会雑誌，**25**(4), 303-311 (2004)

12) Joffre C, Nadjar A, Lebbadi M, Calon F, Laye S, *Prostaglandins, Leukot, Essent, Fatty Acids.* **91**(1-2), 1-20 (2014)

13) Ramakrishnan U, Imhoff-Kunsch B, DiGirolamo AM, *Am. J. Clin. Nutr.*, **89**(3), 958S-962S (2009)

14) Montgomery P, Burton JR, Sewell RP, Spreckelsen TF, Richardson AJ, *PLoS ONE*, **8**(6), e66697 (2013)

15) 消費者庁，機能性表示食品制度届出データベース，
https://www.fld.caa.go.jp/caaks/cssc01/

16) Hashimoto M, Yamashita K, Kato S, Tamai T, Tanabe Y, Mitarai M, Matsumoto I, Ohno M, *J. Aging Res. & Clin. Practice*, **1**(3), 193-201 (2012)

17) Moranis A, Delpech JC, De Smedt-Peyrusse V, Aubert A, Guesnet P, Lavialle M, Joffre C, Layé S, *Brain Behav. Immun.*, **26**(5), 721-31 (2012)

18) Fedorova I, Hussein N, Di Martino C, Moriguchi T, Hoshiba J, Majchrzak S, Salem N Jr, *Prostaglandins, Leukot. Essent. Fatty Acids*, **77**(5-6), 269-77 (2007)

19) Connor S, Tenorio G, Clandinin MT, Sauvé Y, *Appl. Physiol. Nutr. Metab.*, **37**(5), 880-7 (2012)

20) Kavraal S, Oncu SK, Bitiktas S, Artis AS, Dolu N, Gunes T, Suer C, *Brain Res.*, **1482**, 32-9 (2012)

21) Nishikawa M, Kimura S, Akaike N, *J. Physiol.*, **475**(1), 83-93 (1994)

22) Calon F, Lim GP, Yang F, Morihara T, Teter B, Ubeda O, Rostaing P, Triller A, Salem N Jr, Ashe KH, Frautschy SA, Cole GM, *Neuron*, **43**(5), 633-45 (2004)

23) Lim GP, Calon F, Morihara T, Yang F, Teter B, Ubeda O, Salem N Jr, Frautschy SA, Cole GM, *J. Neurosci.*, **25**(12), 3032-40 (2005)

24) Green KN, Martinez-Coria H, Khashwji H, Hall EB, Yurko-Mauro KA, Ellis L, LaFerla FM, *J. Neurosci.*, **27**(16), 4385-95 (2007)

25) Zhao Y, Calon F, Julien C, Winkler JW, Petasis NA, Lukiw WJ, Bazan NG, *PLoS ONE.*, **6**(1), e15816 (2011)

26) 西川正純，科学研究費補助金研究成果報告書，平成 23 年 6 月 16 日（2011）

27) Mitchell RW, Hatch GM, *Prostaglandins, Leukot. Essent. Fatty Acids*, **85**(5), 293-302 (2011)

28) Nguyen LN, Ma D, Shui G, Wong P, Cazenave-Gassiot A, Zhang X, Wenk MR, Goh EL, Silver DL, *Nature.*, **509**(7501), 503-6 (2014)

29) Umhau JC, Zhou W, Carson RE, Rapoport SI, Polozova A, Demar J, Hussein N, Bhattacharjee AK, Ma K, Esposito G, Majchrzak S, Herscovitch P, Eckelman WC, Kurdziel KA, Salem N Jr, *J. Lipid Res.*, **50**(7), 1259-68 (2009)

第 2 章　脂肪酸

30) Ishiguro J, Tada T, Ogihara T, Ohzawa N, Murakami K, Kosuzume H., *J. Pharmacobiodyn.*, **11**(4)，251-61 (1988)

31) Moore SA, Yoder E, Murphy S, Dutton GR, Spector AA, *J. Neurochem.*, **56**(2)，518-24 (1991)

32) Moore SA, *J. Mol. Neurosci.*, **16**(2-3), 195-200, discussion, 215-21 (2001)

33) Hashimoto M, Hossain S, "Omega 3 Fatty Acid Research Editor: Teale MC", 265-284, Nova Science Publishers, Inc. (2006)

34) Attaman JA, Toth TL, Furtado J, Campos H, Hauser R, Chavarro JE, *Hum. Reprod.*, **27**(5), 1466-74 (2012)

35) Esmaeili V, Shahverdi AH, Moghadasian MH, Alizadeh AR1, *Andrology*, **3**(3)，450-61 (2015)

36) Iizuka-Hishikawa Y, Hishikawa D, Sasaki J, Takubo K, Goto M, Nagata K, Nakanishi H, Shindou H, Okamura T, Ito C, Toshimori K, Sasaki T, Shimizu T, *J. Biol. Chem.*, **292**(29), 12065-12076 (2017)

37) Jeffrey BG, Weisinger HS, Neuringer M, Mitchell DC, *Lipids*, **36**(9)，859-71 (2001)

38) Hammer M, Schieberle P, *J. Agric. Food Chem.*, **61**(46)，10891-900 (2013)

3　EPA

加藤綾華[*1]，柳本賢一[*2]

3.1　はじめに

　EPA とは，エイコサペンタエン酸（20：5，n-3）の略称であり，サバやイワシなどの青魚に豊富に含まれる n-3 系多価不飽和脂肪酸の一種である。多価不飽和脂肪酸には，末端のメチル基（$-CH_3$）側から数えて 3 番目の炭素の位置に最初の二重結合がある n-3 系と 6 番目の位置に最初の二重結合がある n-6 系がある。これら多価不飽和脂肪酸は，生体内で合成できないため必須脂肪酸とも呼ばれており，食事から摂取する必要がある。n-3 系および n-6 系脂肪酸は生体内で代謝され，生命維持に必要な生理活性物質となる。

　EPA には古くから，動脈硬化や心筋梗塞などの冠動脈疾患を抑制する効果があることが示されており，これには EPA の脂質代謝改善作用，血管機能改善作用，抗炎症作用など様々な効果が関与している。このように EPA には血管，血液，脂質代謝に対しての作用など多くの機能が報告されてきているが，後述するように近年の研究により EPA の新しい作用が見出されてきており，新しい側面での利用が期待されている。

3.2　EPA の近年の研究結果

3.2.1　腹部大動脈瘤の破裂リスク低下作用

　腹部大動脈瘤（AAA）とは，腹部大動脈が進行的に拡張することにより瘤状に膨らんだ状態のことを指し，近年までは動脈硬化が主要な発症原因の一つとして認識されていた。しかし，イメージングマススペクトロメトリーなどの解析技術の進歩により大動脈瘤の病理像が明らかになるにつれて，アテローム性動脈硬化とは異なる特徴も有する病態であることが明らかになってきた。AAA はほとんどの場合は無症状のまま進行し，病院での定期健診などで偶然発見されることが多くある。しかしながら，破裂した場合の致死率は非常に高いため，一定の大きさになると手術による治療が必要となる。現段階での治療法としては，ステントグラフト内挿術や人工血管置換術があるが，高齢者は体力的にこれらの手術に耐えられないといった問題もあり，破裂の予防や瘤の拡大を抑制する薬剤や食品の開発が期待されている。

　そのような状況の中，AAA の形成には酸化ストレスや慢性炎症による血管壁の脆弱化が関与していると考えられることから，EPA の抗炎症作用という点が着目され，AAA に対する有効性が期待されている。

　財満らの研究により，血管壁の様々な細胞に酸素と栄養を供給する役割を担う「栄養血管」の閉塞とそれに伴う血管壁の低酸素・低栄養状態が AAA 形成の原因となることが明らかにされた[1]。また，我々と財満らとの研究により栄養血管が閉塞すると血管壁に脂肪細胞が異常出現し，

---

　*1　Ayaka Kato　日本水産㈱　食品機能科学研究所　機能性素材開発課

　*2　Kenichi Yanagimoto　日本水産㈱　食品機能科学研究所　機能性素材開発課　課長

第 2 章 脂肪酸

この脂肪細胞が AAA 破裂に関与していることが示された[2]。肥大化した脂肪細胞が AAA の破裂を誘導するメカニズムとしては，肥大化した脂肪細胞から炎症性サイトカインの一つである MCP-1 が産生され，脂肪細胞の周囲にマクロファージなどの炎症細胞が呼び寄せられる。その炎症細胞から分泌される MMPs（マトリックスメタロプロテアーゼ）によって血管壁のコラーゲン線維などの線維成分が破壊されることで血管壁が脆弱になり，AAA の破裂が誘導されると考えられている[2]（図1）。

そこで，血管壁循環不全誘導型 AAA モデルラットを用い，トリオレイン（コントロール群）または EPA 高含有魚油（EPA 群）を投与したところ，EPA 群での破裂リスクが有意に低下することが示された。さらに，EPA 群はコントロール群と比較して脂肪細胞の数が少なく，肥大化も抑えられていることがわかった[2]（図2）。EPA 高含有魚油の摂取は，血管壁の炎症を抑制することに加え[3]，血管壁の脂肪細胞の数と肥大化を抑制する経路を介して，AAA の破裂リスクを低下させる可能性が示された[2]（図3）。

AAA 患者のほとんどは喫煙歴があることや[4]，ラットへのニコチン経口投与が MMP の活性化とコラーゲン線維およびエラスチンの分解を促進するという報告からも[5]，喫煙は AAA 形成の重要な危険因子と考えられる。喫煙による血管壁の脆弱化に対する EPA の有効性もマウスを用いた実験で示されている。

マウスにコントロール食と蒸留水（C 群），EPA 高含有魚油配合食と蒸留水（F 群），コントロール食とニコチン溶液（CN 群），EPA 高含有魚油配合食とニコチン溶液（FN 群）のいずれかを投与したところ，CN 群と比較して FN 群では，エラスチン線維の分解が有意に抑制されて

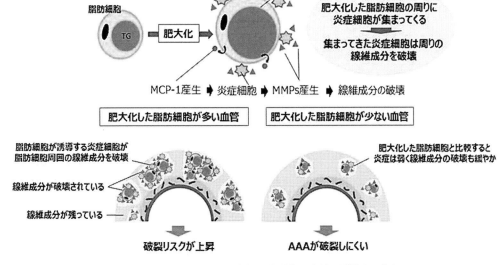

図1　肥大化した脂肪細胞が腹部大動脈瘤の破裂を誘導する仕組み

食品機能性脂質の基礎と応用

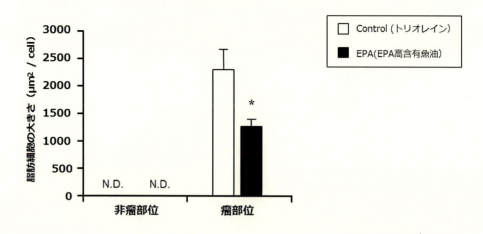

図2 EPA 魚油摂取による瘤中の脂肪細胞への影響
(参考文献 2) より引用改変)

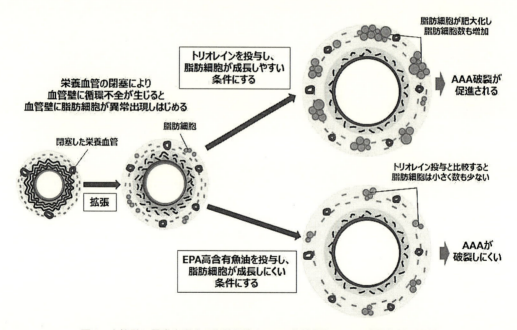

図3 血管壁に異常出現する脂肪細胞と EPA 魚油摂取による破裂抑制の関係

おり (図4), エラスチンを分解する MMP12 の血管壁での発現が有意に抑制され, マクロファージの浸潤も抑制されていることが示された[6]。喫煙によって酸化ストレスが上昇することも知られているが FN 群では内-中膜の酸化ストレス (MDA positive area) も有意に低下していることが示された[6]。このことからも, EPA 摂取がニコチンによる血管壁のダメージを緩和し, AAA の進展を抑制する作用があることが示唆されている。

第 2 章　脂肪酸

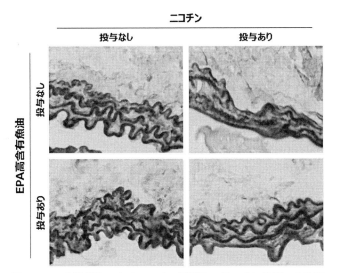

図 4　EPA 魚油摂取によるニコチン誘導性エラスチン分解への効果

このように，AAA 形成および破裂のメカニズムの一端が明らかにされ，それに対する EPA の効果も示されてきていることから，EPA や魚油を含む食品や薬剤への応用が期待できると考えられる。

3.2.2　運動時の持久力向上効果

日本のスポーツへの関心は年々高まりつつある。2016 年に全国の 18 歳以上の男女を対象に実施されたスポーツアンケートによると，スポーツ実施者の中で週 1 回以上運動をしている人は 56.0％，週 2 回以上運動をしている人は 45.1％であった[7]。さらに，健康志向の高まりに伴い，食生活の改善やスポーツ・身体活動によって自身の健康を自ら構築する人が増加してきている。健康増進に関する国の施策としては，厚生労働省「21 世紀における国民健康づくり運動（健康日本 21（第二次））」の中で，身体活動・運動の重要性が明記され，一日の歩数の増加といった身体活動の他に，運動習慣者の割合を 10 年間で 10％引き上げることが目標として掲げられている[8]。

健康や体力づくりのための運動では，運動時間および期間の継続が重要となるが，特に運動習慣のない人が運動を行う場合，運動開始後から心拍数が上昇し，呼吸がつらいなどの身体への負担が大きくなることで，運動時間の継続および運動習慣の定着化が困難な場合も考えられる。運動時の持久力は「最大酸素摂取量」，「酸素利用効率」，「運動時の自覚的運動強度」で評価することが多く，数分以上継続して行う歩行やランニング，水泳などは有酸素運動に分類されるが，このような運動時は通常より多くの酸素を必要とし，これには呼吸器系と循環器系の機能の良否が影響を与えている。

EPA の循環器系に対する有効性は多く示されており，前述したように，血管内皮機能改善作用や血圧低下作用など心血管系に対して有効に働くことが報告されている。さらに，EPA が血

液粘度を低下させることは報告されているが[9]，これは EPA の中性脂質低下作用，および EPA が赤血球の細胞膜に取り込まれることで赤血球変形能が向上すること，EPA がアラキドン酸（AA）と拮抗して血小板凝集能を低下させることなどに起因する。血液粘度が低下し，赤血球の変形能が向上することで，体内に取り込んだ酸素を毛細血管を通して全身の末梢組織まで効率良く運搬・供給できるようになると考えられる。

　運動時は安静時よりも酸素が多く必要になることから，心臓や肺への負担が増大する。より多くの酸素を全身に行き渡らせる「酸素運搬能」および体内の酸素を効率よく利用し，少ない酸素摂取量で運動を行う能力と定義される「酸素利用効率」の向上は，身体への負担を軽減し，運動時の持久力向上の一助になると言える。そのため，EPA 高含有魚油を用いた運動時の全身持久力に関するヒト試験が実施され，以下のような結果が得られている。

　アスリートなどではない健康な男性 20 名を対象に，EPA = 914 mg，DHA = 399 mg/日を 8 週間摂取させたところ，EPA 摂取群はプラセボ対照群と比較して同強度での運動時の酸素摂取量が有意に低下したことから[10]，従来よりも少ない酸素で運動を実施できたということが示され，EPA の酸素利用効率向上効果が確認できた。また，「運動時の疲労感」も様々な機序に基づく持久力の変化を包括的に評価することができるとされており，一般的には自覚的運動強度（Borg Scale）や疲労感スコアなどの主観的指標が用いられる。運動時の疲労感の原因には，酸化ストレスや炎症が関与していることが報告されており[11]，運動時には，特に酸化ストレスや炎症が著しく惹起されるため[12]，EPA・DHA の抗酸化作用や抗炎症作用は運動時の疲労感軽減に重要となる。上記と同様の試験系において魚油摂取前後での運動時の自覚的運動強度を比較すると，魚油摂取後に自覚的運動強度の有意な低下が見られ[10]，EPA 摂取による運動時の疲労感の軽減作用が示唆された。

　以上のように，EPA 摂取により運動時の「酸素運搬能」および「酸素利用効率」の向上効果，疲労感軽減作用が示されていることより，運動時の持久力向上が期待でき，運動に対する肉体的，精神的な障壁を取り除く一助になると考えられる。

3.2.3　筋損傷抑制効果

　我が国の高まる健康志向に伴い，スポーツジムでのランニングやトレーニングを実施する人口は年代・性別を問わず増加している。筋力や筋量を増加させるためには，週 2，3 回トレーニングを実施することがアメリカのスポーツ医学会より推奨されている[13]。しかしながら，慣れない運動を行った場合や筋肉を使いすぎた場合に，翌日あたりから体が痛む遅発性筋痛という状態を経験した人がほとんどであろう。遅発性筋痛の原因はまだ明らかになっていないが，筋肉を構成している筋線維（筋細胞）中の筋原線維や筋周囲神経の損傷が原因の一つと考えられ，1～3 日で痛みのピークをむかえ，5～7 日経過すると痛みが解消される[14]。遅発性筋痛を生じる筋負荷運動（伸張性収縮）を実施後には，炎症性マーカー（腫瘍壊死因子：TNF-α やインターロイキン-6：IL-6）の発現が上昇することが報告されており[15~17]，EPA を摂取すると，プラセボ対照群と比較して筋負荷運動後の炎症性マーカー（TNF-α，IL-6）および筋損傷マーカー（クレア

第 2 章 脂肪酸

チンキナーゼ：CK，ミオグロビン：Mb）の血中濃度の上昇が有意に抑制されることも示唆されている[18]。EPA の抗炎症に関する作用機序としては，EPA が，細胞膜中のアラキドン酸（AA）と拮抗し，AA から炎症性エイコサノイドが産生される代謝経路を阻害することにより組織において抗炎症作用を発揮することが考えられる[19]。また，EPA の代謝物としてレゾルビン E1 および DHA の代謝物としてプロテクチン D1 なども新規の抗炎症性代謝物として同定されており[20]，これらが各組織において抗炎症作用を発揮しているということも判ってきており[21]，EPA の抗炎症作用や筋細胞保護作用の可能性という点から，EPA の筋痛や筋損傷について有効性が期待されてきた。そのため，海外で遅発性筋痛に関する幾つかの EPA の研究が実施されてきたが，その有効性は明確ではなく，国内においては臨床試験による研究報告は近年まで全く存在しなかった。そこで我々は EPA の筋痛・筋損傷への作用を明らかにするために，日本人を対象としたヒト試験を実施した。

国内の成人男性を対象に EPA＝600 mg，DHA＝260 mg/日を 8 週間摂取させ，摂取後に伸張性収縮負荷を実施した。負荷前，負荷後 5 日までの遅発性筋痛の程度を主観的に評価したところ，筋負荷 3 日後において EPA 摂取群ではプラセボ対照群と比較して筋痛の程度が有意に軽減した[22]（図 5）。

筋収縮負荷により筋が損傷すると，発揮できる最大随意筋力が低下する。筋負荷時の最大随意筋力を負荷前から負荷後 5 日まで経時的に計測したところ，EPA 摂取群では，運動負荷後から生じる筋力の低下がプラセボ対照群よりも有意に抑制された[22]（図 6）。

さらに，EPA 摂取群ではプラセボ対照群と比較して運動負荷 3 日後における血中炎症性マーカー（IL-6）の上昇が有意に抑制された[22]（図 7）。

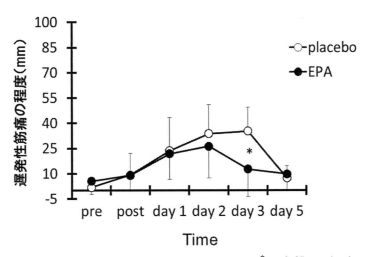

$^*p < 0.05$ vs placebo

図 5　EPA 魚油摂取による遅発性筋痛への影響
(参考文献 22) より引用改変)

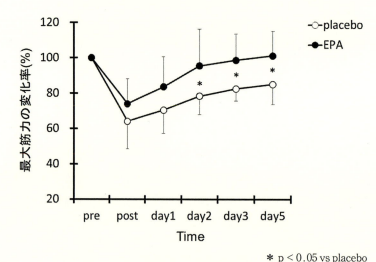

$* \, p < 0.05$ vs placebo

図6　EPA 魚油摂取による最大随意筋力への影響
（参考文献 22）より引用改変）

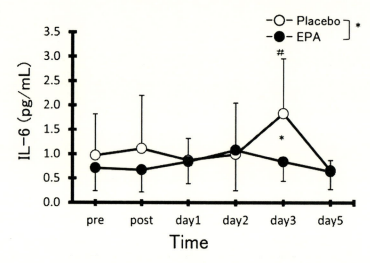

$* \, p < 0.05$ vs placebo

図7　EPA 魚油摂取による炎症性マーカーへの影響
（参考文献 22）より引用改変）

　運動習慣のない人が運動を始めた際やブランクを経て再度運動をはじめようとすると，運動による筋肉の痛みが激しくなる場合が多く，次回以降も運動を継続しようとする意欲が低下する要因となりうる．しかしながら，上述した EPA の筋細胞保護作用，抗炎症作用，筋痛緩和作用により運動後に起こる筋損傷を緩和することで，怪我の重症化の防止や運動の習慣化をサポートする有用な素材として期待できる．

第 2 章　脂肪酸

3.3　おわりに

　日本の高齢化は急速に進行しており，平均寿命と健康寿命の隔たりが問題視されている。厚生労働省は，健康日本 21（第二次）の中で健康寿命の延伸を掲げており[8]，食生活や運動・身体活動による生活習慣の改善を重要視している。我が国の主要な死亡原因の一つである循環器系疾患は，高血圧症や脂質異常症が発症の危険因子とされており，血管，血液，心臓といった循環器系の健康を保つことが疾病の発症および死亡リスク低減につながると考えられる。日本人を対象に，1 週間当たりの平均運動時間と循環器系疾患による死亡率の関連を約 10 年間調査したところ，3 時間/週以上行っている人は循環器系疾患での死亡率が低くなり，運動時間が増えるほど死亡率が低くなるということも報告されている[23]。このように，運動の習慣化は循環器系の健康を増進し，健康寿命の延伸にもつながると考えられる。

　本節では，EPA の持久力向上効果や筋損傷抑制効果といったスポーツパフォーマンス向上における作用や腹部大動脈瘤への効果を述べた。EPA に関する研究は現在でも多領域で行われており，今後さらに進展していくと考えられる。EPA の新しい機能性が明らかになることで，EPA の認知度向上および食品などへのますますの応用が期待される。

文　　　献

1)　Tanaka H. *et al., PLos One,* **10**(8), e0134386（2015）

2)　Kugo H. *et al., Sci Rep.,* **6**, 31268（2016）

3)　Kugo H. *et al., Biosci. Biotechnol. Biochem.,* **80**(6), 1186（2016）

4)　F. A. Lederle. *et al., J. Vasc. Surg.,* **38**, 329（2003）

5)　Kugo H. *et al., Biotech. Histochem.,* **92**, 141（2017）

6)　Kugo H. *et al., Food Funct.,* **8**(8), 2829（2017）

7)　笹川スポーツ財団，スポーツライフに関する調査（2016）

8)　厚生労働省告示第 430 号，国民の健康の増進の総合的な推進を図るための基本的な方針（2012）

9)　Terano T. *et al., Atherosclerosis,* **46**(3), 321（1983）

10)　Kawabata F. *et al., Biosci. Biotechnol. Biochem.,* **78**(12), 2081（2014）

11)　Finsterer J. *BMC Musculoskelet Disord.,* **13**, 218（2012）

12)　Fisher-Wellman K *et al., Dyn. Med.,* **13**(8), 1（2009）

13)　Garber C. E. *et al., Med. Sci. Sports Exerc.,* **43**, 1334（2011）

14)　Chen T. C. *et al., Eur. J. Appl. Physiol.,* **111**, 211（2011）

15)　Clarkson P. M. *et al., Med. Sci. Sports Exerc.,* **24**, 512（1992）

16)　Ostrowski K. *et al., J. Physiol.,* **515**, 287（1999）

17)　Phillips T. *et al., Med. Sci. Sports Exerc,* **35**, 2032（2003）

食品機能性脂質の基礎と応用

18) Tartibian B. *et al., Clin. J. Sport Med.,* **21**(2), 131 (2011)
19) Calder PC. *et al., Mol. Nutr. Food Res.,* **52**, 885 (2008)
20) Schwab J. M. *et al., Nature,* **447**, 869 (2007)
21) Serhan C. N. *et al., Nat. Rev. Immunol.,* **8**, 349 (2008)
22) Tsuchiya Y. *et al., Eur. J. Appl. Physiol.,* **116**, 1179 (2016)
23) Noda H. *et al., J. Am. Coll Cardiol,* **46**: 1761 (2005)

4 腸内細菌の生産する新規脂肪酸

小川　順[*1]，岸野重信[*2]，米島靖記[*3]

　腸内細菌は，食事脂質に由来する不飽和脂肪酸を，二重結合への水和反応を起点とする特徴的な飽和化代謝により変換する。最近になり，植物油に含まれるリノール酸の腸内細菌による水和代謝物 10-hydroxy-*cis*-12-octadecenoic acid（HYA）に食後血糖抑制作用が見いだされ，機能性食品素材としての開発が進められている。HYA 以外にも，腸内細菌により食事脂質から様々な脂肪酸誘導体が生成し，健康を支えうる多様な生理作用を発揮している可能性が見いだされつつある。

4.1　はじめに

　植物油脂の主要成分の一つであるリノール酸は，腸内細菌である乳酸菌によって$\Delta 9$位の二重結合への水和反応を受け，水酸化脂肪酸である 10-hydroxy-*cis*-12-octadecenoic acid（HYA）へと変換される。腸内容物中には，腸内細菌により食事由来のリノール酸から生成した HYA が蓄積していることが見いだされ，また，チーズ，漬物，味噌などの発酵食品中にも，乳酸菌により生成された HYA が微量ながら存在していることが明らかとなった。このように，HYA は比較的身近な存在であることが判明してきている。

　一方，HYA の生理機能はほとんどわかっていなかったが，腸管上皮バリアの保護機能，抗炎症作用を有することが見いだされてきた。これらの事実は腸内細菌の代謝によって生み出される HYA，あるいは日々の食事によって摂取される HYA が，宿主の健康状態に影響を及ぼしている可能性を示していた。最近では，HYA に食後血糖抑制作用が見いだされ，機能性食品素材としての開発が進められている。

　本稿では，HYA 開発の経緯を解説するとともに，リノール酸以外にも，様々な食事由来脂肪酸が腸内細菌により多様な代謝物へと変換されることと，これらの代謝物が有する健康を支えうる生理作用についての最新の知見を紹介する。

4.2　腸内細菌・乳酸菌が産生する新規機能性脂肪酸 HYA の開発

4.2.1　HYA 発見の経緯

　我々は，微生物を利用した機能性脂肪酸・共役リノール酸（CLA）の生産プロセスを開発する中で，副産物として水酸化脂肪酸 10-hydroxy-*cis*-12-octadecenoic acid（HYA）が生成する

---

*1　Jun Ogawa　京都大学　大学院農学研究科　応用生命科学専攻　教授

*2　Shigenobu Kishino　京都大学　大学院農学研究科　応用生命科学専攻　助教

*3　Yasunori Yonejima　日東薬品工業㈱　研究開発本部　研究開発部
　　　　　　　　　　　　菌・代謝物研究センター　課長

食品機能性脂質の基礎と応用

ことを見いだしていた[1]。引き続く乳酸菌 *Lactobacillus plantarum* をモデルとした代謝研究により，不飽和結合への水和反応とそれに続く脱水を伴う二重結合の転位反応により，リノール酸がCLAへと変換されることを解明した[2,3]。この共役異性化反応を酵素レベルで解析する過程で，CLA-HY，CLA-DH，CLA-DC，CLA-ER の4つのタンパク質の共存下において，リノール酸がオレイン酸ならびに *trans*-10-octadecenoic acid へと飽和化されることを見いだした（図1）。CLA-HY はこの飽和化代謝系の初発反応を触媒し，リノール酸を水和し HYA を生成する酵素であった[3]。この乳酸菌に見いだされた不飽和脂肪酸飽和化代謝は，乳酸菌のみならず広く腸内細菌に分布すること，また，様々な食事由来脂肪酸が同様の変換をうけ，多様な水酸化脂肪酸，オキソ脂肪酸が産生されることが判明した[4]。

4.2.2　HYA の宿主における存在

　我々は HYA などの特異な不飽和脂肪酸代謝物の生成が腸内細菌の作用によることを証明するため，Specific-pathogen-free（SPF）マウスと無菌（GF）マウスを通常飼料を用いて飼育し，結腸，小腸，血漿における遊離脂肪酸の分布を分析した。その結果，リノール酸及びオレイン酸の腸内細菌による初期代謝産物である水酸化脂肪酸 HYA と 13-hydroxy-*cis*-9-octadecenoic acid 及び 10-hydroxy-octadecanoic acid（HYB）が各種組織中に確認された。さらに確認された水酸化脂肪酸の量は，SPF マウスにおいて GF マウスよりも顕著に多かったことから，これらの脂肪酸が腸内細菌の存在に依存して生成していることが示唆された[4]。

4.2.3　発酵食品における HYA の存在

　CLA-HY 相同遺伝子の分布を KEGG データベース（http://www.genome.jp/kegg/）上のゲノム情報を基に調査したところ，*L. plantarum*，*L. rhamosus*，*L. brevis* などの乳酸菌にその存在を認めた。これらの乳酸菌は漬物やヨーグルトなどの一般的な発酵食品で確認される菌種であり，その発酵過程において，基質となる油脂，遊離脂肪酸を生成するリパーゼ，水和反応を触媒する乳酸菌の3つの条件が整えば，HYA は生成されていると考えた。そこで，発酵食品を中心に食品中の HYA の含量を測定したところ，チーズ（29 mg/100 g），チョコレート（5 mg/100 g），すぐき漬け（2.8 mg/100 g），味噌（2.8 mg/100 g）などの食品に HYA を検出した。

　その他の例では，糠床の熟成研究において，野菜を漬けた糠床と野菜を漬けない糠床に存在する脂質を比較検討した報告がある。野菜を漬けた糠床ではトリグリセリドが経時的に減少するが，野菜を漬けない糠床ではその減少はわずかであった。さらに，脂肪酸組成の変化に着目すると，野菜を漬け続けている糠床では，糠油の主要構成脂肪酸であるオレイン酸とリノール酸が減少し，HYB と 10,13-dihydroxy-octadecanoic acid が増加した。これらのことから，発酵食品である糠床中では，野菜に由来するリパーゼ活性によって遊離脂肪酸となったオレイン酸やリノール酸を，乳酸菌が対応する水酸化脂肪酸へと変換していることが示唆された。

4.2.4　HYA の食後血糖抑制作用

　受容体結合アッセイにより，HYA には長鎖脂肪酸受容体である GPR40 に対してアゴニスト活性があることが判っている。GPR40 は膵 β 細胞において長鎖脂肪酸の刺激により，グルコー

第 2 章　脂肪酸

ス濃度依存的にインスリン分泌を促進することが報告されており，これらの知見は GPR40 のリガンドが糖濃度依存性のインスリン分泌促進作用を持つ新規糖尿病治療薬になる可能性を示唆するものであった。

　食後血糖値が上昇しやすい成人男女 60 名を対象に HYA 含有食品を単回摂取させて食後血糖値の上昇抑制作用が発現する用量を検討した[5]。試験食品には HYA を含有するゼラチン被膜のカプセルを用いた。HYA の用量は低用量，高用量の 2 水準とし，低用量群の試験食品にはHYA を 1000 mg，高用量群の試験食品には HYA を 2000 mg 付与した。プラセボには空カプセルを使用した。試験のデザインは 3way—無作為化二重盲検クロスオーバー試験とした。試験食品 1 包を，水またはぬるま湯とともに噛まずに摂取させ，摂取後，負荷食品（米飯 300 g）及び補助食品（親子丼のもと 210 g）を 10 分かけて摂取させた。負荷食品摂取前，摂取後 30，60，90 及び 120 分後に採血を行い，血糖値を測定した。その結果，主要評価項目である血糖 AUCは，HYA の低用量摂取（1,000 mg）と HYA の高用量摂取（2,000 mg）ともに，プラセボと比較して有意に低値を示した。また，副次評価項目である負荷食品摂取後 30 分及び 60 分の血糖値，血糖 Cmax も，プラセボと比較して，HYA を低用量及び高用量摂取することで，有意に低値を示した。これらの結果から，HYA は食後血糖値の上昇抑制作用を有することが示された[5]。

　高血糖は血管内皮障害や炎症を引き起こすが，特に食後の数時間の血糖値の急上昇（血糖値スパイク）により血管が損傷し，動脈硬化が進み，心筋梗塞や脳梗塞のリスクが高まると言われている。したがって，糖尿病予備軍でも食後血糖の急激な変化をケアすることは非常に重要であり，日常的に摂取できるもので効果が得られれば，糖尿病の予防に役立つものと考えられる。HYA は血糖値の急激な上昇を抑える食品であるため，糖尿病予備軍と呼ばれる血糖値が高めの方が対象となるのは勿論のこと，血糖値スパイクを持つ「かくれ糖尿病予備軍」の人にも有効と考えられることから，非常に有用な食品となることが予想される。

4.2.5　HYA の実用化検討

　HYA が食品中に含まれる食経験のある化合物であるという上記の知見に基づき，HYA の食品向け実用化検討がなされている。植物油を原材料にリパーゼ共存下で CLA-HY 活性の強い乳酸菌を触媒とする反応を行い，植物油に含まれるリノール酸を HYA に変換する検討がなされた。乳酸菌の培養方法や反応条件が最適化され，変換効率が約 70%，最終産物中の HYA 純度が最大 50% の生産性が達成されている。安全性についても動物試験で確認済みであり，急性経口毒性試験，反復経口毒性試験，変異原性毒性試験が実施され，いずれも異常を認めず，LD50値は 2,000 mg/kg 以上であった。

4.3　腸内細菌による食事由来脂肪酸の代謝と代謝産物の多様性

　上述した腸内細菌・乳酸菌に見いだされた不飽和脂肪酸飽和化代謝においては，4 つの不飽和脂肪酸変換酵素の作用により，リノール酸（*cis*-9, *cis*-12-octadecadienoic acid）がオレイン酸（*cis*-9-octadecenoic acid）ならびに *trans*-10-octadecenoic acid へと，C10 水酸化体（10-

hydroxy-*cis*-12-octadecenoic acid), C10 オキソ体 (10-oxo-*cis*-12-octadecenoic acid), C10 エノン体 (10-hydroxy-*trans*-11-octadecenoic acid) と言った特徴的な代謝中間体を経て飽和化される (図 1)。同様の変換をうけ, リノール酸のみならず, α-リノレン酸, γ-リノレン酸などの様々な炭素数 18 の不飽和脂肪酸から, 多様な水酸化脂肪酸, オキソ脂肪酸, エノン脂肪酸, 共役脂肪酸, 部分飽和脂肪酸などが生成することが明らかとなってきている (図 2)[4]。

さらに, この不飽和脂肪酸の飽和化代謝が腸内細菌群に広く分布すること, 代謝産物が腸内細菌に依存して宿主組織や糞便内に存在することを, 著者らは明らかにした[4]。腸内細菌における脂肪酸代謝の詳細は, 既に各所で紹介させていただいており, 詳細はそれらを参照頂きたい[6,7]。

4.4 食事脂質の腸内細菌代謝物の生理機能

近年, 水酸化脂肪酸の脂肪酸エステル (branched fatty acid esters of hydroxy fatty acids; FAHFAs) が哺乳動物における内因性の抗肥満, 抗炎症脂質として見いだされるなど[8], 水酸化脂肪酸ならびにその誘導体の生理機能に注目が集まっている。腸内細菌による不飽和脂肪酸飽和化代謝の代謝中間体にも, 水酸化脂肪酸, オキソ脂肪酸, エノン脂肪酸, 共役脂肪酸, 部分飽和脂肪酸などが含まれ, その生体内での存在が確認されたことからも, その生理機能に興味が持たれた。これまでにも著者らは, 水酸化脂肪酸・オキソ脂肪酸の脂肪酸合成抑制効果[9], 水酸化脂肪酸 HYA の腸管バリア機能増強効果[10], 水酸化脂肪酸の抗炎症作用[11,12], エノン脂肪酸の抗酸化作用[13] などについて報告してきた[14〜17]。ここでは, 腸内細菌脂肪酸代謝物の生理機能研究に関する最新の知見を紹介する。

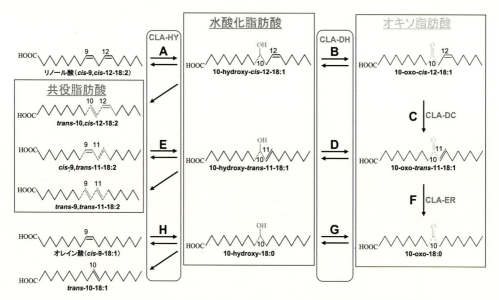

図 1　*Lactobacillus plantarum* AKU 1009a における不飽和脂肪酸飽和化代謝

第 2 章　脂肪酸

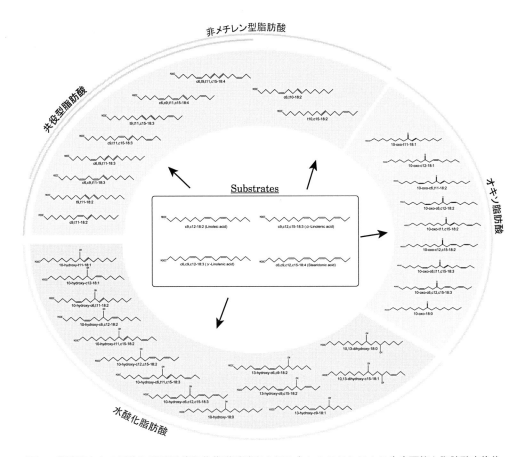

図 2　乳酸菌由来の不飽和脂肪酸飽和化代謝系酵素を組み合わせることにより生産可能な脂肪酸変換物

4.4.1　オキソ脂肪酸による肥満に伴う代謝異常症の改善

　Transient receptor potential vanilloid 1 (TRPV1) に着目した。TRPV1 は交感神経活性化を介してエネルギー代謝を亢進することから，肥満や生活習慣病の予防において有効な標的分子であると考えられており，近年では食品成分によっても活性化されることが報告されている。そこで筆者らは，食事由来脂肪酸の腸内細菌代謝物の TRPV1 活性化能及び，それを介した生体内でのエネルギー消費亢進作用について検討した。TRPV1 活性化作用について，培養細胞を用いたカルシウムイメージングにより評価したところ，食事脂肪酸乳酸菌代謝物のうち，リノール酸由来の代謝物，10-oxo-12-*cis*-octadecenoic acid（KetoA）が最も強い活性化能を有することが示唆された。そのため，KetoA に焦点を当てて検討を行ったところ，KetoA はパッチクランプ解析においても TRPV1 を活性化することが明らかとなった。また，TRPV1 の主な発現部位である感覚神経節から単離した神経細胞においても KetoA は TRPV1 を活性化することが認められた[18]。

　そこで次に動物個体レベルでの作用を検討するため，食餌誘導性肥満モデル動物である

食品機能性脂質の基礎と応用

C57BL/6マウスに対する10週間の混餌投与を行った。その結果，0.1% KetoA摂取群において，体重増加抑制・体脂肪蓄積抑制作用及びインスリンやレプチンなどの血中パラメータの改善が認められた。また，酸素消費量及び直腸温の上昇が認められたため，褐色脂肪組織などにおいてエネルギー消費に重要な脱共役タンパク質1（UCP1）発現量について検討したところ，KetoA摂取群において，鼠径部白色脂肪組織におけるUCP1発現量の増加が認められた。一方，TRPV1ノックアウトマウスではKetoA摂取による上記の変化はいずれも認められなくなった。したがって，KetoA摂取はTRPV1活性化を介してエネルギー消費を亢進させることが示唆された。以上の結果から，KetoAはTRPV1に対する活性化作用を有しており，KetoA摂取は肥満に伴う代謝異常症の予防・改善作用を示すことが示唆された[18]。

　また，ペルオキシゾーム増殖剤応答性受容体（PPAR）に着目した検討も行っている。PPARαは，その標的遺伝子，つまりPPARαによって転写レベルが上昇する遺伝子として脂肪酸酸化に関連した遺伝子の転写活性を増加させ，その発現組織での脂肪酸酸化の亢進をもたらす。KetoAはPPARαを活性化する作用が強く，腸管上皮細胞にもPPARαが発現していることから，食事脂質腸内細菌代謝物であるKetoAによるPPARαの活性化により脂肪酸酸化が亢進することで，食後高脂血症の改善が予想される。

　KetoAはPPARγを活性化する作用も強く，脂肪細胞モデルである3T3-L1細胞にKetoAを添加することで，PPARγが活性化され，その結果，脂肪細胞分化が促進されることが示されている[19]。脂肪細胞分化促進は，インスリン感受性細胞の数を増やすことにつながり，チアゾリジン誘導体をはじめとするPPARγ活性化剤が抗糖尿病作用を示すことが知られている。したがって，腸管内で食事由来のリノール酸を基質としてKetoAが産生され，それが体内に取り込まれることで，抗糖尿病作用を示す可能性が考えられる。

4.4.2　エノン脂肪酸の脂肪組織における抗炎症活性

　脂肪組織における炎症反応は肥満に伴う代謝異常症発症要因の一つであり，脂肪組織の炎症抑制は肥満に伴う生活習慣病の予防・改善をもたらす可能性がある。筆者らは，腸内細菌が食事脂質より生成する多彩な脂肪酸について，脂肪組織での炎症反応に与える影響について検討した[20]。

　マウスマクロファージモデル細胞RAW264.7細胞を用い，リポ多糖（LPS）刺激下で誘導される炎症性メディエーター，NOの産生能について評価を行った。その結果，リノール酸，α-リノレン酸，γ-リノレン酸由来の腸内細菌代謝産物であるエノン脂肪酸10-oxo-*trans*-11-octadecenoic acid（KetoC），10-oxo-*trans*-11,*cis*-15-octadecadienoic acid（αKetoC），10-oxo-*cis*-6,*trans*-11-octadecadienoic acid（γKetoC）に強い抗炎症活性が認められた。これらの脂肪酸は，LPS刺激したRAW264.7から分泌される炎症性メディエーター，tumor necrosis factor-α（TNF-α），monocyte chemoattractant protein-1（MCP-1）の発現についても，mRNA，タンパク質レベルで抑制した。肥満状態での脂肪組織で起こる炎症反応について検討するために3T3-L1脂肪細胞とRAW264.7マクロファージの共培養系及び分化・肥大化さ

せた 3T3-L1 脂肪細胞の培養上清を用いて炎症性メディエーターの発現量を評価したところ，腸内細菌代謝産物添加群において発現低下が認められた[20]。

マクロファージによる炎症性因子の産生を抑制する腸内細菌代謝産物（エノン脂肪酸）は肥満状態の脂肪組織における慢性炎症状態を緩和することが示唆された。

4.4.3　α-リノレン酸由来腸内細菌代謝産物が腸管粘膜免疫系に及ぼす影響

α-リノレン酸は，抗炎症性 M2 型マクロファージ（M2 型マクロファージ）への分化誘導を促進し，全身性の慢性炎症を緩和することが報告されている。しかし，その詳細な分子機構は明らかにされていない。筆者らは，α-リノレン酸とその腸内細菌代謝産物 13-hydroxy-cis-9, cis-15-octadecadienoic acid（13γHYC），13-oxo-cis-9,cis-15-octadecadienoic acid（13γKetoC）が，骨髄由来細胞から M2 型マクロファージへの分化誘導を促進することを認め，その作用機序と腸管粘膜免疫系での M2 型マクロファージの動態への影響を検討した[21]。

分化初期の骨髄由来細胞では GPR120 に比べて GPR40 の mRNA 発現が有意に高いことを見いだした。α-リノレン酸，13γHYC と 13γKetoC は，GPR40 を介した細胞内への Ca^{2+} の流入や下流のシグナル伝達分子である ERK のリン酸化を促進した。さらに，GPR40 ならびに下流のシグナル伝達分子 PLCβ，MEK の阻害剤処理により M2 型マクロファージへの分化誘導が抑制された。また，PPARγ に対するリガンド活性は，α-リノレン酸に比べ 13γHYC と 13γKetoC において有意に高いことが観察された。また，α-リノレン酸，，13γHYC と 13γKetoC の短期投与により，小腸粘膜固有層において M2 型マクロファージが有意に集積している様子が観察された[21]。

以上の結果から，食事脂質由来の乳酸菌代謝産物により M2 型マクロファージの分化誘導が促進され，腸管粘膜免疫系にも制御的な影響を及ぼすことが示唆された。

4.5　おわりに

HYA は乳酸菌代謝を利用して植物油から作ることができ，食経験もあり，安心かつ安全な素材である。HYA に腸管バリア保護機能，腸炎抑制機能を認めていることから，HYA を機能性食品として継続的に摂取することで，腸の健康を維持できると考えられる。また将来的には，潰瘍性大腸炎やクローン病などの対応困難とされている疾病の治療においても貢献できることを期待している。

HYA は腸内細菌がリノール酸から産生する初期代謝産物であるが，腸内細菌の代表格である乳酸菌由来の酵素群によって，HYA をさらにオキソ脂肪酸，共役エノン脂肪酸など，様々な構造の脂肪酸へと変換できることが判っており，それらの脂肪酸についても様々な生理活性が見いだされてきている。筆者らは食事由来の脂質が腸内細菌によって宿主にとって有益なものに変換されることで，脂質代謝を介した腸内細菌とヒトとの共生関係が成立していると考えている。

以上の結果は，腸内細菌脂質代謝に依存して腸管内にて食事脂質より生成する脂肪酸分子種が，宿主の健康に何らかの影響を与えている可能性を示唆している。今後，腸内における菌叢推

食品機能性脂質の基礎と応用

移の指標となる腸管内メタゲノム情報と，腸内細菌脂質代謝，さらには，代謝産物の生理機能を重層的に解析することにより，これらの脂肪酸代謝産物の作用点を明確にし，食事脂質と腸内細菌代謝による脂肪酸クオリティ制御を介した健康増進の可能性を探っていきたい。

謝辞

　代謝解析では，慶応大学薬学研究科・有田誠教授に，生理機能解析では，京都大学農学研究科・河田照雄教授，菅原達也教授，後藤剛准教授，東京農工大学農学研究院・木村郁夫特任准教授にご尽力いただきましたこと御礼申し上げます。本研究の一部は，生研センターイノベーション創出基礎的研究推進事業，農林水産・食品産業科学技術研究推進事業の支援を受けて行われました。

文　　献

1) J. Ogawa *et al., Appl. Environ. Microbiol.,* **67**, 1246 (2001)
2) S. Kishino *et al., Biosci. Biotechnol. Biochem.,* **75**, 318 (2011)
3) S. Kishino *et al,, Biochem. Biophys. Res. Commun.,* **416**, 188 (2011)
4) S. Kishino *et al., Proc. Natl. Acad. Sci. USA,* **110**, 17808 (2013)
5) Y. Yonejima *et al., Progress in Medicine* (Japanese), **37**, 1105 (2017)
6) 小川順ほか，バイオサイエンスとインダストリー，**60**, 753 (2002)
7) 岸野重信，小川順，化学と生物，**51**, 738 (2013)
8) M. Yore *et al., Cell,* **159**, 318 (2014)
9) T. Nanthirudjanar *et al., Lipids,* **50**, 1093 (2015)
10) J. Miyamoto *et al., J. Biol. Chem.,* **290**, 2902 (2015)
11) P. Bergamo *et al., J. Funct. Foods,* **11**, 192 (2014)
12) H. Kaikiri *et al., Int. J. Food Sci. Nutr.,* **68**, 941 (2017)
13) H. Furumoto *et al., Toxicol. Appl. Pharmacol.,* **296**, 1(2016)
14) 小川順，医学の歩み，**248**, 1215 (2014)
15) 小川順，岸野重信，消化と吸収，**37**, 80 (2015)
16) 小川順，岸野重信，The Lipid, **27**, 27 (2016)
17) 小川順，岸野重信，栄養 Trends of Nutrition, **2**, 16 (2017)
18) M. Kim *et al., FASEB J.,* **31**, 5036 (2017)
19) T. Goto *et al., Biochem. Biophys. Res. Commun.,* **459**, 597 (2015)
20) H. E. Yang *et al., Mol. Nutr. Food Res.,* **61**, 1700064 (2017)
21) R. Ohue-Kitano *et al., FASEB J.,* **32**, 304 (2018)

5 共役脂肪酸の機能性

山崎正夫[*]

5.1 共役脂肪酸の構造

　食品中のトリアシルグリセロールやグリセロリン脂質などを構成する脂肪酸は，大きく飽和，モノ不飽和，多価不飽和に分類することができる。多価不飽和脂肪酸は構造中に炭素—炭素二重結合を複数有しており，ほとんどの場合に活性メチレン基を挟むように二重結合が位置する。一方で，天然界には希少な多価不飽和脂肪酸として，共役構造を有するものが存在しており，共役脂肪酸と総称される。共役構造とは炭素—炭素単結合を1つ挟んで，炭素—炭素二重結合が存在する状態をさす。活性メチレンを挟む二重結合がそれぞれ独立した軌道を有するのに対して，共役二重結合では単結合を挟んでp軌道の相互作用が生じるため，非共役型とは異なった化学的性質を有している。このため，生体内での分子挙動は他の多価不飽和脂肪酸とは異なり，特異な生理機能を発現する可能性が考えられる。

5.2 機能性脂質としての共役脂肪酸

　食品機能学的な意味で，最初に注目を浴びたのは共役リノール酸（Conjugated Linoleic Acid；CLA）である。CLAは，共役構造を有するリノール酸（$9c$, $12c$-オクタデカジエン酸）の立体および構造異性体の総称であり，1つの共役ジエン構造を有する。共役ジエン構造は特有の紫外吸収を持つことから，食品中における共役脂肪酸（CLA）の存在について間接的に報告している研究は古くから散見される。1930年代には乳中において233 nmに吸収極大を有し，かつその存在量が季節変動する物質の存在が確認されていた。当時，その物質の同定には至らなかったが，結果的にこの研究は，乳中CLAの季節変動を反映したものと考えられる。実際にその後，乳製品や反すう動物由来蓄肉中のCLA含量は季節変動し，飼育方法によっても変動があることも明らかにされている。1966年には反すう動物の第1胃に存在する腸内細菌（*Butyrivibrio fibrisolvens*）がリノール酸からオレイン酸への水素添加を行う際の中間生成物としてCLAを産生することが報告された。また，この報告に続いて本微生物からはリノール酸$12c$, $11t$異性化酵素が同定されている。その後，多くの食品中の分析による結果から，圧倒的に反すう動物由来の食品に多く存在することも明らかとなり，腸内細菌による生合成により反すう動物の組織および乳中のCLAは高レベルにあるものと思われる。ただし，CLAの生合成経路としては微生物反応によるものだけでなく，t-バクセン酸から動物組織での$\Delta 9$不飽和化反応によって合成されるものも多く，反すう動物由来食品中のCLAの60～90%はこの反応に由来すると考えられている[1]。

　CLAは理論的には多くの異性体の存在を考えることができるが，反すう動物食品中に見出される異性体は$9c$, $11t$-オクタデカジエン酸が最も多く，本脂肪酸をrumenic acidとよぶことも

　＊　Masao Yamasaki　宮崎大学　農学部　応用生物科学科　教授

食品機能性脂質の基礎と応用

提案されている[2]。また，その他に乳や牛肉の脂肪からは多くの異性体が確認されており，二重結合の位置は9，11位だけでなく6〜15位にかけて幅広く存在することが確認されている[3〜5]。さらに，18：1トランス（11t）酸の摂取により血中CLA濃度の上昇が見られること，母乳中に7t，9c型CLAが見出されることから，ヒトにおいてもCLAの体内合成が行われている可能性が考えられる。一方，リノール酸の多量摂取によっても体内CLAのレベルは上昇しないことから，ヒトにおいてはリノール酸からのCLA合成経路は存在しないか，極めて活性が低いものと思われる。

　食品中におけるCLAの全脂肪酸に対する割合は決して高くなく，乳脂肪での解析結果によると乳脂肪の0.1〜2.9％と報告されており，1％を下回るものも少なくない[6]。その他にもヤギやヒツジの乳，ラム肉などの分析結果も報告されているが，概ね全脂肪の1％を下回るものが多く，牛由来の食品と比較して大きな差はないようである。また，チーズ，ヨーグルトなどに加工後のCLA含量についても評価がなされているが，乳酸菌による発酵やチーズの熟成過程は顕著な影響を与えないようである。一方で，後述するようにCLAの健康機能性が注目される中で，CLA高生産能を有する微生物のスクリーニングが試みられており，乳酸菌による生産も期待されている。CLAのみならず，不飽和度の高い共役脂肪酸のいくつかも乳酸菌による生合成が可能である[7]。

　CLAを高含有する油脂を得る方法として，リノール酸を高含有する油脂をアルカリ異性化する方法がある。本法は強アルカリ下でリノール酸あるいはリノール酸を構成成分として含むトリアシルグリセロールを加熱するもので，生成するCLAは9c，11t型と10t，12c型がおおよそ50％ずつの比で構成される（表1，図1）。天然に存在するCLAは9c，11t型の割合が高いため，10t，12c型を高含有する合成型のCLAとは明確に区別して考える必要がある。本間らによると，日本人の通常の食事からのCLA摂取量は1日あたり37.5 mgと報告されており[8]，食事中には10t，12c型CLAは見出されていない。CLAの主な食事由来の供給源である反すう動物由来食品においても，前述の通りCLA含量はさほど高いものでなく，このような食品群の摂取が欧米諸国に比べると低い日本では総じて食事由来のCLA摂取量は低い。30歳前後のアメリカ人で食事調査をした結果では1日あたり200 mg程度，21〜60歳のイギリス人で100 mgを下回る程度と報告されており，1 g近い摂取量が報告されている例もある[9,10]。一方で，サプリメント形態で販売されるCLAは9c，11t型と10t，12c型のほぼ等量混合物であり，摂取量は1日に3〜6 g程度摂取することになる。

表1　アルカリ異性化により合成されたCLAの異性体組成の一例（％）

9c, 11t	10t, 12c	9c, 11c；10c, 12c	9t, 11t；10t, 12t
45.8	47.9	2.8	3.0

第2章　脂肪酸

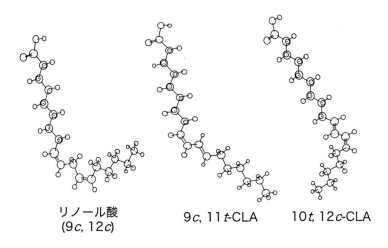

リノール酸
(9c, 12c)　　　9c, 11t-CLA　　　10t, 12c-CLA

図1　リノール酸と共役リノール酸

5.3　共役脂肪酸の分析

　食品中や生体組織に限らず，CLA の分析には注意を要する。脂肪酸の定量分析には GC 法がしばしば用いられるが，CLA の分析にあたってはその前処理法に注意が必要である。脂肪酸分析の前処理においては，三フッ化ホウ素，塩酸，硫酸などの酸触媒を用いるメチルエステル化がしばしば行われるが，本法では CLA の異性化反応が起こり，全トランス型の CLA への変換が進むとともに，反応中間体も生じる。このため，異性体組成や全 CLA の定量性に問題が生じる。アルカリ異性化法や温和な条件での酸触媒法によって分析をすることが推奨されている[11]。

5.4　共役脂肪酸の抗ガン活性と免疫調節作用

　CLA の食品中の含量は比較的低いにも関わらず注目を浴びた理由は，1980〜1990 年代にかけて相次いで報告された化学発ガン予防効果にあると思われる。CLA の機能性研究における先駆けは Pariza らの研究によるものであり，彼らは牛肉中に見出される抗変異原性物質として CLA を同定している[12]。その後，Ip らの試験では食餌に 0.05% の CLA を添加しラットに投与すると，DMBA によって誘導される乳腺腫瘍の発生を抑制することが報告されている[13]。また，Ha らの試験では，前述した合成型の CLA を投与して benzo(a)pyrene により誘導される胃での腫瘍発生を観察しているが，興味深いことに胃のリン脂質からは 9c, 11t 型は明瞭に検出されるものの，10t, 12c 型は検出されていない[14]。ほとんどの試験において，10t, 12c 型は 9c, 11t 型に比べて組織への蓄積性が低いことが示されており，少なくとも腸管吸収性には両異性体に差異がないことから体内での代謝速度に大きな差異があると考えられる。現時点でヒトにおいて CLA 摂取量とガン発症抑制の関係を表す明確な根拠は得られていない。しかしながら，腎臓や精巣においては健常者とガン患者で CLA 量が異なることや，乳ガンの発症リスクと血中 CLA 濃度が逆相関するといった報告がなされており，特定のガンの発症との関連については興味が持

食品機能性脂質の基礎と応用

たれる。また，*in vitro* 試験では $10t$，$12c$ 型は $9c$，$11t$ 型には認められない強いガン細胞致死活性が確認されることから，医療的な用途での活用も期待される。

　筆者らは新たな CLA 機能性として，免疫賦活活性を評価したところ，やはり 0.05％の投与量で脾臓リンパ球の抗体産生能が高まることを明らかとした（表2）[15]。食餌の 0.05％をヒトでの摂取量に換算するとおおよそ 20 mg/（kg 体重・日）程度と考えられ，食事からの摂取のみを考えるとかなり高用量であるが，サプリメント形態で摂取することを考えると，現実的な摂取量である。CLA がヒトの免疫に対する影響としては，花粉アレルギー症状や喘息症状の改善や，B型肝炎ウイルスワクチンに対する免疫応答の上昇効果といった報告があり，これらの試験では 1.7〜4 g/日を摂取している。従って，CLA 摂取によってヒトにおいても B 細胞賦活化や炎症応答抑制といった免疫調節機能が発揮されることが期待される。このような免疫調節作用は投与する CLA の異性体組成によっても影響を受けることが報告されている[16]。筆者らのマウスにおける研究においては，B 細胞の活性化による抗体産生の増強効果は $10t$，$12c$ 型に認められ，$9c$，$11t$ 型ではその効果が観察できない（表3）[17]。前述のように $10t$，$12c$ 型は生体内での蓄積効率が非常に低いが，ナノエマルションとすることで体内滞留性が高くなることから，このような素材を医薬的用途で利用することも期待できる[18]。

表2　共役リノール酸摂食がラット脾臓リンパ球の *ex vivo* での抗体産生に及ぼす影響

(ng/mL)	食餌共役リノール酸レベル（％）				
	0	0.05	0.1	0.25	0.5
IgA	NDa	9.8±0.7b	14.3±1.1c	17.3±1.6c	18.6±1.1d
IgG	18.5±1.0a	38.9±1.5b	48.5±3.1c	57.2±0.6c	50.3±0.4c
IgM	30.2±1.4a	52.7±1.2b	62.9±1.6c	65.6±0.3c	64.5±0.3c

数値はラット5匹の平均値±標準誤差。ND；検出せず。共通の記号を有さない数値間に有意差あり（$p < 0.05$）。（文献15）を改変）。

表3　共役リノール酸の各異性体が C57BL/6J マウス脾臓リンパ球の抗体産生に及ぼす影響

	コントロール	1：1 CLA MIX*	$9c$，$11t$-CLA	$10t$，$12c$-CLA
IgA（ng/mL）	2.1±0.4ab	2.0±0.2ab	1.3±0.8a	4.6±1.5b
IgG（ng/mL）	19.2±5.2	15.7±4.6	20.2±5.3	31.2±8.5
IgM（ng/mL）	12.1±2.8a	15.3±2.4ab	13.7±3.9ab	22.7±4.2b
IgE（ng/mL）	17.4±1.0	18.3±1.3	18.4±0.5	18.9±0.5

数値はマウス5匹の平均値±標準誤差。共通の記号を有さない数値間に有意差あり（$p < 0.05$）。
（文献17）を改変）。
＊アルカリ異性化により合成された CLA

第2章　脂肪酸

5.5　共役脂肪酸の抗肥満作用

CLA が機能性脂質として注目を集めた大きな要因のもう1つは，その体脂肪減少効果にあると考えられる。この効果はマウスで顕著に認められることが報告されており，同じげっ歯類でもラットは体脂肪減少という点からは，比較的低い応答性を示す。ヒトに対する臨床試験やそれらのメタ解析結果も報告されており，除脂肪体重の増加や体脂肪減少効果を示す報告があることから，ボディービルダーの体作りへの補助効果が期待されている。一方，他のメタ解析や RCT 試験による報告では体脂肪減少効果は限定的で有意差を認めない報告もある[19,20]。マウスにおいて観察される体重減少や体脂肪減少効果は系統や食餌組成，飼育期間によっても異なるが食餌の0.1～0.5％程度で明確となり，ヒトでのサプリメントでの摂取量の3～6 g/日と比較するとマウスで効果が認められている投与量は総じて高い。その他，血圧や血液の脂質生化学的なパラメーターに対しても動物実験では多くの有用性が報告されており，ヒトへの効果も注目される。これらのエンドポイントを標的としたヒト臨床試験は各地で実施され，それらのメタ解析も報告されている。ここでは，血中 LDL の改善効果が示されているが[21]，後述のように安全性の配慮にも注意が必要である。体脂肪減少効果は $10t$, $12c$ 型に特異な生理活性であると考えられており，天然界にはこの型の CLA の存在量は極めて少ないことから，サプリメント形態の CLA によってもたらせ得る機能である。従って食事 CLA 摂取量の現状と異性体組成を考えると，日常の CLA 摂取が体脂肪量に与える影響はほとんどないと考えられる。

5.6　共役脂肪酸の安全性

食品由来の CLA については過剰摂取に関する報告はないが，特にサプリメントとして CLA 摂取をした際は過剰摂取によって健康に負の影響をもたらさないかを十分に考慮する必要がある。日本人を対象としては CLA の安全性試験が実施されており，健常日本人が1日あたり3.4 g の合成型 CLA を12週間摂取しても，臨床的な異常は認められず安全性に問題がないことが報告されている[22]。トランス脂肪酸の健康に対する負の影響が懸念される中で，CLA は構造中にトランス二重結合を有するため，その取り扱いが検討されている。Codex では CLA をトランス脂肪酸とは扱っておらず，日本もこの考えを採用している。一方で，オーストラリア，ニュージーランドなどのいくつかの国では CLA をトランス脂肪酸の範疇に定義しており，各国の取り扱いが分かれている。また，酪農が盛んなデンマーク，スイスなどでは共役，非共役に関わらず反すう動物由来のトランス脂肪酸を工業製品とは区別してトランス脂肪酸の定義から外している。フランス食品衛生安全庁（AFFSA）では $10t$, $12c$ 型の悪性影響に関する知見からその使用について考慮が必要であるとの見解をまとめている。Brouwer らは体重への影響を排除した条件で，RCT 試験の報告を取りまとめて解析をした結果，CLA 摂取量と血中 LDL および LDL/HDL 比に正の相関が認められており，サプリメントとしての CLA 摂取はトランス脂肪酸に類似していると述べている[23]。従って，合成型 CLA の有益な健康機能性の活用にあたってはトランス脂肪酸との類似性を十分に考慮すべきである。

73

食品機能性脂質の基礎と応用

5.7 共役トリエン酸の機能

　天然界における共役脂肪酸として，CLA 以外にも植物種子中に共役トリエン酸が見出される
ものがある。共役トリエン酸源としては，ザクロ（プニカ酸：$9c$, $11t$, $13c$），ニガウリ（α-
エレオステアリン酸：$9c$, $11t$, $13t$），キササゲ（カタルピン酸：$9t$, $11t$, $13c$），キンセンカ（カ
レンディン酸：$8t$, $10t$, $12c$），ジャカランダ（ジャカル酸：$8c$, $10t$, $12c$）が知られており，
反すう動物由来の食品における CLA 含量に比べるとこれらの脂肪酸が種子油に占める割合は圧
倒的に高い。例えば，プニカ酸はザクロ種子油の脂肪酸組成の 80％ を超えるものも報告されて
いる。面白いことに，このような共役トリエン酸は NADPH 依存性の酵素によって 13 位が不飽
和化され CLA に変換されることが見出されており，共役トリエン酸を摂取したマウスでは高い
レベルの CLA 蓄積が観察される[24]。共役トリエン酸は CLA に比較して抗ガン活性が高いこと
が実験動物で報告されており，組織内での酸化ストレスの誘導が関与するとともにトリエン酸の
種類によって活性も変化する。また，CLA がアルカリ異性化反応によって合成されるように，
さらに長鎖かつ不飽和度の高い EPA, DHA からも共役脂肪酸が合成されている。共役 EPA,
DHA は特にガン細胞致死活性の点で，高い効果を持つことが示されており，やはりガン細胞で
の脂質過酸化の誘導が関与することが示されている[25]。その他に著者らもプニカ酸の B 細胞機
能活性化能を明らかとしており[26]，今後機能性素材としての活用が期待されるが，CLA 以外の
共役脂肪酸のヒトに対する有益な効果は現時点で明らかでない。

　CLA 化学発ガン抑制作用が報告され約 30 年が経過し，多くの健康機能性が細胞，動物レベル
で見出されてきた。一方で，天然型 CLA と合成型 CLA（サプリメント）は異性体の組成が異
なる点と，合成型では CLA 含有量が高くなることにより摂取量が高くなる点に留意が必要であ
る。日常の食事での CLA 摂取が我々の健康機能性に与えている潜在的な効果はまだ明らかでな
い一方，積極的な負の効果はないと考えられる。サプリメント形態での摂取は健康機能有益性の
利点と負の影響のリスクを十分に考慮に入れた上での使用が肝要と考えられる。

文　　献

1) Kramer J. K., Cruz-Hernandez C., Deng Z., Zhou J., Jahreis G., Dugan M. E., *Am. J. Clin. Nutr.,* **79**, 1137S-1145S (2004)
2) Kramer J., Parodi P., Jensen R., Mossoba M., Yurawecz M., Adlof R., *Lipids,* **33**, 835 (1998)
3) Bauman D. E., Barbano D. M., Dwyer D. A., Griinari J. M., *J. Dairy Sci.,* **83**, 2422-2425 (2000)
4) Fritsche J., Fritsche S., Solomon M. B., Mossoba M. M., Yurawecz M. P., Morehouse K., Ku Y., *Eur. J. lipid Sci. Technol.,* **102**, 667-672 (2000)
5) Teter B. B., Jenkins, T. C., *Advances in Conjugated Linoleic Acid,* **3**, 3-17 (2006)
6) Parodi P. W., *Advances in Conjugated Linoleic Acid,* **2**, 101-122 (2003)

7) Ogawa J., Kishino S., Ando A., Sugimoto S., Mihara K., Shimizu S., *J. Biosci. Bioeng.,* **100**, 355-364 (2005)

8) 本間太郎, 佐藤謙太, 篠原菜穂子, 伊藤隼哉, 荒井達也, 木島遼, 菅原草子, 治部祐里, 川上祐生, 野坂直久, 青山敏明, 都築毅, 池田郁男. 日本食品科学工学会誌, **59**, 63-68 (2012)

9) Ritzenthaler K. L., McGuire M. K., Falen R., Shultz T. D., Dasgupta N., McGuire M. A., *J. Nutr.,* **131**, 1548-1554 (2001)

10) Mushtaq S., Heather Mangiapane E., Hunter K. A., *Br. J. Nutr.,* **103**, 1366-1374 (2010)

11) A practical guide to the analysis of conjugated linoleic acid (CLA), AOCS Lipid Library, http://lipidlibrary.aocs.org/Analysis/content.cfm?ItemNumber=40371

12) Ha Y. L., Grimm N. K., Pariza M. W., *Carcinogenesis,* **8**, 1881-1887 (1987)

13) Ip C., Singh M., Thompson H. J., Scimeca J. A., *Cancer Res.,* **54**, 1212-1215 (1994)

14) Ha Y. L., Storkson J., Pariza M. W., *Cancer Res.,* **50**, 1097-1101 (1990)

15) Yamasaki M., Kishihara K., Mansho K., Ogino Y., Kasai M., Sugano M., Tachibana H., Yamada K., *Biosci. Biotechnol. Biochem.,* **64**, 2159-2164 (2000)

16) Albers R., van der Wielen R. P., Brink E. J., Hendriks H. F., Dorovska-Taran V. N., Mohede IC., *Eur. J. Clin. Nutr.,* **57**, 595-603 (2003)

17) Yamasaki M., Chujo H., Hirao A., Koyanagi N., Okamoto T., Tojo N., Oishi A., Iwata T., Yamauchi-Sato Y., Yamamoto T., Tsutsumi K., Tachibana H., Yamada K., *J. Nutr.,* **133**, 784-788 (2003)

18) Kishita K., Ibaraki K., Itakura S., Yamasaki Y., Nishikata N., Yamamoto K., Shimizu M., Nishiyama K., Yamasaki M., *J. Oleo Sci.,* **65**, 949-954 (2016)

19) Onakpoya I. J., Posadzki P. P., Watson L. K., Davies LA., Ernst E., *Eur J. Nutr.,* **51**, 127-134 (2012)

20) Gaullier J., Gudmundsen O., *Adevances in Conjugated Linoleic Acid Research,* **3**, 203-208 (2006)

21) Derakhshande-Rishehri S. M., Mansourian M., Kelishadi R., Heidari-Beni M., *Public Health Nutr.,* **18**, 2041-2054 (2015)

22) Iwata T., Kamegai T., Yamauchi-Sato Y., Ogawa A., Kasai M., Aoyama T., Kondo K., *J. Oleo Sci.,* **56**, 517-525 (2007)

23) Brouwer I. A., Wanders A. J., Katan M. B., *Eur. J. Clin. Nutr.,* **67**, 541-547 (2013)

24) Tsuzuki T., Tokuyama Y., Igarashi M., Nakagawa K., Ohsaki Y., Komai M., Miyazawa T., *J. Nutr.,* **134**, 2634-2639 (2004)

25) Tsuzuki T., Kambe T., Shibata A., Kawakami Y., Nakagawa K., Miyazawa T., *Biochim. Biophys Acta,* **1771**, 20-30 (2007)

26) Yamasaki M., Kitagawa T., Koyanagi N., Chujo H., Maeda H., Kohno-Murase J., Imamura J., Tachibana H., Yamada K., *Nutrition,* **22**, 54-59 (2006)

6　短鎖脂肪酸の産生機序と生理機能調節

大植隆司[*1]，平　さつき[*2]，木村郁夫[*3]

6.1　はじめに

　短鎖脂肪酸は，従来，食品栄養学的に重要な役割を担うと考えられてきた。ところが，近年の
メタゲノミクス，プロテオミクスやメタボロミクスなどのオミクス解析の発展に伴い，食物繊維
を基質とし腸内細菌の発酵によって生じる短鎖脂肪酸が生体内での定常的な供給源であり，短鎖
脂肪酸が宿主のエネルギー代謝，免疫機能さらにはエピゲノム制御にまで影響を及ぼすことで，
生体の恒常性維持に密接に寄与する機能性脂質であることが分子論的に明らかになってきてい
る。加えて，食物繊維の摂取は腸内細菌叢の多様性維持に関与するとともに，生体調節機能を担
う分子実体としての短鎖脂肪酸の産生維持とそれに伴う宿主への多面的な効能を発揮すること
で，幅広い医学的応用も期待されている。本稿では，短鎖脂肪酸の産生と腸内細菌の果たす役割
に加え，食物繊維・短鎖脂肪酸の有する生体調節機能とその分子作用機序について，我々の研究
成果とこれまでの知見を交えて概説する。

6.2　短鎖脂肪酸と食品

　短鎖脂肪酸とは，脂肪酸のうち炭素数が2～6個の脂肪酸の総称である。なかでも，炭素数が
2～5の直鎖脂肪酸である酢酸，プロピオン酸，酪酸，および分枝鎖脂肪酸のイソ酪酸やイソ吉
草酸などは，食品から直接摂取され得る短鎖脂肪酸であり，食品科学の観点から特に重要である。
酢酸は，日本食品標準成分表に基づく調味料および香辛料類のうち，魚醤油，みりん風調味料や
パン酵母，加えて，藻類のうち，つくだ煮など，さらには食酢や一部の酒類などの発酵食品中に
おいて含有量が高い（0.1～0.6 g/食品100 g）[1]。酪酸もまた，その多くが油脂類あるいは乳類の
うち，バターやチーズ，クリーム中における含有量が高く（1.1～2.9 g/食品100 g），酢酸と同
様に発酵食品からの摂取が多くの割合を占める[1]。プロピオン酸は，食品添加物の一部として摂
取しており，プロピオン酸類（プロピオン酸ナトリウム，プロピオン酸カルシウム）は，パン，
チーズ，洋菓子の保存料として利用されるなど食品安全学の観点から高く評価されている。イソ
酪酸やイソ吉草酸のような短鎖分岐脂肪酸を含む代表的な食品として，日本古来の発酵食品であ
る納豆が知られている。イソ酪酸やイソ吉草酸は，納豆の揮発性代謝物の一種であり，枯草菌に
よる分岐鎖アミノ酸（バリン，ロイシン，イソロイシンなど）の代謝によって生じ，低臭納豆な
どの商品開発のターゲット分子になるなど，生物工学・食品工学的にも注目されている。このよ
うに，我々は伝統的な発酵食品から現代社会に欠かせない食品添加物に至るまで，短鎖脂肪酸を

　＊1　Ryuji Ohue　東京農工大学　大学院農学研究院　応用生命化学専攻　特任講師
　＊2　Satsuki Taira　東京農工大学　大学院農学研究院　応用生命化学専攻
　＊3　Ikuo Kimura　東京農工大学　大学院農学研究院　応用生命化学専攻
　　　　　　　　　　テニュアトラック特任准教授

第2章　脂肪酸

日々の食事から一定の割合で直接摂取しており，短鎖脂肪酸は，食品科学の観点から非常に重要かつ可塑性に富んだ食品成分である。

　ところが，生体内において，食事から直接摂取・吸収される短鎖脂肪酸の寄与は一時的かつ不連続なものであり，安定した供給源とは言い難い。近年，腸内細菌研究の発展に伴い，摂取した食物繊維を基質として腸内細菌の発酵により生じる短鎖脂肪酸が，生体内での定常的な供給源であることがわかってきた[2]。実際に，腸内細菌のうち一部の *Clostridium* 属（*Clostridium butyricum* など）や *Butyrivibrio* 属（*Butyrivibrio fibrisolvens* など）が酪酸を，*Acetobacter* 属や *Gluconobacter* 属が酢酸を産生するなど，短鎖脂肪酸を産生する特定の菌株が次々と同定されており[3~5]，ヒト大腸内腔における短鎖脂肪酸の濃度は 100 mM 程度であることが示唆されている。よって，食物繊維を基質とし腸内細菌の発酵によって生じる短鎖脂肪酸は生体内での定常的な供給源であり，食物繊維の生体調節機能を担う分子実体が短鎖脂肪酸であることが示唆されている。

　生体内に存在する短鎖脂肪酸は，食物繊維とそれらを基質とした腸内細菌の発酵にて生じることから，短鎖脂肪酸の生理機能を正しく評価するためには，「食物繊維－腸内細菌－短鎖脂肪酸」と生体調節作用の関連について詳細に検討する必要がある。

6.3　短鎖脂肪酸—食物繊維由来の腸内細菌代謝物—

　食物繊維は，1953 年に Hipsley により「食品中の植物細胞壁成分」として初めて提唱されて以降[6]，現在では多種多様な成分が食物繊維として分類されている。また，食物繊維の生理的意義については，1971 年に Burkitt による英国やアフリカにおける食物繊維摂取量と疾病発症に関するヒト観察研究の結果から，腸機能の改善を目的とした食物繊維摂取量の増加が推奨されたことをきっかけに[7]，現在では，第六の栄養素として注目を集めている。食物繊維などの難消化性糖質は，小腸において消化・吸収を受けずに大腸まで到達し，大腸に常在する腸内細菌によって嫌気的条件下，乳酸やコハク酸などの各種有機酸を経由し，最終産物として酢酸，プロピオン酸，酪酸の3つの短鎖脂肪酸に代謝される。

　一方，短鎖脂肪酸の産生に重要な役割を果たす腸内細菌は，我々の腸管内に 1,000 種類，100 兆個以上が存在し，重量にすると約 1.5 kg にも及ぶといわれている。2006 年に米国ワシントン大学のゴードンらの研究グループは，腸内細菌が宿主のエネルギー恒常性維持に深く関与し，結果，肥満症や糖尿病の病態に直接的に影響することを世界で初めて科学的に実証した[8~10]。それ以降，腸内細菌叢と各疾患との関係，特に内分泌・代謝性疾患への影響に関する研究が精力的に展開されている。例えば，高食物繊維・低脂肪食を与えたマウスでは，*Prevotella* 属の一種，*Prevotella copri* が糖代謝改善と正の相関を示すこと[11]，ビグアナイド系薬剤の糖尿病治療薬・メトホルミンの投与により，短鎖脂肪酸産生菌である *Akkermansia muciniphila* の増加とともに抗肥満効果・耐糖能の改善が認められたこと[12]，さらには，プロピオン酸，酪酸が腸における糖新生を促進させることなどが報告されている[13]。また，ヒトにおいても，欧州と中国における大

77

規模コホート研究の結果，全ての2型糖尿病患者の腸内細菌叢において酪酸産生菌（*Clostridium*属）の割合が低く，一方で非酪酸産生菌の割合が高値であることが明らかとなった[14,15]。加えて，野菜・穀類を中心とした食事を日常的に摂取した場合の腸内細菌叢では，難消化性多糖を分解できる *Prevotella* 属や *Lachnospira* 属が多く存在していることが明らかとなり，その代謝物である短鎖脂肪酸も生体内に高濃度で存在することが示された。一方，動物性食品を中心とした食事を摂取するヒトの腸内細菌叢は，*Ruminococcus* 属や連鎖球菌などが増加していることが示され，腸内細菌代謝物の1つで心血管疾患の原因となるトリメチルアミン–N–オキシドが高濃度で検出された[16]。

　食物繊維は腸内細菌との関連から内分泌・代謝性疾患以外の疾患への効能についても明らかにされている。高食物繊維食の負荷により，マウスの腸内細菌叢の変動と短鎖脂肪酸量の増加が観察されるとともに食物アレルギーが抑制されることや，食物繊維の一種，イヌリンは，腸内細菌による酢酸の産生を惹起し，脳への直接作用を介して摂食調節を行っているという報告などが挙げられている[17,18]。

　このように，食物繊維の摂取は，腸内細菌叢の多様性維持に寄与するとともに，生体調節機能を担う分子実体である短鎖脂肪酸の産生維持とそれに伴う宿主への多面的な作用を発揮することで，近年，様々な疾患に対する予防・改善効果が期待されている。

6.4　短鎖脂肪酸の吸収・認識機構

　腸内細菌によって産生された短鎖脂肪酸の実に95％以上が生体内に吸収される。短鎖脂肪酸が吸収されると，腸管腔内の水素イオンが除去されると同時に炭酸水素イオンが分泌され，腸管腔内の酸性化が防止されるなど，短鎖脂肪酸は物理化学的側面からも腸内環境の恒常性維持に寄与している。また，大腸にて産生された短鎖脂肪酸は，大腸上皮細胞のエネルギー源として，上皮細胞の増殖，粘液の分泌あるいは水やミネラルの吸収に関与するとともに，肝臓や末梢での脂肪合成の基質になることで，全身のエネルギー恒常性に寄与するなど，短鎖脂肪酸は食品栄養学的にも重要な役割を担うと考えられてきた。

　ところが，近年の研究から，生体内における短鎖脂肪酸の受容・認識機構が分子論的に明らかになってきた。短鎖脂肪酸は，細胞膜上の7回膜貫通型受容体であるGPCRsを介して宿主の恒常性維持に関与していることが明らかとなり，各種GPCRsの機能解明が急速に進められている（表1）。その中で我々は，短鎖脂肪酸受容体GPR41とGPR43が食と腸内細菌，そして宿主のエネルギー代謝恒常性を制御する重要な因子であることを明らかにした。これら2つの短鎖脂肪酸受容体は，2003年に短鎖脂肪酸により活性化されるGPCRsとして同定され[19]，ともに *in vitro* 評価系において短鎖脂肪酸によるEC50が数十μMであることから，生理的条件下においても十分に活性化される受容体であると考えられている。なぜなら，ヒトにおける末梢血濃度は，酢酸で数百μM，プロピオン酸と酪酸は数十μMであり，さらに，食後では倍以上にもなるためである。一方，GPR41とGPR43は短鎖脂肪酸の中でもそれぞれリガンド親和性が異なる[19,20]。

第2章　脂肪酸

表1　短鎖脂肪酸受容体（GPCRs）の機能

GPCR	リガンド	共役因子	シグナル	発現部位
GPR41	プロピオン酸＞酪酸＞酢酸	$G_{i/o}$	↓ cAMP	交感神経節 腸内分泌細胞
GPR43	酢酸＝プロピオン酸＞酪酸	$G_{i/o}$, G_q	↓ cAMP, ↑ Ca^{2+}	白色脂肪組織 腸内分泌細胞 自然免疫細胞
GPR109a	酪酸	$G_{i/o}$	↓ cAMP, ↑ Ca^{2+}	脂肪細胞 腸管上皮細胞 自然免疫細胞
Olfr78	プロピオン酸＞酪酸	G_s	↓ cAMP	血管 腸内分泌細胞

Thorburn A. N. *et al.*, *Immunity*, **40**, 833 (2014) より引用改変

また，GPR41 と GPR43 はともに百日咳毒素感受性 Gi/o 経路が活性化される結果，細胞内 cAMP 濃度の抑制と MAPK の活性化を引き起こす。加えて，GPR43 に関しては Gq 経路も活性化され，細胞内カルシウム濃度の上昇も伴うデュアルカップリング型 GPCRs として知られている（表1）。この他にも，短鎖脂肪酸をリガンドとする新たな GPCRs として Olfr78 や GPR109a が同定され，機能解析が進められている。Olfr78 は嗅覚受容体として知られていたが，血管での発現が確認され，短鎖脂肪酸を介してレニン分泌を促進することで，血圧調節に関与することが報告された[21]。また，GPR109a は内因性リガンドとしてナイアシンやケトン体が知られているが，短鎖脂肪酸である酪酸によっても活性化する。GPR109a が酪酸を介して，小腸での免疫寛容誘導能を強化することで粘膜環境の維持，さらには経口免疫寛容による抗食物アレルギー作用を示すことが明らかにされている[22]。したがって，短鎖脂肪酸をリガンドとする GPCRs の受容機構およびそれらの受容体を介した多面的な生体調節作用に関する詳細な分子機序を解明することが，「食物繊維－腸内細菌－短鎖脂肪酸」と生体調節作用の全容解明に繋がると期待される。

6.5　短鎖脂肪酸—GPCRs を介した生体調節作用—

6.5.1　内分泌・代謝機能の制御

GPR41 は主に腸管と交感神経節に高発現しており，これらの組織を介してエネルギー代謝制御に寄与する。腸管でも特に，内分泌細胞の L 細胞特異的に発現し，腸管ホルモンの一種である PYY（peptide YY，食欲抑制ホルモン）と共発現しており，無菌マウスと通常マウスにおける血中 PYY 濃度を比較すると，無菌マウスで有意にその濃度が低いことが示された[23,24]。さらに，*Gpr41* 欠損マウスでは，血中 PYY 濃度が腸内細菌の有無にかかわらず野生型と同程度であったことから，短鎖脂肪酸が腸内細菌に依存しており，PYY の分泌に関与することで摂食量を調節し，エネルギー代謝を制御することが示された[24]。一方，我々は交感神経節における GPR41 の機能を検討した結果，*Gpr41* 欠損マウスは野生型と比較して，心拍数や熱産生などの交感神経系の機能障害を伴うエネルギー消費量の減少が確認された[25]。また，短鎖脂肪酸刺激により，交

感神経細胞からの $G_{i/o}$ シグナルを介した MAPK 経路の活性化によるノルアドレナリン分泌の促進と交感神経系の活性化が観察されたが，*Gpr41* 欠損マウスでは消失した。また，腸内細菌によって産生された短鎖脂肪酸は交感神経節の GPR41 に認識されることで，エネルギー消費を促進し，生体内のエネルギー恒常性維持に寄与していることを示している[26]。さらに，末梢神経に発現する GPR41 は，腸—脳相関に関与し，腸内発酵に伴う食物繊維由来の短鎖脂肪酸が中枢神経系を軸とする腸管糖代謝を制御することで代謝改善効果をもたらすとの報告もなされた[27]。近年では，肺組織あるいは肺に局在する樹状細胞にも GPR41 の発現が確認されており，プロピオン酸が GPR41 を介して気道上皮炎症を制御しているとの報告もある[28]。

　GPR43 は腸管，脂肪組織および免疫系組織に高発現しており，腸管と脂肪組織において GPR43 を介したエネルギー調節に関する報告がなされている。腸管における GPR43 は GPR41 と同様に内分泌細胞の L 細胞に高発現しており，短鎖脂肪酸刺激による L 細胞からの G_q シグナル経路を介したカルシウムシグナルによる GLP-1（glucagon like peptide-1）分泌の促進が確認されている。一方，*Gpr43* 欠損マウスでは GLP-1 分泌促進作用が消失し，インスリン分泌の低下とインスリン抵抗性を示した[29]。したがって，短鎖脂肪酸刺激による GPR43 の GLP-1 分泌の促進は，インスリン感受性の亢進を伴うエネルギー恒常性維持に寄与すると考えられる。これら短鎖脂肪酸による PYY や GLP-1 などの腸管ホルモン分泌はヒトにおいても確認されており，肥満者において，プロピオン酸投与による PYY，GLP-1 の分泌促進，体重や脂肪重量増加の有意な抑制が報告されている[30]。一方，脂肪組織における GPR43 は特に白色脂肪組織で豊富に発現している。その中で，成熟脂肪細胞において発現していることや，高脂食負荷の肥満マウスの脂肪細胞で発現量が高まること，また，マウス前駆脂肪細胞株を用いた実験により，短鎖脂肪酸による脂肪細胞分化の促進が GPR43 を介して起こることが報告された[31]。我々は，脂肪組織における GPR43 の機能を検討するために，*Gpr43* 欠損マウスと脂肪組織特異的に過剰発現させた *aP2-Gpr43* トランスジェニックマウスを作出し，高脂肪食を負荷させることで肥満を誘導した。興味深いことに，*Gpr43* 欠損マウスは体重や脂肪重量の増加などの肥満の症状を呈したが，*aP2-Gpr43* トランスジェニックマウスは痩身の傾向を示した。また，これらの *Gpr43* 遺伝子変異マウスの表現型であるエネルギー代謝異常は，抗生物質処置マウスでは消失したことから，GPR43 のリガンドとなる短鎖脂肪酸は腸内細菌に依存していることが示唆された[32]。さらに，我々は GPR43 の肥満抑制メカニズムを検討した結果，GPR43 が脂肪細胞特異的に $G_{i/o}$ シグナルを介してインスリンシグナルを制御し，糖や脂肪酸の脂肪細胞への取り込みを抑制する結果，脂肪細胞の肥大化（肥満）を防ぐことを明らかとした[32]。

　これらに加えて，短鎖脂肪酸は GPR41 と GPR43 の両方を介して膵 β 細胞から直接的なインスリン分泌を調節することによりインスリン感受性制御に関与する[33,34]。これらの結果は，従来，知られていた食物繊維が有する糖代謝改善効果の作用分子実体が GPCRs を介した腸内細菌代謝物（短鎖脂肪酸）による刺激であることを示すものであり，短鎖脂肪酸およびその受容体が肥満症や糖尿病などの内分泌・代謝性疾患に対する有力な治療標的になることを示唆している（図

第 2 章　脂肪酸

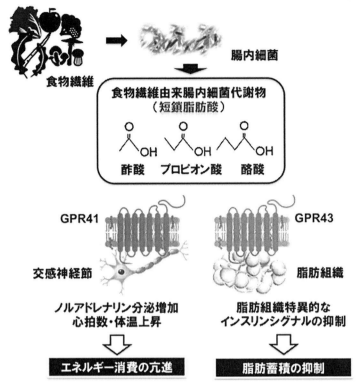

図 1　短鎖脂肪酸受容体によるエネルギー制御

1）。

6.5.2　免疫機能の制御

　GPCRs を介した短鎖脂肪酸の生理作用として，代謝機能のみならず，免疫調節機能にも注目が集まっている。酢酸は，GPR43 を介して腸管樹状細胞による B 細胞の免疫グロブリン A（IgA）クラススイッチを制御することで，腸管での IgA 分泌を促進し，宿主－腸内細菌の共生維持と抗炎症効果を示すことが報告された[35]。我々もまた，脂肪組織中の免疫細胞における GPR43 の機能を解析し，短鎖脂肪酸刺激により活性化した GPR43 が，脂肪組織内にて組織修復を担う M2 型マクロファージからの炎症性サイトカイン TNF-α の誘導をもたらすことを示し，脂肪組織のリモデリング機構の一部を明らかにした[36]。さらに，妊娠・授乳中に高繊維食負荷を受けた母獣から誕生した胎児では，GPR41 を介した自己免疫調節因子の発現増加と，胸腺由来の制御性 T 細胞（regulatory T cell；Treg 細胞）の分化が促進されていることが報告された[37]。また，短鎖脂肪酸受容体 GPR109a が大腸においてマクロファージや樹状細胞からの IL-6 の発現を抑制し，IL-10 やレチノイン酸の産生を高めることで，Treg 細胞の恒常性維持に関与し，大腸炎・大腸癌の抑制に寄与していることも報告されている[17,38]。この他，短鎖脂肪酸が腸管上皮細胞上の GPR43 や GPR109a を介して腸管内インフラマソーム活性化を誘導すること，酢酸が大

腸上皮細胞のバリア機能を高め，病原菌感染を抑制することなども報告されている[22,39]。

以上の知見は，腸内細菌とその代謝物がエネルギー代謝調節や免疫応答といった宿主の恒常性維持に重要な役割を果たしており，その受容体がそれらの有力な治療標的となり得ることを示唆するものである。

6.6　短鎖脂肪酸によるエピゲノム制御

近年の研究から興味深いことに，短鎖脂肪酸は生体内において遺伝子にエピジェネティックな変化を引き起こすことが報告されている。酪酸は，ヒストン脱アセチル化酵素（HDAC）の活性阻害により，ハンチントン病における神経変性を抑制し，ニューロン細胞死を防ぐことが示唆されている[40]。さらに，HDAC阻害は，腸管における抗菌ペプチド，ムチン，消化管ペプチド，ケモカインおよびサイトカインの活性調節といった腸管粘膜免疫の制御に関与するという報告も挙げられている[41]。また，無菌マウスでは，SPF（Specific Pathogen Free）マウスと比較して，腸管からの抗菌ペプチドおよびIgAの産生低下やT細胞の数の減少とその活性低下など腸管粘膜免疫機能の低下が報告されている。ところが，無菌マウスに酪酸を投与すると，酪酸が大腸内のnaïve T細胞にエピジェネティックに作用することで，Treg細胞の分化誘導を促進することが明らかとなった[42]。また，無菌マウスに短鎖脂肪酸を与えると，通常食を与えたマウスの組織と似たヒストン修飾（アセチル化・メチル化）が観察されたという報告も挙げられている[43]。この他にも，通常食を与えたマウスと低食物繊維・高脂肪食を与えたマウスとの比較から，腸内細菌叢の菌組成，腸管腔内における短鎖脂肪酸量が異なるだけでなく，全身の組織におけるヒストン修飾（アセチル化・メチル化）において差異が認められるとの報告もなされている。

このように，「食物繊維－腸内細菌－短鎖脂肪酸」といった一連の食環境因子が，内分泌系や免疫系などの高度な生理機能を調節するだけでなく，後成的な遺伝子の発現調節のレベルにまで関与することが明らかになってきた。したがって，短鎖脂肪酸による生体調節機構の詳細な分子基盤を明らかにすることで，遺伝子のエピジェネティック変化と密接な関連が指摘されている各種疾患（がんや神経変性疾患など）などの予防をはじめとした幅広い医学的応用が期待される（図2）。

6.7　おわりに

短鎖脂肪酸は腸内細菌代謝物として，宿主のエネルギー基質としての役割に留まらず，細胞膜受容体・GPR41やGPR43を介したシグナル伝達物質として，さらにはエピゲノム制御を担うメディエーターとなる機能性脂質であることがわかってきた。実際に，宿主のエネルギー代謝あるいは免疫系を調節することで，肥満・糖尿病などの内分泌・代謝性疾患や食物アレルギーなどの予防・改善に寄与することが明らかとなっている。さらに，近年では，短鎖脂肪酸をリガンドとするGPCRsとして，GPR41とGPR43の他に，Olfr78やGPR109aが新たに同定されており，その生理機能の解明が，短鎖脂肪酸の有する生体調節機能の全容解明に繋がると期待される（図

第2章 脂肪酸

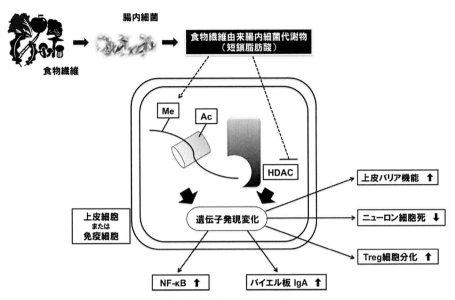

図2 短鎖脂肪酸のエピゲノム制御

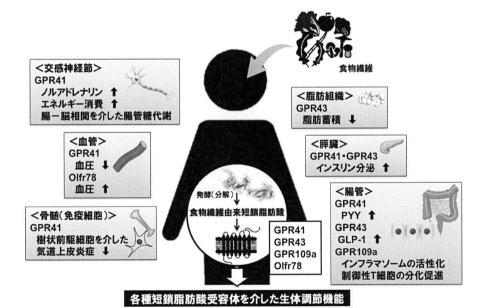

図3 食物繊維－腸内細菌－短鎖脂肪酸受容体の生体調節機能

食品機能性脂質の基礎と応用

3）。また，腸内細菌代謝物の源である「食」による腸内細菌叢とその代謝物産生，それに伴う腸内環境の正常化と恒常性維持の観点は大変重要である。今後，効率的な短鎖脂肪酸産生を可能にするような機能性多糖を用いたプレバイオティクス，短鎖脂肪酸産生菌を直接摂取するプロバイオティクスによる機能性食品の開発が期待される。そして，短鎖脂肪酸をはじめとする様々な腸内細菌由来代謝物とその標的受容体の同定やその機能解析が進むことで，受容体を標的とした新規治療薬創出などが可能となり，医学・薬学の分野においても各種疾患に対する予防・治療法の開発へと繋がることが期待される。

文　　献

1）　日本食品標準成分表 2015 年版（七訂），文部科学省編（2015）
2）　Layden B. T. *et al.*, *Transl. Res.*, **161**, 131 (2013)
3）　Knip M. *et al.*, *Nat. Rev. Endocrinol.*, **12**, 154 (2016)
4）　Koh A. *et al.*, *Cell*, **165**, 1332 (2016)
5）　Louis P. *et al.*, *Nat. Rev. Microbiol.*, **2**, 661 (2014)
6）　Hipsley E. H., *Brit. Med. J.*, **2**, 420 (1953)
7）　Burkitt D. P. *et al.*, *Lancet*, **2**, 1408 (1972)
8）　Ley R. E. *et al.*, *Proc. Natl. Acad. Sci. U S A.*, **102**, 11070 (2005)
9）　Ley R. E. *et al.*, *Nature*, **444**, 1022 (2006)
10）　Turnbaugh P. J. *et al.*, *Nature*, **444**, 1027 (2006)
11）　Kovatcheva-Datchary P. *et al.*, *Cell Metab.*, **22**, 971 (2015)
12）　Khan M. T. *et al.*, *Cell Metab.*, **20**, 753 (2014)
13）　De Vadder F. *et al.*, *Cell*, **156**, 84 (2014)
14）　Karlsson F. H. *et al.*, *Nature*, **498**, 99 (2013)
15）　Qin J. *et al.*, *Nature*, **490**, 55 (2012)
16）　Wang Z. *et al.*, *Nature*, **472**, 57 (2011)
17）　Tan J. *et al.*, *Cell Rep.*, **15**, 2809 (2016)
18）　Frost G. *et al.*, *Nat. Commun.*, **5**, 3611 (2014)
19）　Brown A. J. *et al.*, *J. Biol. Chem.*, **278**, 11312 (2003)
20）　Le Poul E. *et al.*, *J. Biol. Chem.*, **278**, 25481 (2003)
21）　Pluznick J. L. *et al.*, *Proc. Natl. Acad. Sci. U S A.*, **110**, 4410 (2013)
22）　Macia L. *et al.*, *Nat. Commun.*, **6**, 6734 (2015)
23）　Tazoe H. *et al.*, *Biomed. Res.*, **30**, 149 (2009)
24）　Samuel B. S. *et al.*, *Proc. Natl. Acad. Sci. U S A.*, **105**, 16767 (2008)
25）　Kimura I. *et al.*, *Proc. Natl. Acad. Sci. U S A.*, **108**, 8030 (2011)
26）　Inoue D. *et al.*, *FEBS Lett.*, **586**, 1547 (2012)

第 2 章　脂肪酸

27)　De Vadder F. *et al., Cell,* **156**, 84（2014）

28)　Trompette A. *et al., Nat. Med.,* **20**, 159（2014）

29)　Tolhurst G. *et al., Diabetes,* **61**, 364（2012）

30)　Chambers E. S. *et al., Gut,* **64**, 1744（2015）

31)　Hong Y. H. *et al., Endocrinology,* **146**, 5092（2005）

32)　Kimura I. *et al., Nat. Commun.,* **4**, 1829（2013）

33)　Tang C. *et al., Nat. Med.,* **21**, 173（2015）

34)　McNelis J. C. *et al., Diabetes,* **64**, 3203（2015）

35)　Wei W. *et al., Mucosal Immunol.,* **10**, 946（2017）

36)　Nakajima A. *et al., PLoS ONE,* **12**, e0179696（2017）

37)　Nakajima A. *et al., J. Immunol.,* **199**, 3516（2017）

38)　Singh N. *et al., Immunity,* **40**, 128（2014）

39)　Fukuda S. *et al., Nature,* **469**, 543（2011）

40)　Ferrante R. J. *et al., J. Neurosci.,* **23**, 9418（2003）

41)　Paparo L. *et al., Nutrients,* **6**, 4706（2014）

42)　Furusawa Y. *et al., Nature,* **504**, 446（2013）

43)　Krautkramer K. A. *et al., Mol. Cell,* **64**, 982（2016）

7　中鎖脂肪酸

笠井通雄*

7.1　はじめに

　一般的な植物油より供給される脂肪酸はリノール酸や α-リノレン酸などの必須脂肪酸やオレイン酸などが代表的な栄養成分である。これら脂肪酸の健康機能は多種多様な研究が紹介されてきている。今の飽食時代において，肥満と脂質摂取は健康上重要な問題である。肥満は，メタボリックシンドロームの基因となる疾患で，その改善は重要な取り組みとなる。また，肥満の予防や改善を目的とした，体脂肪を低減する機能性物質は様々なジャーナルや書籍で紹介されている。本節は炭素数が 8〜12 個の中鎖脂肪酸の健康機能について，体脂肪，食後血中中性脂肪，食事誘発性体熱産生および脳機能への影響について紹介する。

7.2　中鎖脂肪酸とは

　日本人の食生活の中で中鎖脂肪酸はほとんど摂取されていない。通常，簡単に摂取できる食材として，ココナッツオイル（ヤシ油）や牛乳，チーズなどの乳加工品が挙げられる（表1）。1951 年アメリカの Bloom ら[1]によって，放射線同位元素で標識した脂肪酸をラットに投与したところ，炭素数12 以下の脂肪酸が長鎖脂肪酸とは異なり，胸管リンパに出現せず，門脈中に存在することを証明したことが研究の始まりである。その後，動物実験をへて，人への摂取試験が開始された。Greenberger ら[2]による腸管における中鎖脂肪酸の消化吸収に関する基礎研究に加え，Hashim ら[3]による人での消化吸収，生理特性，種々の疾患に対する適用が検討された。

7.3　吸収と代謝

　中鎖脂肪酸トリグリセリド（MCT）の消化，吸収，代謝特性を長鎖脂肪酸トリグリセリド（LCT）と比較し，表2に示した[4]。通常の食事に含有する脂肪は LCT が大部分であり，LCTを摂取すると胆汁酸の排泄と膵リパーゼの分泌がおこる。さらに，胆汁酸により乳化され，リ

表1　中鎖脂肪酸を含有する食物

	C4:0	C6:0	C8:0	C10:0	C12:0	C14:0	C16:0	C18:0	C18:1	C18:2	C18:3
ヤシ油			6.6	5.8	48.4	18.2	9.1	3.0	6.6	1.6	
パーム核油			3.3	3.3	46.0	15.5	9.8	2.5	16.0	2.8	
バター	3.2	2.3	1.4	3.1	3.7	12.0	29.6	11.1	24.6	2.6	0.7
牛乳	3.9	2.4	1.4	2.9	3.2	10.8	28.4	11.4	24.9	2.7	0.4
人乳			0.2	1.2	4.6	5.5	20.5	6.8	36.4	15.0	2.1

油化学便覧，日本食品成分表より抜粋

---

*　Michio Kasai　日清オイリオグループ㈱　中央研究所

第 2 章　脂肪酸

表 2　MCT の消化吸収特性

	ＭＣＴ	ＬＣＴ
小腸管腔内の加水分解	速い	遅い
腸 管 吸 収 　　正常時 　　消化液分泌減少時	速い（LCT の約 4 倍） 低下	遅い 著明に低下
小腸管腔内でのミセル形成	ほとんど必要なし	不可欠
トリグリセリド再合成	なし	あり
カイロミクロン形成	なし	あり
吸 収 経 路	主に門脈系	主にリンパ系
代　　　謝	ほとんどがアセチル CoA と CO_2 に酸化	蓄積後他のエネルギー供給に 応じて急速に酸化
蓄　　　積	ごくわずか脂肪組織， その他に蓄積	脂肪組織，肝臓筋肉に 1/3 ずつ蓄積
カロリー／g	8.4	9.0
血中脂質への影響	食後，血漿の混濁を生じない	食後，高カイロミクロン血症
リンパ系への影響	刺激なし，清澄のまま	刺激あり，混濁を増加

生理活性脂質の生化学と応用（幸書房）より抜粋

パーゼにより加水分解を受け，トリグリセリド骨格の 1, 3 位の脂肪酸が解離し，遊離脂肪酸と 2-モノグリセリドになる。それらは複合ミセルを形成し，小腸上皮細胞内に取り込まれる。そして，取り込まれた遊離脂肪酸と 2-モノグリセリドは細胞内のミクロソームで再度トリグリセリドに合成され，リン脂質，コレステロール，アポタンパクと結合し，カイロミクロンに合成されリンパ液中に放出される。その後，カイロミクロンはリンパ管から全身血流に入り，その大部分は直接各種臓器や組織に取り込まれる。一方，消化吸収経路の異なる MCT は腸管内で胆汁酸との複合ミセルを形成する必要がなく，舌，胃および膵リパーゼによりほとんどが十二指腸に達するまでに加水分解を受ける。また，腸粘膜リパーゼによっても加水分解を受ける。加水分解された MCT は，中鎖脂肪酸とグリセリンもしくは 2-モノグリセリドの状態で腸管上皮細胞に吸収される。上皮細胞に吸収された中鎖脂肪酸は LCT と異なりトリグリセリドに再合成されることなく，門脈内に移行する。門脈内では血清アルブミンと結合し，肝臓へ移行する。肝臓に取り込まれた中鎖脂肪酸は，大部分が酸化されてエネルギーに変換される。肝臓に取り込まれた中鎖脂肪酸は細胞中のミトコンドリア膜を，カルニチンの存在なしに容易に通過し，ミトコンドリア内に取り込まれる。ミトコンドリア内に取り込まれた中鎖脂肪酸はオクタノイル-CoA 合成酵素によりアシル CoA 化され，次いで β 酸化されアセチル-CoA を生じる。次いで，アセチル-CoA はクエン酸サイクルに取り込まれ，酸化され，二酸化炭素と水を生じる。しかし，アセチル-CoA が過剰に存在するとケトン体に代謝される。

7.4 健康機能

7.4.1 体脂肪低蓄積機能

肥満は発展途上国および先進国において大きな健康問題である。高血圧，糖尿病，高脂血症の増加と虚血性心疾患は密接に関わっており，それら疾患は虚血性心疾患の重要なリスクファクターである。エネルギー代謝のアンバランスからなる肥満は脂肪組織中に脂肪が過剰に蓄積することに関わっている。食事性の脂肪による過剰なエネルギー摂取は脂肪蓄積の重要な起源因子である。肥満の予防に対して，食事中の脂肪量の制限は有効であることが認められている。動物試験において，MCTを含有する食餌を摂取したラットの体重増加はLCTを含有する食餌を摂取したラットより低かったことが報告されている[5]。

Tujiらは，MCTの体脂肪蓄積性について臨床研究を行った[6]。一般的な食用油をMCT10 g/日に置き換え，12週間摂取後の体重，体脂肪量，ウエスト，腹部脂肪量などの変化を測定した。この研究でBMI $\geq$ 23 kg/m^{2}の被験者において，MCT摂取により体重，体脂肪量，ウエスト，腹部脂肪量がLCT摂取に比べ減少した（図1(1)，1(2)）。しかし，BMI < 23 kg/m^{2}の被験者では両摂取においてそれらに差はなかった。これらの結果より，MCTは過体重の人に対して体重，体脂肪量，ウエスト，腹部脂肪量をLCT食に比べ減少する可能性を示した。

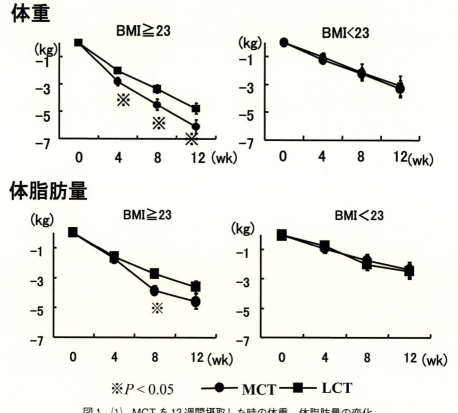

図1 (1) MCTを12週間摂取した時の体重，体脂肪量の変化

第 2 章　脂肪酸

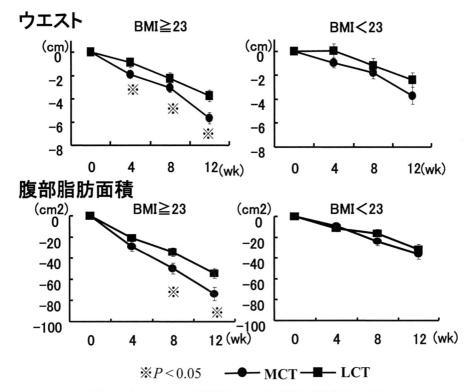

図 1　(2)　MCT を 12 週間摂取した時の体重，体脂肪量の変化

　日本において，肥満は BMI25〜と定義しており，BMI23 は標準体重に分類される。
　Ko らは BMI ≧ 23 kg/m^2 の香港人は虚血性心疾患のリスクファクターである糖尿病，高血圧もしくは高脂血症が増加することを報告している[7]。アジアにおける人々の虚血性心疾患のリスクファクターは欧米の人々のそれらより，BMI が低数値から増大するのかもしれない。それゆえ，BMI ≧ 23 kg/m^2 の被験者において，MCT 食群の体重および体脂肪量変化に有意な減少を示したことは虚血性心疾患のリスクファクターの低減を考慮した場合，公衆衛生上で重要な知見である。
　MCT を一般的な食用油として使用することは，調理適性の視点から難しかった。この要因として，MCT の発煙温度が LCT に比べ低いため，食用油として適さなかったことが挙げられる。そこで，中鎖脂肪酸と長鎖脂肪酸から構成される新しいタイプの食用油が作製された。中・長鎖脂肪酸トリグリセリド（MLCT）は一分子のトリグリセリドに中鎖脂肪酸と長鎖脂肪酸を含む構造をしている。MLCT は同量の MCT を LCT と単純に混合した油脂に比べ，発煙温度および揚げ物時の気泡発生度合いが向上している。MLCT を健常者に長期間摂取することにより，体重および体脂肪量の増加を抑制することを見出している[8]。これらのデータをもとに，揚げ物，炒め物や生食用途とする特定保健用食品の食用油として，「体に脂肪がつきにくい」機能を訴求し，発売されている。

7.4.2 食後血中中性脂肪上昇抑制機能

多くの研究者が人における食後高脂血症の応答性について,様々な因子について研究を行っている。食物繊維,糖および大豆タンパクは摂取後の血清中の脂質濃度を減らすことが報告されている。最近,いくつかの研究で食事性の脂肪酸による食後血清脂質濃度の低減効果が証明されている。脂肪酸の中でも,特にMCTは代謝の経路が門脈を経由することから,摂取後血中中性脂肪,カイロミクロン濃度を上昇させない機能を有する。

前記のMCTの体脂肪低減効果の結果より,BMI $\geq 23\,\mathrm{kg/m^2}$ もしくはBMI $< 23\,\mathrm{kg/m^2}$ の被験者におけるMCTの代謝比較を行った[9]。この研究は20％脂肪,72％炭水化物,6％タンパク:462 kcalの試験食を用いた。この研究より,BMI $\geq 23\,\mathrm{kg/m^2}$ の被験者におけるLCT摂取後の中性脂肪の応答性はBMI $< 23\,\mathrm{kg/m^2}$ の被験者のそれらより大きかった(図2)。さらに,BMI $\geq 23\,\mathrm{kg/m^2}$ の被験者において,MCT10 g摂取後の中性脂肪の応答性はLCT10 g摂取のそれらより小さかった。しかし,BMI $< 23\,\mathrm{kg/m^2}$ の被験者において,MCT10 gおよびLCT摂取後の中性脂肪の応答性は変わらなかった。また,異なる同様の研究で,レムナントコレステロールについても解析を行っている[10]。レムナントコレステロールはLCT摂取後増加した。LCTを含む試験食摂取後に持続して増加するレムナント粒子はLCTをMCTに置きかえることによって,抑制できることが明らかとなった。食後の血中カイロミクロン,コレステロールリッチレムナントは動脈硬化の発症に密接に関わっている。それらの結果は,少なくともBMIの高い人に対し,MCTが脂質代謝の疾患治療に役立つことを示唆している。

7.4.3 食事誘発性体熱産生機能

MCTの体脂肪蓄積抑制メカニズムの一つとして食事誘発性体熱産生(DIT)が挙げられる。DITはエネルギーバランスの調節に重要な役割を担っている。DITは食事摂取後に増加し,飢

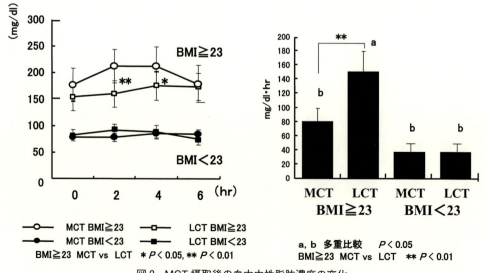

図2　MCT摂取後の血中中性脂肪濃度の変化

第2章 脂肪酸

餓状態のとき減少する。これらのエネルギー代謝の活性化は交感神経系を介したメカニズムが報告されている。Seaton ら[11]は 400 kcal（48 g）の MCT 摂取後の DIT は 400 kcal（45 g）の LCT 摂取後に比べ大きいことを報告している。Scalfi ら[12]は MCT 摂取後の DIT を太った人と痩せた人で LCT と比較し，太った人と痩せた人のいずれも，MCT 摂取後の DIT は LCT 摂取により亢進したことを報告している。

前述した，MCT の体脂肪蓄積抑制効果のデータより，BMI $\geq$ 23 kg/m^2 および BMI $<$ 23 kg/m^2 グループに MCT もしくは LCT を摂取させ，エネルギー消費量の比較をした。BMI $\geq$ 23 kg/m^2 および BMI $<$ 23 kg/m^2 グループ間に DIT の差は確認されなかった（図3）。これらの結果より，日本人において太った人と痩せた人では MCT もしくは LCT 摂取後の食事誘発性体熱産生は変わらなかった。

7.4.4 低栄養改善機能

高齢者は，容易にタンパク・エネルギー低栄養（protein-energy malnutrition：PEM）と呼ばれる栄養障害に陥る。その原因には，加齢に伴う咀嚼および消化機能低下による栄養摂取量の低下や慢性疾患に伴う栄養障害，急性疾患によるエネルギーの消耗などが挙げられる。PEM は免疫能の低下，治療への応答不良，疾病発症率の上昇を引き起こし，生命予後を大きく左右する。体重，BMI，血清アルブミン値は PEM のリスクの指標であり，エネルギーおよびタンパク質の摂取量の増加は，PEM の改善に有効であることが示されてきた。

中鎖脂肪酸は摂取後，速やかにエネルギーになるため，そのエネルギーの補給として高齢者の

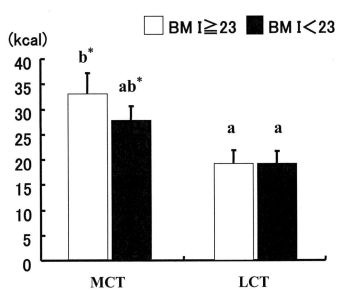

* $P<0.05$；(ANOVA and pair t test)
a, b $P<0.05$；(ANOVA and sheffe's Multiple Range test)
図3 MCT 摂取6時間までの食事誘発性体熱産生の累積

栄養補給に利用されている。野坂らは，PEM のリスクの高い高齢者を対象に 12 週間の介入試験を行い，1 日 6 g の MCT 摂取における効果について，身体や血液指標を測定し，検討した。対照には，日常的に摂取する LCT を用いた。12 週間後，血清アルブミンの変化値は MCT 摂取により有意に増加し，対照と比較し有意に高値を示した[13]。一方，体重，BMI は有意に増加したが，対照と有意差を認めなかった（図 4）。結論として，PEM のリスクを保有する高齢者において，1 日 6 g の MCT 摂取は，LCT に比べ，血清アルブミン値を有意に改善することが示唆されている。また，Abe S らは高齢者の MCT，ビタミン D，ロイシンの摂取は筋力を改善することを報告している[14]。このように中鎖脂肪酸は高齢者の栄養補給だけではなく，筋力の改善に役立つ栄養源となっている。

7.4.5 脳機能改善機能

脳活動のエネルギー源としてブドウ糖が利用されていることは良く知られている。また，ブドウ糖が枯渇する飢餓状態の時に，エネルギー源として利用されるのがケトン体である。中鎖脂肪酸はケトン体を産生する代謝特性を有している。この特性から「ケトン食」として古くから難治性小児てんかんの食事療法に活用されてきた。最近では，アルツハイマー型認知症（AD）における，脳機能改善効果について研究が進められている。

AD はⅢ型糖尿病と語られているように，脳細胞におけるグルコースのエネルギー利用に障害がおこる。認知機能低下が認められたⅠ型糖尿病患者に MCT を摂取させることで，認知症改善効果が報告されている。Henderson ら[15]は AD 患者に MCT を摂取させ，摂取前後の記憶力テストを実施し，その改善効果を報告している。このメカニズムとして，MCT を摂取することでケ

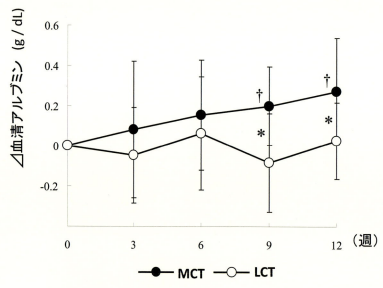

図 4　MCT 摂取による血清アルブミンの変化
＊ 2 群間に有意差あり，† 開始時に比較して有意差あり（$p < 0.05$）。

トン体が生成され，グルコースの利用ができない細胞にケトン体が代替エネルギーとなり，脳代謝機能を向上させることが推測される。

日本人の症例研究においても，中鎖脂肪酸を摂取することにより，介護者の負担の軽減や患者の家族を認知，笑顔が増えるなど（図5）の Quality of life（QOL）の向上に寄与していることが示唆されている[16]。さらに，国内の疫学研究において，60歳以上の580名を対象とした，3日間の食事調査から算出した，短鎖および中鎖脂肪酸摂取は認知機能得点低下リスクを軽減しうる可能性を示唆している[17]。このように脂肪酸のもたらす栄養機能は新たなステージを迎えており，栄養・食事療法の対象として，脳神経系の疾患への改善機能に大きな期待をよせている。

7.5 今後の期待

中鎖脂肪酸は我々の生活の中で乳幼児から高齢者までそれぞれのステージで利用されている。その機能は様々で，易消化吸収性，エネルギー補給，体脂肪低蓄積性，脳機能改善など各ステージのターゲットに対し機能を発揮する。近年，オーファンGタンパク結合受容体（GPCR）の研究により，複数の遊離脂肪酸の受容体が明らかとなっている。これら受容体の中で GPR40, 43, 84 などが中鎖脂肪酸と結合することを報告している。Kimura らは短鎖脂肪酸による GPR41 の活性化より，交感神経系の活性化に伴う，エネルギー代謝の制御に重要であることを報告している[18]。このように脂肪酸受容体と各種疾病に対し，どのように影響しあっているのか，興味深いところである。

脂肪酸栄養の観点からも，これほどの機能を有する成分は非常に特長的である。今後の中鎖脂肪酸は脳機能，抗がん機能，抗うつ機能など幅広い機能研究が行われるであろう。その中で，誰に対し，どの程度の量を摂取することで，それぞれの機能を発揮するか明らかにできることを期待したい。

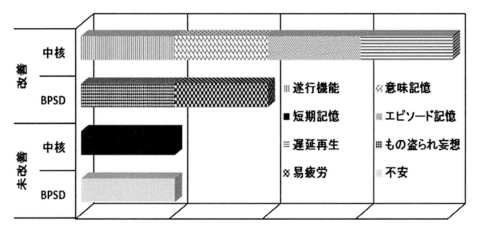

図5 アルツハイマー型認知症罹患者一症例における MCT 摂取時の
中核症状，行動・心理症状の変化

文　　献

1) Bloom B. *et al., Am. J. Physiol.,* **166**, 451（1951）
2) Greenberger N. J. *et al., J. Clin. Invest.,* **45**, 217（1966）
3) Hshim S. A., University of Pennsylvania Press, p81（1968）
4) 原健次，生理活性脂質の生化学と応用，　p159，幸書房（1993）
5) Kaunitz H. *et al., JAOCS,* **35**, 10（1958）
6) Tsuji H. *et al., J. Nutr.,* **131**(11)，2853（2001）
7) Ko G. T. C. *et al., Int. J. Obes,* **23**, 1136（1999）
8) Kasai M. *et al., Asia Pac. J. Clin. Nutr.,* **12**(2), 151（2003）
9) Kasai M. *et al., Biosci Biotechnol Biochem.,* **67**(1), 46（2003）
10) Kasai M. *et al., J. Oleo. Sci.,* **52**(4), 197,（2003）
11) Seaton T. B. *et al., Am. J. Clin. Nutr.,* **44**,630（1986）
12) Scalfi L *et al., Am. J. Clin. Nutr.,* **53**, 1130（1991）
13) 野坂直久ほか，日本臨床栄養学会雑誌，**32**(1), 52（2010）
14) Abe S. *et al., J. Nutr.,* **146**, 1017（2016）
15) Henderson S. T. *et al., Nutr. Metab. (Lond),* **10**(6), 31（2009）
16) 大塚礼ほか，日本栄養食糧学会誌，**68**(3), 101（2015）
17) 加藤一彦ほか，東京都医師会雑誌，**69**(7), 37（2016）
18) Kimura I. *et al., PNAS,* **108**(19), 8030（2011）

8 トランス脂肪酸

竹内弘幸*

8.1 はじめに

トランス脂肪酸の過剰摂取は，生活習慣病の発症リスクを増大させることが示され，社会的に大きな関心を集めている。WHO は，平均的な摂取量を 1％エネルギー未満にすべきと勧告しているが，まだ十分に解明されていない点も多く残されている。本節では，トランス脂肪酸の基本的な事項について概説した後，健康への影響について述べる。

8.2 トランス脂肪酸について

天然に存在にする不飽和脂肪酸の大半は，シス型の二重結合を持った脂肪酸であるが，トランス型の二重結合を持つ脂肪酸も食品中に含まれている。トランス型の二重結合を1個以上持った脂肪酸をトランス脂肪酸と呼ぶ（図1）。なお，健康的に優れた栄養特性を有する共役リノール酸などの共役脂肪酸も，トランス型の二重結合を持つが，トランス脂肪酸には含めないことが一般的である。トランス型二重結合の位置により，位置異性体が存在する。例えば，炭素数が18個で二重結合を1個持つトランス脂肪酸の場合，バターや牛脂などには，11位にトランス型結合を持つバクセン酸が比較的多く含まれ，水素添加油脂などには，9位にトランス型二重結合を持ったエライジン酸が比較的多く含まれる（図2）。なお，バターや牛脂などにも，エライジン酸など複数のトランス脂肪酸種が混在する。

8.3 食品中に含まれるトランス脂肪酸

8.3.1 トランス脂肪酸の生成

マーガリンやショートニングの原料として用いられる硬化油を製造する際，トランス脂肪酸が水素添加処理によって副反応的に生成する。水素添加により油脂の安定性や硬さを改良すること

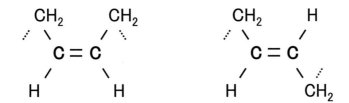

図1　シス型およびトランス型の二重結合

---

*　Hiroyuki Takeuchi　富山短期大学　食物栄養学科　教授

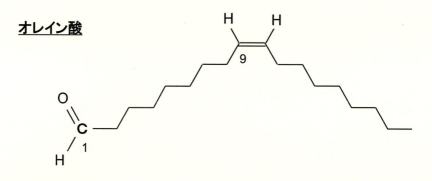

図2 脂肪酸の構造

ができ，食品の風味や食感も向上することから，油脂加工技術の1つとして広く用いられてきた。油脂中に含まれる不飽和脂肪酸の全てに水素添加を行うと，融点が高くなりすぎて風味が悪くなることから，一部の二重結合は残すよう部分的に反応を行うことが多い。このようにして作られた加工油脂を，特に部分水素添加油脂（Partially Hydrogenated Oils：PHOs）と呼ぶ。アメリカにおいて大きな問題として取り上げられ，使用が制限された。なお，完全に水素添加を行った油脂は，不飽和脂肪酸が消失するため，トランス脂肪酸は含まれない。食用油の精製工程（脱臭）においてもトランス脂肪酸が生成するが，脱臭温度を下げることでトランス脂肪酸の生成を数％以下に抑制することができる。また，トランス脂肪酸は，加熱調理時に生成することがあるが，その量はごくわずかである。牛などの反芻動物では胃内のバクテリアの作用によりトランス脂肪酸が生成するため，バターや牛脂などにもトランス脂肪酸が数％程度含まれている。

8.3.2 トランス脂肪酸含量

食品安全委員会が2006年度に行った調査[1]によると，国内で流通している食品のうち最も多くトランス脂肪酸を含む食品はショートニングであり，2番目および3番目に多く含む食品は

第2章　脂肪酸

表1　食品中に含まれるトランス脂肪酸の含有量[1]

食品名	トランス脂肪酸含有量（g/100 g）		
	平均値	最小値	最大値
ショートニング	13.57	1.15	31.21
マーガリン	8.06	0.36	13.49
ファットスプレッド	5.50	0.99	9.98
パイ	4.75	0.37	7.28
クリーム	3.02	0.01	12.47
牛脂	2.70	2.70	2.70
バター	1.95	1.71	2.21
クッキー	1.92	0.21	3.80
半生ケーキ	1.85	0.17	2.99
コーン系スナック	1.72	0.08	12.65
食用調合油，ナタネ油等	1.40	0	2.78
マヨネーズ	1.24	0.49	1.65

マーガリンおよびファットスプレットであった（表1）。マーガリンに含まれるトランス脂肪酸量は，100 g当たり最小値で0.36 g，最大値で13.49 gであり，製品の種類によって大きな差があった。ファットスプレットも同様に製品の種類によって含量は大きく異なっていた。4年後の2010年度に行った調査では，マーガリンのトランス脂肪酸含量は，市販品で平均3.13 g/100 g，業務用で平均0.82 g/100 gと2006年に行われた調査と比べて大きく減少していた[2]。その一方で，飽和脂肪酸含量は増加傾向にあった。牛脂やバター中には，100 g中2 g程度のトランス脂肪酸が含まれていた。パイ，クッキーおよびコーン系スナックなどの菓子中には，平均で1.72～4.75 g/100 gのトランス脂肪酸が含まれていた。近年の社会的な情勢を反映して，マーガリン類やショートニング中のトランス脂肪酸含量は減少する傾向にあるが，その一方で飽和脂肪酸含量は増えている。トランス脂肪酸の含有量を減らした場合，融点や物性を調整するため飽和脂肪酸を増やすことが多いからである。飽和脂肪酸の過剰摂取も，血中LDL-コレステロール濃度を増加させ，動脈硬化症のリスクとなりうることから，日本人の食事摂取基準では，目標摂取量は7％以下と策定されている。この目標量を超えて摂取している年齢層もあることから，飽和脂肪酸の摂取過剰が懸念されている。

8.3.3　摂取状況

トランス脂肪酸の摂取量を調査することは，製品の種類によっても含有量が異なることなどから，正確な値を得ることは難しい。なお，トランス脂肪酸摂取量は，国民健康・栄養調査において調査項目には入っていない。調査方法によって調査結果がばらついているが，国内の平均摂取量は0.3～0.6％エネルギーと報告されているものが多く，WHOの勧告値（1％エネルギー）

食品機能性脂質の基礎と応用

を平均値としては下回っていると推定される[2]。しかし，トランス脂肪酸の摂取量は個人差が大きく，一定の割合で勧告値を超えて摂取している人がいる。例えば男性の1.8％，女性の11.5％が1％エネルギー比を超えて摂取しているという調査結果がある[3]。

　食品安全委員会では，国民健康・栄養調査結果を用いて食品群別にトランス脂肪酸の平均摂取量を推計している。総トランス脂肪酸摂取量は，1日当たり0.700 g/日（0.3％エネルギー比）という結果であった（表2）[1]。摂取しているトランス脂肪酸を食品群別にみると植物性油脂（0.114 g/日）が最も多く，牛乳（0.092 g/日）が2番目であった。マーガリン自体の平均摂取量は1.2 g/日と少ないので，トランス脂肪酸含量自体は高いものの，マーガリンから摂取するトランス脂肪酸量は，0.084 g/日しかなかった。この値は，あくまでも平均値から計算されたものであり，先にも述べたように個人差があることに注意が必要である。年齢別に推計した結果では，年齢が若いほど一日当たりの摂取量が多く，7〜14才では0.967 g（0.43％エネルギー），15〜19才では0.892（0.37％エネルギー）であった。しかしながら，摂取量の多い若年層においても，摂取量は1％エネルギーを下回っていた。

表2　各食品群のトランス脂肪酸含量および摂取量[1]

大分類	小分類	トランス脂肪酸含量（g/100 g）	食品摂取量（g/d）	トランス脂肪酸摂取量（mg/d）
穀類	パン類	0.163	33.5	0.0546
	菓子パン類	0.204	6.4	0.0131
	即席中華めん	0.128	4.1	0.0053
豆類	油揚げ類	0.134	7.3	0.0098
肉類	牛肉	0.521	15.0	0.0782
	肉類（内臓）	0.439	1.3	0.0057
乳類	牛乳	0.091	101.6	0.0922
	チーズ	0.826	2.3	0.0190
	発酵乳・乳酸菌飲料	0.043	23.1	0.0099
	その他の乳製品	0.482	8.2	0.0395
油脂類	バター	1.951	1.1	0.0215
	マーガリン	7.004	1.2	0.0840
	植物性油脂	1.395	8.2	0.1144
	動物性油脂	1.365	0.1	0.0014
菓子類	ケーキ・ペストリー類	0.707	7.4	0.0523
	ビスケット類	1.795	1.8	0.0323
	その他の菓子類	0.490	5.3	0.0260
調味料・香辛料類	マヨネーズ	1.237	3.3	0.0408
			計	0.700

98

第2章　脂肪酸

　世界各国の摂取量調査をまとめた総説[4]によると，国別トランス脂肪酸の平均摂取量は0.3～4.2%エネルギーと幅があり，1%エネルギーを超えて摂取している国は，29ヶ国中で7ヶ国であった。この20年間では，多くの国々で工業由来のトランス脂肪酸摂取量は減少していることが示されている。例えば，アメリカで行われた1994～1995年の調査では，トランス脂肪酸の平均摂取量は2.6%エネルギーであったが，1997～1999年では2.0%エネルギー，2009～2010年では1.1%エネルギーと大きく減少している。

8.4　トランス脂肪酸の健康への影響
8.4.1　吸収および代謝特性
　摂取したトランス脂肪酸は，オレイン酸やリノール酸といった他の一般的な脂肪酸と同様，よく吸収される。体内に取り込まれた後も，オレイン酸と同じように分解されることが示されており，エネルギー源として捉えた場合，シス型とトランス型の脂肪酸は，ほぼ同様に代謝されると考えられている。

8.4.2　血中脂質への影響
　トランス脂肪酸と血中コレステロールとの関係性について，1960年代から多くの栄養研究が行われてきた。その一方で，十分に明らかにされていない点も残されている。1990年代にトランス脂肪酸は，血中LDLとHDLに対して異なる作用を持つこと，すなわち，悪玉であるLDL-コレステロールを増加させ，善玉のHDL-コレステロールを減少させることが報告された[5]。この報告以来，トランス脂肪酸が，大きく注目を集めるようになった。

　トランス脂肪酸は，複数の経路によって血中コレステロール濃度を変化させると考えられている。LDL-コレステロールが増加するメカニズムとしては，肝臓からのコレステロール分泌やアポリポタンパクB-100の分泌促進，アポリポタンパクB-100やLDL-コレステロールの分解抑制などが示されている。コレステロールをHDLからLDLやVLDLに転送するコレステロールエステル転送タンパク（CETP）の活性亢進や血中アポリポタンパクA-1の減少がHDL-コレステロールの減少と関連していると考えられている[6]。

　どれだけの量を摂取した場合に，血中コレステロール濃度に悪影響を及ぼすのか，すなわち閾値というものが存在するのか，また存在するのであればその量はどの程度であるのかについて結論は出されていない。1990年代にZockら[7]は，それまでに報告された介入試験結果を解析し，トランス脂肪酸摂取による血中LDL-コレステロール濃度の増加やHDL-コレステロール濃度の減少の程度は，濃度依存性であり直線的であることを示した。2000年代になってHunter[8]は，それまでに発表された介入試験結果を解析した結果，血中コレステロールを変動させるのには，4%エネルギー以上のトランス脂肪酸の摂取が必要であると結論づけた。トランス脂肪酸の摂取量が高い集団を対象にした観察研究においては，トランス脂肪酸摂取量とHDL-コレステロール濃度との間に負の相関，LDL-コレステロール/HDL-コレステロール比との間に正の相関が認められている。しかしながら，トランス脂肪酸摂取量が低い集団を対象にした観察研究では，上記

99

のような相関は認められないことがある。これらのことから，トランス脂肪酸の摂取量が低い場合は，血中コレステロール濃度に対して影響を及ぼさず，閾値があるとも考えられている[9]。

近年，Allen ら[10]は，メタ回帰分析手法を用いてこれまでに報告された低レベルの介入試験結果について解析を行い，工業由来のトランス脂肪酸2.2%エネルギー以下の摂取では，LDL-コレステロール濃度に対して悪影響を及ぼさないことを示した。また，日本人を対象とした介入試験において，1%エネルギーまでのトランス脂肪酸摂取であれば，血中コレステロール濃度に悪影響を及ぼさないとの結果が得られている[9]。

天然由来と工業由来のトランス脂肪酸とでは，血中コレステロール濃度に対する影響が異なるか否かについては，結論を得られるだけの十分な知見はない。Tholstrup ら[11]は，バクセン酸を多く含むバターと一般的なバターの血中脂質に対する影響を検討した結果，高バクセン酸バター食により総コレステロールおよび HDL-コレステロール濃度は低下することを観察した。その理由は，バクセン酸量ではなく高バクセン酸バターはオレイン酸が多く飽和脂肪酸が少ないことであろうと推測している。Chardigny ら[12]は，工業由来トランス酸と天然由来トランス酸の作用を比較した。その結果，女性においてのみ工業由来と比較して天然由来のトランス脂肪酸摂取では，LDL-および HDL-コレステロール濃度の両方で有意に高い値を示した。性別によりトランス脂肪酸に対する影響が異なる理由は不明であるとしている。

トランス脂肪酸の摂取により，動脈硬化症を誘発する因子である Lp(a) を増加させるとの報告がある。また，動脈硬化症の独立した危険因子とされている血中中性脂肪の濃度も，トランス脂肪酸の摂取により増加するとの研究結果もある。LDL のサイズが小さくなると，動脈硬化のリスクが高まることが知られているが，トランス脂肪酸の摂取により，LDL のサイズなども影響を受けることが報告されている。しかしながら，LP(a)，中性脂肪濃度および LDL サイズに対する影響については，必ずしも一貫した結果は得られていない[2]。

8.4.3　心疾患への影響

血中コレステロールに対するトランス脂肪酸の作用が明らかになり，動脈硬化と関連する冠動脈疾患の発症リスクとの関係についての研究が欧米を中心に行われてきた。1980 年代から 1990 年代を中心に欧米で行われたコホート研究では，トランス脂肪酸の摂取によって冠動脈疾患のリスクは増加することが示された。その一方で，食物繊維摂取量で追加補正をした場合や致死性ではなく冠動脈疾患発症に限って解析すると，そのリスクの増加は消失するとも報告されている。

心筋梗塞を発症した女性を対象に行った調査結果を解析した結果，トランス脂肪酸の摂取を 2%エネルギー減らすことにより，心疾患発症のリスクは 53%低下することが示された[13]。大規模な疫学研究結果をメタ解析した結果から，トランス脂肪酸の摂取量と心筋梗塞発症に正の相関があり，トランス脂肪酸摂取量が 2%増加した場合，心疾患は 23%増加するとの見解も示されている[14]。その一方で，心臓病により死亡した被験者を対象に，脂肪組織のトランス脂肪酸量（トランス脂肪酸摂取量の指標）を健常被験者と比較した結果，心臓病による死亡との間に関連がないことが示されている[15]。Hunter[8]は，トランス脂肪酸と心疾患の関係に関する研究結果は，

第2章　脂肪酸

必ずしも一致しないことを総説で述べている。その原因の1つとして，食事摂取データ（特にトランス脂肪酸の摂取量）の不正確性という問題があるとしている。

　天然に存在するトランス脂肪酸の血中コレステロール濃度や冠動脈疾患発症リスクに対する影響については議論が分かれているが，反芻動物に含まれるトランス脂肪酸と冠動脈疾患との関連性は，低いと考えられている。例えば，女性を対象としたアメリカの大規模疫学研究では，工業由来のトランス脂肪酸の摂取は，冠動脈疾患の発症と有意な相関関係が認められたが，反芻動物由来のトランス脂肪酸との間には，有意な関係は認められなかった[16]。その一方で，反芻動物由来のトランス脂肪酸は，工業由来と同等に LDL-コレステロールに悪影響を及ぼすと考えている研究者もいる[17]。

　工業的に生成するトランス脂肪酸の大半は，二重結合を1つ持ったもの（モノエン型）であるが，二重結合を2つ持ったトランス脂肪酸（ジエン型）もリノール酸などから生成することがある。心臓病で急死した患者の赤血球膜のトランス脂肪酸を分析した結果，特にジエン型のトランス脂肪酸含量が高いことが報告された。この結果は，モノエン型のトランス脂肪酸よりも，ジエン型のトランス脂肪酸のほうが，冠動脈疾患に対するリスクが大きい可能性を示唆している[18]。

　以上の研究結果から，血中コレステロールに対する作用を含めて考えれば，必ずしも一致した結果は得られていないものの，トランス脂肪酸の摂取により冠動脈疾患のリスクが増大することは，十分にありえると考えられる。ただし，喫煙，糖尿病，高血圧症など他の主要な冠動脈疾患危険因子のオッズ比が日本人で3〜8倍程度であることに比べると，トランス脂肪酸摂取による冠動脈疾患リスク増大は小さいと考えられる。トランス脂肪酸の摂取レベルが日本よりも高い欧米で行われた研究結果をメタ解析した結果でも，トランス脂肪酸の摂取量が最も少ないグループと比べて，最も多く摂取するグループの冠動脈疾患発症の相対危険度は，1.3倍にとどまることが示されているからである[19]。トランス脂肪酸摂取量を正確に調査することが難しい現状では，何％のトランス脂肪酸の摂取により冠動脈疾患のリスクが何％増大する，といった定量的な結論については慎重に考える必要がある。

8.4.4　その他

　糖尿病発症とトランス脂肪酸との関連については，いくつかの研究報告がある。アメリカの女性看護師を対象にした大規模な疫学研究では，糖尿病の発症とトランス脂肪酸摂取量との間には正の相関が認められ，2％エネルギーのトランス脂肪酸を多価不飽和脂肪酸で置き換えた場合には，2型糖尿病のリスクは40％低下することが示された[20]。その一方で，同じくアメリカで行われた Iowa Womens Health Study[21] や Health Professionals Follow-up Study[22] においては，トランス脂肪酸と糖尿病発症リスクとの間に関連性は認められなかった。現時点では，トランス脂肪酸が，糖尿病の発症と関連していると結論づけるだけの十分なデータは存在しない。

　アメリカでの大規模コホート研究では，トランス脂肪酸の摂取により腹囲の増加[23]または体重の増加[24]が観察された。国内で女子学生を対象にして行われた横断研究では，トランス脂肪酸の摂取と腹囲との関連性が認められている[25]。アレルギー性疾患との関係を調べたヨーロッパでの

研究では，トランス脂肪酸の摂取量が多い国ほど，アレルギー性疾患の発症率が高いとの報告がある[26]。乳がん，大腸がんおよび前立腺がんとの関連性についての研究においては，一致した結果は得られていない。胆石，脳卒中，加齢黄斑変性症，認知症，不妊および早産との関連が示唆されているものの，食品安全委員会おいては平均的な日本人の摂取量では，これらの疾病罹患リスクなどとの関連性は明らかではないと結論づけている[2]。

8.5 おわりに

消費者委員会の報告書「トランス脂肪酸に関するとりまとめ」においては，日本人の大多数は摂取量がエネルギー比で1％未満であるため，健康への影響を懸念するレベルにはないが，できるだけ摂取を少なくすることが望まれると記されている[27]。また，トランス脂肪酸のみを意識するのではなく，脂質全体の摂取過剰，特に飽和脂肪酸の摂取に注意が必要であるともしている。リノール酸はトランス脂肪酸のコレステロール増加作用を弱めることから，トランス脂肪酸の摂取量を減らすことだけに注目するのではなく，飽和脂肪酸に加えて，摂取する多価不飽和脂肪酸の過不足にも十分注意する必要があると考えられる[9]。

文　　　献

1) 内閣府食品安全委員会，食品に含まれるトランス脂肪酸の評価基礎調査報告書（2007）
2) 内閣府食品安全委員会，新開発食品評価書　食品に含まれるトランス脂肪酸（2012）
3) T. Kawabata *et al.*, *J. Nutr. Sci. Vitaminol.*, **56**, 164 (2010)
4) A. J. Wanders *et al.*, *Nutrients*, **9**, 840 (2017)
5) R. P. Mensink *et al.*, *N. Engl. J. Med.*, **323**, 439 (1990)
6) D. Mozaffarian *et al.*, *N. Engl. J. Med.*, **354**, 1601 (2006)
7) P. L. Zock *et al.*, *Am. J. Clin. Nutr.*, **61**, 617 (1995)
8) J. E. Hunter, *Lipids*, **41**, 967 (2006)
9) H. Takeuchi *et al.*, *J. Lipids*, id 9751756 (2017)
10) B. C. Allen *et al.*, *Food. Chem. Toxicol.*, **98**, 295 (2016)
11) T. Tholstrup *et al.*, *Am. J. Clin. Nutr.*, **83**, 237 (2006)
12) J. M. Chardigny *et al.*, *Am. J. Clin. Nutr.*, **87**, 558 (2008)
13) F. B. Hu *et al.*, *N. Engl. J. Med.*, **337**, 1491 (1997)
14) D. Mozaffarian *et al.*, *N. Engl. J. Med.*, **354**, 1601 (2006)
15) T. L. Roberts *et al.*, *Lancet*, **345**, 278 (1995)
16) W. C. Willet *et al.*, *Lancet*, **341**, 581 (1993)
17) S. Stender, *Am. J. Clin. Nutr.*, **102**, 1301 (2015)
18) R. N. Lemaitre *et al.*, *Circulation*, **105**, 697 (2002)

第 2 章　脂肪酸

19)　N. T. Bendsen *et al.*, *Eur. J. Clin. Nutr.*, **65**, 773 (2011)

20)　J. Salmerón *et al.*, *Am. J. Clin. Nutr.*, **73**, 1019 (2001)

21)　K. A. Meyer *et al.*, *Diabetes Care*, **24**, 1528 (2001)

22)　R. M. van Dam *et al.*, *Diabetes Care*, **25**, 417 (2002)

23)　P. Koh-Banerjee *et al.*, *Am. J. Clin. Nutr.*, **78**, 719 (2003)

24)　A. E. Field *et al.*, *Obesity*, **15**, 967 (2007)

25)　M. Yamada *et al.*, *Asia. Pac. J. Clin. Nutr.*, **18**, 359 (2009)

26)　S. K. Weiland *et al.*, *Lancet*, **353**, 2040 (1999)

27)　内閣府消費者委員会，トランス脂肪酸に関するとりまとめ (2015)

9 プラスマローゲンとその機能

9.1 緒言：プラスマローゲンとは

原 博*

　プラスマローゲン（Pls：plasmalogen）とは，細胞膜に存在するグリセロリン脂質の一種である。卵黄や大豆に比較的多く含まれるレシチンも，グリセロリン脂質でフォスファチジルコリンやフォスファチジルエタノールアミンなどで構成される，ジアシル型リン脂質である。一方，Plsはエーテル型リン脂質と呼ばれ，ジアシル型リン脂質の sn-1 位に，脂肪酸の代わりに長鎖アルコールがエーテル結合している。このエーテル型リン脂質のうち，エーテル結合に隣接する炭素鎖に 2 重結合が導入されたものが Pls となる（図1）。この部分は，ラジカル感受性が極めて高く，ビニルエーテル結合と呼ばれる。この2重結合がないプラスマローゲン生合成の前駆体を，アルキル型リン脂質と呼ぶ。ジアシル型，アルキルアシル型，アルケニルアシル型（これが，Pls）は，グリセロリン脂質のサブクラスとして分類される。

　この不思議な名前を持つリン脂質は，その発見の経緯と関係がある。ビニルエーテル結合が

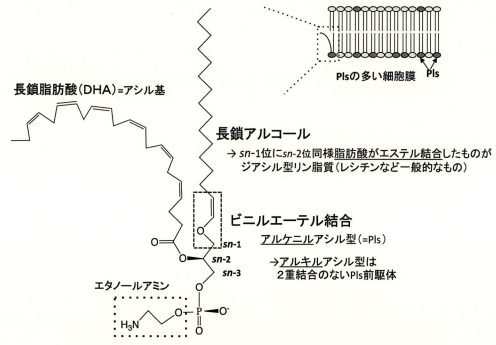

図1　DHA 含有エタノールアミンクラスプラスマローゲン（PlsEtn）の構造
グリセロール骨格の sn-1 位にはビニルエーテル結合を介して長鎖アルコールが結合
sn-2 位にはアラキドン酸や DHA などの多価不飽和脂肪酸が多く結合している

＊　Hiroshi Hara　北海道大学　大学院農学研究院　生物機能化学分野・食品栄養学研究室
　　教授

第2章　脂肪酸

Pls の大きな構造的特徴であるが，酸処理により容易に水解して長鎖アルデヒドを生成する。プ
ラスマローゲンという名前は，Feulgen and Voigt（1924 年）により，細胞質中（cytoplasm）で
アルデヒド（al）を生成する物質といった意味で命名された[1]。この発見は 100 年近く前であり，
Pls は，ヒトを含め動物体内には広範に比較的多く存在するが，その役割は長い間不明であった。
その最大の原因は，特異性が高く，感度がよい定量法がなかったためである。近年機器分析法が
急速に普及し，多数の近似した分子を一斉分析できる LC-MS/MS が，比較的容易に使えるよう
になってきた。これにより 100 種類近く存在する Pls 分子種が一斉分析で定量できるようにな
り，その体内での分布や生理的役割（機能性）が明らかになりつつある。

9.2　プラスマローゲンの体内分布

　プラスマローゲンは，ヒトを含めて動物組織に広く存在するが，植物や好気性細菌には存在し
ない。動物においては，各組織によりその含有量は大きく異なるが，一般的組織のエタノールア
ミンクラスリン脂質では，15〜20％程度が Pls とされる。脳と心臓は，Pls 含量が特に多い組織
である。これらの組織では全リン脂質の 20％以上を Pls が占めている。脳と心臓は他の組織と
比べて酸素消費量が多く，Pls の役割の一つが，sn-1 位に存在するビニルエーテル結合による活
性酸素の消去であることを示唆している。Pls に含まれる塩基は，大部分がコリンとエタノール
アミンであり，それぞれコリンクラス（PlsCho）とエタノールアミンクラス（PlsEtn）の Pls と
なる。脳内のグリセロリン脂質はエタノールアミンクラスが多いが，PlsEtn はその 58％を占め，
一方，心臓では他の組織に比べ PlsCho が多く，コリンクラスのリン脂質中の 26％を占めるとす
るデータがある[2]。上述のように，脳内の Pls は主にエタノールアミンクラスで，その総レベル
は脳神経細胞のミエリン化の程度に同調して変動する。神経細胞の軸索を保護するミエリン鞘に
おいては，Pls はリン脂質の 70〜80％を占めるためである。ヒト脳の Pls 含量は，生後ミエリン
形成期に急激に増加する。PlsEtn は 30 歳くらいまで増加し続けるが，加齢に伴い減少し，70 歳
に於ける脳内 PlsEtn レベルは，40 歳より平均で 18％減少すると報告されている[3]。ミエリン鞘
を持つ神経細胞軸索部分が多い大脳白質（White matter）の Pls sn-2 位には，飽和脂肪酸や一価
不飽和脂肪酸が比較的多い。これに対して，灰白質（Gray matter）では多価不飽和脂肪酸が多
い[4]。これは，それぞれの機能の違いに応じた脂肪酸分布を表していると考えられる。組織中の
Pls は PlsEtn として主に細胞膜に存在し，その重要なコンポーネントである。Pls はミトコンド
リアや小胞体膜にも存在するが，Pls 合成に重要なペルオキシソームの膜は大半がコリンクラス
のリン脂質であり PlsEtn は検出できなかったとしている[5]。

　プラスマローゲンは，血液中では赤血球に多く存在している。赤血球中の Pls 濃度は，血清
（血漿）より高くおおよそ 10 倍程度となる。赤血球と血清の Pls 組成は近似しており，相互に入
れ替わっていると考えられる。血清において，Pls はリポタンパク質の主要構成成分であるリン
脂質の一部として分布している。リポタンパク質には，VLDL や LDL，HDL などが存在するが，
おおよそ他のリン脂質と類似した分布をしている[6]。また，血清 Pls 濃度は，いくつかの病態で

105

減少することが報告されているが，これに関しては病態とプラスマローゲンの項で説明する。

　ここで，筆者らが行った，LC-MS/MS を用いた日本人健常者血清の多検体分析の結果を紹介する[7]。ヒト血清 Pls は，ほぼ PlsCho と PlsEtn の2つのクラスに限定されるが，平均的には PlsEtn が PlsCho の 1〜1.5 倍程度の濃度で存在する。血清のジアシル型リン脂質はコリンクラスが圧倒的に多いのに比べると対照的である。図2に健常人 428 名分を 40 歳以上と未満に分けて（右バーは 40 歳以上 216 名），両クラスの Pls 分子種をモル比で示した。sn-1 位に結合している長鎖アルコールは，両クラスとも 16：0，18：0，18：1 に限定されるが，PlsCho では 16：0 に多く局在しているのに対し，PlsEtn では3種の長鎖アルコールに分布している。図3は図2のデータを，sn-2 位に結合している脂肪酸ごとにまとめたものである。PlsCho ではリノール酸（18：2）とアラキドン酸（20：4）が主要な結合脂肪酸であるのに対し，PlsEtn では，アラキドン酸とドコサヘキサエン酸（DHA，22：6）が主要な脂肪酸となっている。これらにエイコサペンタエン酸（EPA，20：5）を加えた，PlsEtn における高度多価不飽和脂肪酸の全脂肪酸に対する占有率は，モル比で 80％以上に達していた。後に述べるが，PlsEtn は細胞膜の内側に主に存在し，フォスフォリパーゼ A2 により切り出された脂肪酸は，イコサノイドなどの脂質メディエータ前駆体となることが示されており，ここで見られた血清分析の結果はこのことを裏付けるものと思われる。なお，図3のように PlsEtn において，ω3（n-3）脂肪酸である DHA と EPA

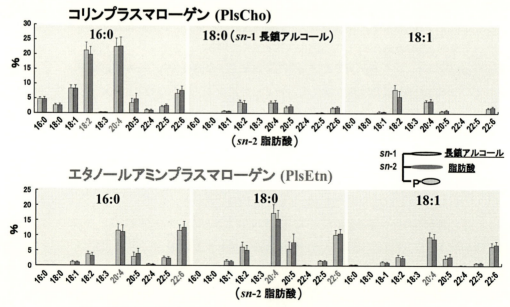

図2　健常人の血清プラスマローゲン分子種の分布（LC-MS/MS 分析結果）
428 検体：40 歳以上 216 検体
sn-1 位には長鎖アルコール，sn-2 位には長鎖脂肪酸が結合する。
それぞれ（XX：X）は（炭素鎖長：不飽和結合数）を表す。
（文献7）より引用改変）

第2章 脂肪酸

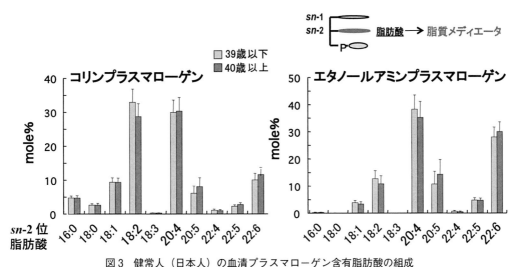

図3 健常人（日本人）の血清プラスマローゲン含有脂肪酸の組成
プラスマローゲンの主要脂肪酸は，コリンクラスではリノール酸（18：2）とアラキドン酸（20：4）
エタノールアミンクラスではアラキドン酸（20：4, ω6）と DHA（22：6, ω3）
（文献7）より引用改変）

の合計と，ω6（n-6）脂肪酸であるアラキドン酸のモル比は拮抗していた。ここで観察されたヒト血清総 Pls の濃度は，男性の平均で 131 μmol/L，女性で 136 μmol/L であった。なお，ヒト血漿プラスマローゲン濃度は，実験動物であるラットに比べるとはるかに高く，動物種による Pls の濃度差には何か意味があるのかもしれない。

9.3 体内プラスマローゲンの合成と代謝

図4に Pls 合成経路の概要を示した。Pls の生合成は，初発2段の反応がペルオキシソーム内に局在する酵素により行われるという，大きな特徴がある。すなわち，グリセロール-3-リン酸から生成する，ジヒドロキシアセトンリン酸（DHAP）に脂肪酸を付加する GNPAT と，この脂肪酸を長鎖アルコールに置換する AGPS である。これら2つの初発酵素は，ペルオキシソーム内側で複合体を形成しており（1分子の GNPAT と2分子の AGPS），その反応効率を上げている[8]。長鎖アルコールは，内因性の長鎖脂肪酸を基質とする酵素 Far1 により，ペルオキシソーム外から供給される。Far1 はペルオキシソーム膜の外側に結合しており，この酵素活性が Pls 合成の律速と言われている。生成した alkyl-DHAP はペルオキシソーム外に搬送され，以降の合成プロセスは小胞体上で行われる（略号は図4参照）。

Pls のビニルエーテル結合は，生合成最後のステップで Δ1-desaturase によりアルキル型リン脂質に導入される。Δ1-desaturase（1-alkyl desaturase）はエタノールアミンクラスのアルキル型リン脂質に特異的で，コリンクラスは基質とならない。PlsCho は，PlsEtn より塩基置換酵素（脱塩基経路）ないし N-メチル基転移酵素（トランスメチレーション経路）により行われる[9,10]。Pls 合成活性は各組織の細胞に存在するが，血清への Pls 供給は，主に肝臓と小腸粘膜が担って

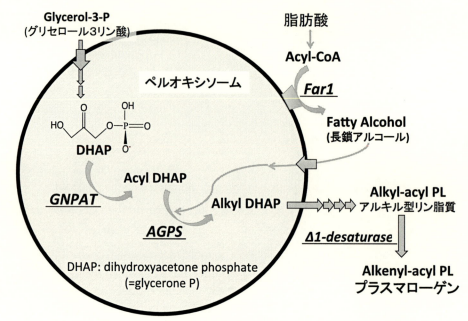

図4　ペルオキシソーム内在酵素から始まるプラスマローゲン生合成経路
GNPAT：glycerone phosphate–*O*–acyltransferase；AGPS：alkylglycerone phosphate synthase
Far 1：fatty acyl–CoA reductase；PL：phospholipid

いると考えられる。

　組織中のPls，すなわち細胞膜中のPls量は恒常性が維持されている。組織中のPls量は，合成速度とともに分解速度でも調節されている。プラスマローゲンの分解は，分子量39kDのカルシウム非依存型のPls特異的フォスフォリパーゼA2により行われる。この結果，sn-2位の脂肪酸が切断され，リゾプラスマローゲン（リゾPls）が生成する。リゾPlsは再アシル化されるか，リゾプラスマロゲナーゼによりビニルエーテル結合が分解され，長鎖アルデヒドとフォスファチジルグリセロールが生成する。長鎖アルデヒドは，酸化され脂肪酸に，あるいは還元され長鎖アルコールとなる。また，Pls由来フォスファチジルグリセロールの多くは，sn-1位とsn-2位がともに脂肪酸により再エステル化されて，ジアシル型リン脂質に再生される。リゾプラスマロゲナーゼの活性は組織Plsレベルと逆相関することが示されている。この酵素活性が高いのは肝臓と腸粘膜であり，これら組織のPls分解活性が体内のPls量を規定しているのかもしれない[11]。一方，フォスフォリパーゼA2により遊離された脂肪酸は，その多くがアラキドン酸などの高度不飽和脂肪酸であり，イコサノイドなどの脂質メディエータの合成前駆体となる。脳内Pls量が多いのは先に述べたが，脳灰白質のPls半減期は10〜30分とする報告がある。すなわち，灰白質Plsは驚くべき早さで代謝回転しており，その役割の重要性が示唆される[12]。

第2章　脂肪酸

9.4　プラスマローゲンの役割

　プラスマローゲンの生体における役割は，大きく分けて細胞膜構造に関する機能とそれ以外の機能に分けられる。細胞膜における機能の多くは，エーテル型リン脂質の特異な化学構造により，細胞膜の物理的性質を変化させることに起因する。一般的リン脂質であるジアシル型リン脂質では，細胞膜油層に当たる2本の炭素鎖の根もと部分に2つのカルボニル基があり，この部分で分子構造に屈曲が生じる。しかし，Pls の sn-1 位はカルボニル基ではなくエーテル結合のためこの屈曲が生じず，炭素鎖の根もと部分は近づけられ2本の炭素鎖の整列性が増す。すなわち，リン脂質からなる細胞膜をコンパクトにする作用があり，これにより細胞膜の流動性は制限され，剛性を増して丈夫な膜となる。この性質は，Pls に富むミエリン鞘の細胞膜構造においては特に重要である[3]。また，この構造的特徴による膜の流動性低下は，細胞膜融合を容易にする。Pls は，細胞膜融合が関与する現象であるエンドサイトーシスや，神経細胞シナプスにおけるエクソサイトーシスによる神経伝達物質の放出に重要な役割を担うことになる。Pls が欠損した RCDP（後述）患者の繊維芽細胞においては，クラスリン被服小胞（clathrin–coated pit）の平坦化に伴う，トランスフェリンのエンドサイトーシス低下が観察されている[13]。また，神経細胞においては，シナプス膜融合障害によるコリン作動性神経伝達速度の低下が報告されている[14]。

　脂質マイクロドメイン（ラフト）は，コレステロールとスフィンゴ脂質に富む細胞膜領域であるが，この脂質ラフトには Pls も他の細胞膜に比べて 30～70% も多いと報告されている[15]。脂質ラフトには細胞内情報伝達の起点である各種受容体や，多くの細胞内情報伝達分子が集積されており，その構造と機能維持に Pls は重要な役割を持つと思われる。神経シナプス膜のリピドミクス解析によると，生後 60 日間に膜脂質組成に大きな変化が見られ，Pls の蓄積とともにコレステロールやスフィンゴ脂質の増加が見られる。この脂質組成変化は，ラフト領域の安定化に伴って起こっている[16]。脂質マイクロドメインの構造維持に対する Pls の重要性に関しては，Pls 合成初発酵素である GNPAT 欠損マウスにおける，ラフトの構造破壊により明らかにされている[17]。腸粘膜上皮や血管内皮の細胞間をシールするタイトジャンクション（TJ）は，これら組織のバリア機能を担っており，この構造体もまた脂質ラフト上にあることが知られている。タイトジャンクションタンパク質の細胞膜への挿入や，エンドサイトーシスによるターンオーバーは，TJ 機能の維持や調節に重要であるが，Pls の欠損によりその TJ バリア機能が障害を受けることが示されている[18]。

　前述した，Pls の細胞膜におけるコンパクトな構造は，Pls を膜の内側（vesicle の内側）に多く配置することにより，膜を「カーブ」させることを容易にする。PlsEtn によるこの性質も，膜タンパク質の挿入やタンパク質の構造変化を容易にして，これらタンパク質の細胞膜における機能発現を促す役割がある。さらに，挿入されたタンパク質と Pls 中のビニルエーテル結合との相互作用を示す報告もある[16]。

　プラスマローゲンの細胞膜以外の役割として，ビニルエーテル結合の高いラジカル感受性に基づく抗酸化作用が挙げられる。ビニルエーテル結合の水素原子は，解離エネルギーが小さいため

109

活性酸素種により酸化され易い。そのため，Plsは細胞膜やリポタンパク質中でラジカルを補足して自らは分解する。これにより，脂質の自動酸化は停止する。Plsの抗酸化作用に関してはいくつかの報告がある。人工リポソームにPlsを導入すると，リポソーム中のコレステロールの酸化触媒による酸化反応が，抑制されることが示されている[19]。培養動脈内皮細胞（PAEC）を低酸素状態に置くと，活性酸素種（ROS）産生に伴い5日程度で細胞死が起こる。この細胞にアルキルグリセロールを添加してPlsChoを増加させた状態では，ROS産生が見られず2週間後でも細胞は生存していた[20]。すなわち，Plsレベルの増加は，低酸素症による血管内皮細胞傷害を防止することを示唆する結果である。さらに興味深いことに，インスリン合成を司る膵臓ランゲルハンス島β細胞のPlsレベルは低いことが知られているが，このことがβ細胞の酸化ストレスに対する防御能が弱いことに関連していると報告されている[21]。一方で，Plsの酸化分解の際に生成するアルデヒドや塩化物の，細胞膜や脳機能への影響とその有害性に関しては不明な点が多い[22,23]。

プラスマローゲンの*sn*-2位に結合した脂肪酸は，先にヒト血清多検体分析で示したように，アラキドン酸やDHAが高度に濃縮されている。これらは，イコサノイドなどの脂質メディエータ前駆体である。このPlsの機能は免疫細胞でも重要で，好中球の主要なリン脂質はPlsである。この細胞を，イオノフォアで刺激すると炎症性のロイコトリエンを放出する。この脂質メディエータの大半が，好中球のPlsから放出されたアラキドン酸から生成されることが示されている[24]。筆者らは，ラットにブタ脳由来のPls濃縮物を摂取させる試験を実施した。その結果，腸

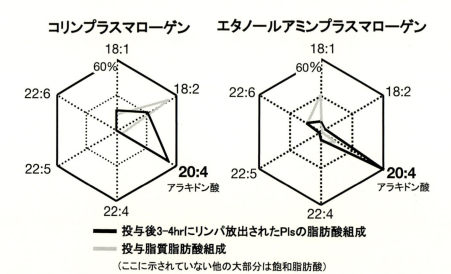

図5　ラット腸管リンパ吸収においてプラスマローゲンに再エステル化される脂肪酸の特異性
投与脂質は，試験リン脂質の10%胆汁酸エマルジョン
豚脳エタノールアミンリン脂質（プラスマローゲン 53.8%），
牛心臓コリンリン脂質（プラスマローゲン 59.1%）
（西向，原　未発表データ）

第 2 章　脂肪酸

管吸収の際に起こる *sn*-2 位への脂肪酸再エステル化において，アラキドン酸が優先的に結合することを示した（図 5，未発表データ）。また，この際食事に DHA が多い魚油などを添加すると，アラキドン酸の代わりに DHA が再エステル化されることが観察されている。このことは，脂質メディエータ前駆体としての Pls の少なくとも一部は，腸管吸収の際にも形成されることを示唆している。

　プラスマローゲンが，HDL による組織中コレステロールの搬送（逆転送）に関与していることを示す報告がある。Pls 欠乏によりマクロファージ細胞膜から HDL へのコレステロール転送速度が低下するが，これには，コレステロール転送に必要な細胞内の ACAT[注] によるコレステロールのエステル化活性に，PlsEtn が関与しているためである[25]。これに関連した試験において，Pls 欠損細胞への PUFA 含有 Pls 添加により，遊離コレステロール量が低下し，コレステロールエステル量が増加した。この効果は，18：3 以上の不飽和脂肪酸含有 Pls で最大効果となること，ジアシル型リン脂質や飽和脂肪酸含有 Pls には，効果がないことが示されている[26]。

9.5　プラスマローゲンと病態

9.5.1　アルツハイマー病との関連

　プラスマローゲン合成の初発は，前述のように細胞内ペルオキシソームである。遺伝的にペルオキシソーム形成異常を伴う Zellweger 症候群や肢根型点状軟骨異形成症（RCDP：rhizomelic chondrodysplasia punctata）では，重度の神経障害を来す。脳組織に Pls が特に多く，シナプスでの神経伝達物質放出における機能やミエリン鞘に必須な成分であることとも合わせ，記憶や学習などの脳機能に Pls が重要な役割を持つことが示唆される。アルツハイマー病との関連では，この病態の患者において，脳内障害部位で PlsCho と PlsEtn がともに減少しており，その減少の程度は認知症の重症度と相関することが報告されている[27]。また，約 1,000 名規模の認知症および健常者の血清 Pls 分析結果から，血清中の DHA 含有 PlsEtn レベルと認知症の重症度は逆相関すること，すなわち認知症が進行するほど血清 PlsEtn 濃度は減少し，この減少は認知症発症よりかなり前に始まっていることが示唆された[27]。この報告では，同時に脳灰白質の DHA 含有 PlsEtn レベルが認知症進行に従い減少し，重症患者では約 40%減少していたことが示されている。血漿 DHA 含有 PlsEtn レベルがアルツハイマー病患者で減少することは別の論文でも報告されており，この研究ではさらに血漿アミロイド β との関連も報告されている[28]。

　プラスマローゲン減少がどのようにしてアルツハイマー病態と関連するかに関しては，より具体的な知見もある。アルツハイマー病患者に蓄積したアミロイド β が，Pls 合成初発の AGPS 合成を阻害するとの報告があり[29]，この知見はアミロイド β が Pls 減少の原因であることを示唆している。また先にも述べたが，Pls 減少は細胞内の遊離コレステロール濃度を増大させるが，これがアミロイド前駆体タンパク質である APP からの，アミロイド β 生成を促進するとの報告も

[注]　ACAT：Sterol-*O*-acyltransferase = Acyl CoA–cholesterol acyltransferase

ある[30]。

9.5.2 動脈硬化症との関連

　動脈内皮に透過したLDL成分の酸化が動脈硬化巣の形成に関与することから，抗酸化作用を有するLDL中のPlsレベル低下が，動脈硬化発症に関与する可能性が考えられる。先に私どもの研究として紹介した，健常人血清多検体分析において，血清Plsレベルと各種血清パラメータとの相関解析を行ったところ，総リン脂質で補正したPlsChoレベルと動脈硬化指数（Atherogenic Index）の間に極めて強い負相関が見られた（R＝－0.674, n＝428）。PlsCho各分子種との相関では，オレイン酸含有PlsChoにおいて，さらに強い負相関が観察された（図6, R＝－0.723）[7]。この分子種は，血清中の総PlsChoの10 mol%程度と比較的マイナーな分子種であるため（図3参照），オレイン酸含有PlsChoは，動脈硬化発症の防止に係わる生理活性を持った分子である可能性が考えられる。

　冠動脈性疾患およびその疑いでカテーテル検査を行った患者50名の余剰血清を用いた研究においては，両クラスPls濃度が健常者と比較し有意な低下を示した[31]。特に，PlsChoの低下は

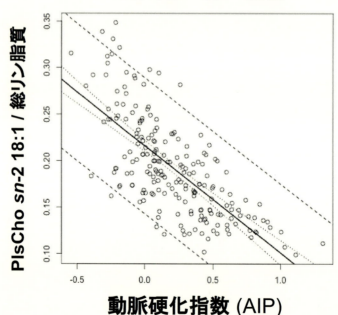

図6　血清プラスマローゲンレベルと動脈硬化関連因子の相関　－Spearman解析
オレイン酸（18：1）含有コリンプラスマローゲン（PlsCho）と動脈硬化関連指標（AIP）の相関
健常人血清多検体分析結果より（n＝428）
総コリンPls／総リン脂質 vs AIP（動脈硬化指数）ではR＝－0.674
（文献7）より引用改変）

第2章 脂肪酸

30 mol％と，PlaEtn 低下より大きかった。さらに，3本の冠動脈枝に有意狭窄があった患者の血清 PlsCho 濃度は，狭窄が見られなかった患者血清濃度に比べて有意に低下しており，これは実際の病変と血清 PlsCho 濃度が関係することを示唆する結果である。なお，この解析においては PlsEtn と総 Pls 濃度には有意な差は見られなかった。さらに，動脈硬化症防御因子として重要な，HDL 濃度にも有意狭窄の有無での差は見られず，PlsCho は HDL からは独立した，動脈硬化予防因子であることが示唆された。

　最近の研究で，Pls に非アルコール性脂肪肝炎（NASH）に対する防御作用が示唆された[32]。この研究報告では，マウスにおけるコレステロール負荷 NASH モデルにおいて，DHA 含有 Pls の減少と PPARα 発現障害が見られた。Pls の体内合成前駆体であるアルキルグリセロール投与は，このモデルにおいて，PPARα シグナル活性化を介した脂肪酸酸化（代謝）を亢進し，脂肪肝および NASH 発症を防止した。このことは，内因性 Pls の PPARα シグナルへの役割を示唆している。

9.6　おわりに

　プラスマローゲンは，我々の体内にリン脂質として広く，かなりの量が存在する。にもかかわらず，すぐれた分析法がなかったため長い間謎の多い脂質であった。近年，LC-MS/MS などの優れた分析法の普及により，ようやくその正体が明らかになりつつある。これまで述べてきたように，細胞膜で重要な働きをしているとともに，その抗酸化作用やアラキドン酸，DHA と言った脂質メディエータ前駆体としても機能しており，現在分かっているよりも広範な機能が予想される。本文では多く記さなかったが，脂質メディエータにおける ω3 系と ω6 系脂肪酸のバランスは，体内での炎症反応のコントロールに極めて重要である。慢性炎症の関与する病態は，メタボリック症候群を始めとして，本稿でも紹介したアルツハイマー病，動脈硬化症など非常に多く，これらの病気の予防に Pls 脂肪酸組成のコントロールは有効であると思われる。いくつかの食材において，Pls ないしその前駆体であるアルキル型リン脂質が含まれていることが知られており，これらを用いた疾病予防に期待したい。

文　　　献

1)　F. Snyder, *Biochim. Biophys. Acta.,* **1436**, 265 (1999)

2)　X. Han *et al., J. Neurochem.,* **77**, 1168 (2001)

3)　A. A. Farooqui *et al., Neuroscientist,* **7**, 232 (2001)

4)　N. E. Braverman *et al., Biochim. Biophys. Acta.,* **1822**, 1442 (2012)

5)　M. Honsho *et al., Biochim. Biophys. Acta.,* **1783**, 1857 (2008)

食品機能性脂質の基礎と応用

6) P. Wiesner *et al.*, *J. Lipid Res.*, **50**, 574 (2009)

7) M. Nishimukai *et al.*, *J. Lipid Res.*, **55**, 956 (2014)

8) D. Hardeman *et al.*, *Biochim. Biophys. Acta.*, **1006**, 1 (1989)

9) F. Paltauf, *Chem. Phys. Lipids*, **74**, 101 (1994)

10) T. C. Lee, *Biochim. Biophys. Acta.*, **1394**, 129 (1998)

11) L. C. Wu *et al.*, *J. Biol. Chem.*, **286**, 24916 (2011)

12) T. A. Rosenberger *et al.*, *J. Lipid Res.*, **43**, 59 (2002)

13) T. P. Thai *et al.*, *Hum. Mol. Genet.*, **10**, 127 (2001)

14) R. Périchon *et al.*, *Biochem. Biophys. Res. Commun.*, **248**, 57 (1998)

15) L. J. Pike *et al.*, *Biochemistry*, **41**, 2075 (2002)

16) K. Tulodziecka *et al.*, *Mol. Biol. Cell*, **27**, 3480 (2016)

17) C. Rodemer C *et al.*, *Hum. Mol. Genet.*, **12**, 1881 (2003)

18) D. Komljenovic *et al.*, *Cell Tissue Res.*, **337**, 281 (2009)

19) R. Maeba *et al.*, *J. Lipid. Res.*, **44**, 164 (2003)

20) R. A.,Zoeller *et al.*, *Am. J. Physiol. Heart Circ. Physiol.*, **283**, H671 (2002)

21) J. M. Dean *et al.*, *Protein Cell*, **9**, 196 (2018)

22) G. Marsche *et al.*, *Arterioscler. Thromb. Vasc. Biol.*, **24**, 2302 (2004)

23) A. Ullen *et al.*, *Free Radic. Biol. Med.*, **49**, 1655 (2010)

24) F. H. Chilton *et al.*, *J. Biol. Chem.*, **263**, 5260 (1988)

25) R. Mankidy *et al.*, *Lipids Health Dis.*, **9**, 62 (2010)

26) M. Igarashi *et al.*, *J. Alzheimers Dis.*, **24**, 507 (2011)

27) D. B. Goodenowe *et al.*, *J. Lipid Res.*, **48**, 2485 (2007)

28) S. Yamashita *et al.*, *J. Alzheimers Dis.*, **50**, 527 (2016)

29) M. O. Grimm *et al.*, *J. Neurochem.*, **116**, 916 (2011)

30) T. Hartmann *et al.*, *J. Neurochem.*, **103** Suppl 1, 159 (2007)

31) M. Nishimukai *et al.*, *Clin. Chim. Acta.*, **437**, 147 (2014)

32) J. E. Jang *et al.*, *Hepatology*, **66**, 416 (2017)

10　機能性リン脂質の加工と生理作用

日比野英彦*

10.1　はじめに

10.1.1　食品用リン脂質の名称

　食品工業を含む産業界で使われるリン脂質に相当する「レシチン」という用語がある。リン脂質が工業的に使用される多くの場合，「レシチン」という慣用名が使用される。「レシチン」という名称は，食品添加物のリン脂質を含む油脂混合物，例えば大豆レシチン，卵黄レシチン，油脂混合物から食品衛生法で脱脂溶媒と認められているアセトンで脱脂されたリン脂質，医薬品に使われている脱脂リン脂質やホスファチジルコリン（PC）を濃縮したもの，生化学分野の PC にも使用されている。その使用例がどの分野の資料であるかを見極めないと正しい成分の認識はできない。食品や生化学分野でホスファチジルエタノールアミン（PE）も慣用名の「ケファリン」を使用することがある。健康食品分野で用いられる「レシチン」という用語にもこの区別はない。

10.1.2　食品用リン脂質の原料

　食品工業で使用されているリン脂質の原料は主に大豆であるが，大豆には遺伝子組み換え品（GMO：Genetically modified organism）と，非遺伝子組み換え品（NGMO：Non-GMO）があるため大豆レシチンにも GMO と NGMO がある。アレルギー任意表示の大豆レシチンのほか，マヨネーズなどに使われている卵黄レシチンには，アレルギー表示義務がある。最近，食品添加物として認可されたヒマワリ起源のレシチンは，NGMO でアレルギー表示は不要である。ヒマワリレシチンは，GMO の輸入規制をしている EU 向けの油脂製品への添加や，GMO を忌避している消費者に適している[1]。トウモロコシや菜種を起源とする原料は，潜在的に豊富であるがまだ未利用資源である（表1）。

　ホスファチジルセリン（PS）は，原料として EU では牛脳からの単離が進んでいたが，1980年代にイギリスで発生した狂牛病の危険部位であることから開発は中止された。

　高度不飽和脂肪酸（PUFA）を含む原料として卵黄油，魚卵油，オキアミ油（クリルオイル）がある。これらの原料は，食品としての品質を高めるため超臨界ガス抽出や薄膜蒸留処理などで製品化されている。特に，卵黄リン脂質は，主要構成脂肪酸にパルミチン酸が豊富であるが，アラキドン酸や DHA などの PUFA も含有している（表2）。養鶏の摂餌中に魚油を添加すると卵黄リン脂質の PE に DHA が濃縮され，DHA の豊富な鶏卵が生産される。卵黄油は，リン脂質以外に豊富にコレステロールを含んでいるため，継続的摂取は血中コレステロールを高めることから栄養学的に問題が指摘されてきた。しかし，最近，長期に鶏卵を摂取しても血中コレステロール量を高めず[2]，内因性のコレステロール合成を抑制することが明らかになったことから，FDA や日本の厚生労働省の食事摂取基準からコレステロールの摂取限値が廃止され，鶏卵の栄養的評価が大きく向上した。

　＊　Hidehiko Hibino　日本脂質栄養学会　監事

食品機能性脂質の基礎と応用

表1　食品用リン脂質原料の特徴

リン脂質	大豆	コーン	ヒマワリ	菜種	卵黄	牛脳
PC	27	30	35	30	69	18
PE	22	25	10	10	24	36
PI	15	10	20	20	—	2
PA	10	9	—	—	—	2
PS	1	1	—	—	3	18
SM	—	—	—	—	1	15
食品添加物原料（日本）	OK	NO	OK	OK	OK	NO
特徴	GMO & NGMO　A	GMO NA	NGMO NA	GMO& NGMO NA	卵黄油として栄養評価が高い　A	狂牛病危険部位

GMO：遺伝子組み換え品，NGMO：非遺伝子組み換え品，
NA：非アレルギー表示，A：アレルギー表示

表2　卵黄レシチンの各リン脂質の脂肪酸組成

脂肪酸の構造	全卵	PC	PE
14:0		0.1	
15:0		0.1	
16:0 DMA	0.2	tr	0.8
16:0	29.4	32.5	18.2
16:1	1.2	1.5	0.4
17:0	0.2	0.2	0.3
18:0 DMA	0.2	0.1	0.3
18:0	15.6	11.7	25.8
18:1	27.4	29.4	17.2
18:2	14.1	14.8	9.4
18:3n-3		0.2	
20:3n-6	0.3	0.4	0.4
20:4n-6（AA）	5.5	3.3	11.5
20:5n-3		0.1	tr
22:4n-6		0.6	0.5
22:5n-6		tr	tr
22:5n-3		tr	tr
22:6n-3（DHA）	5.9	4.1	12.1
リン脂質の組成		70	30

DMA：ヂメチルアセタール（プラズマローゲン型リン脂質起源）

第 2 章 脂肪酸

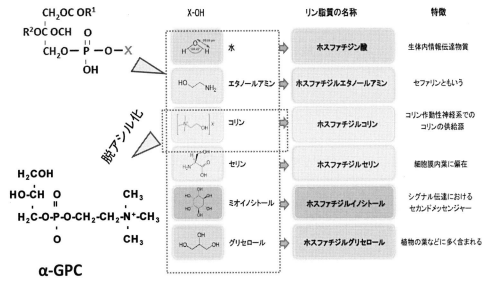

図1 天然リン脂質の構造と名称

10.2 食品用リン脂質の構造

　天然リン脂質の構造と名称を図1に示した。その分子構造中のホスファチジン酸（PA）のリン酸に結合した水素の代わりに結合する塩基を含む親水性部により名称と機能が決まる。親水性部が，エタノールアミンならPE，コリンならPC，セリンならPS，ミオイノシトールならホスファチジルイノシトール（PI），グリセロールならホスファチジルグリセロール（PG）と呼ばれる。図1に掲載されたリン脂質以外にグリセロールの sn-1 位のエステル結合がエーテル結合であるエーテル型リン脂質があるが，ビニルエーテル結合のPCやPEがプラズマローゲンとして，ジPGがカルジオリピンとして知られている。グリセロール骨格の代わりにスフィンゴ骨格を持つスフィンゴミエリン（SM）も存在する。
　各リン脂質の1個の脂肪酸が，加水分解された一脱アシル体をリゾリン脂質，例えばリゾPC（LPC）以外に，LPA，LPS，LPIが知られており，PCの2個の脂肪酸が加水分解されたグリセロホスホコリン（GPC）も存在する。PEでは，一級アミンのエタノールアミンにオレイン酸などの脂肪酸が結合したリン脂質でありながら3個の脂肪酸のある3本鎖PEも知られ[3]この3本鎖PEから加水分解されたアシル化エタノールアミンにも脂肪酸ごとに異なる生理作用が知られている。PIはリン酸化イノシトールの3，4，5位をリン酸化した1リン酸体3種，2リン酸体3種，3リン酸体1種，元のPIと計8種類があり，交互に交換をしあい，糖鎖を付けた高分子のPIも存在している[4]。
　リン脂質は，同一クラスでも構成脂肪酸組成により異なる各分子種によってその性質が異なる。結合する脂肪酸種には，超長鎖，長鎖，中鎖，短鎖があり，特に，sn-2 位に結合するアラ

食品機能性脂質の基礎と応用

キドン酸，EPA，DHA などの PUFA を有するリン脂質，例えば PC，PS の多様な生理機能が
多数検討されている。リン脂質から加水分解された PUFA の代謝産物，コリン，セリン，スフィ
ンゴ-1-リン酸（S1P）の生理機能も注目されている。

10.3 天然リン脂質の加工

　天然リン脂質の加工には，アセトンによる脱脂リン脂質のエタノール分別による PC 分画が広
く工業的に行われている（表3）。食品用天然リン脂質の分解改変には，食品添加物のホスホリ
パーゼが多用されている。ホスホリパーゼには，リン脂質の脂肪酸エステルを加水分解する A
と，リン酸-アミンのリン酸エステルを加水分解する D がある。ホスホリパーゼ A は，sn-1 位
を加水分解して 2-アシル PC を産生する A_1 と，sn-2 位を加水分解して 1-アシル PC を産生する
A_2 があり食品工業で使用され，生化学的には多数のアイソザイムが見出され多様な生理機能が
発見されている。ホスホリパーゼ D は，加水分解反応によりリン脂質から PA，LPC から LPA
とコリンを産生する（表3）。さらにホスホリパーゼ D の塩基交換反応により PC，PE を基質と
してセリンとの交換により PS（図2），グリセロールとの交換により PG が製造される。PI は
構造上ホスホリパーゼ D の塩基交換反応を受けないため未反応体として濃縮できる。PI との反
応を可能にするためこの酵素を規定している遺伝子の改変が知られている[5]が食品添加物として
は使用できない。LPC を基質としてホスファチジル基交換反応を行うと sn-2 位の水酸基と sn-3
位のコリンが遊離したリン酸基との間で環化しサイクリックホスファチジン酸（cPA）が製造さ
れる（図3）[6]。

　GPC は PC を基質として硫酸-メタノール系により脂肪酸をエステル化で除去する，ホスホリ
パーゼ A_1 と A_2 を用いて脂肪酸を位置特異的に段階的に加水分解して除去し，およびホスホリ
パーゼ B を用いて二つの脂肪酸を同時に加水分解して除去する方法でも製造できる。

表3　天然リン脂質の加工

物理的方法による改質 　アルコール分別	PC の濃縮
酵素による改質 　ホスホリパーゼ A_2 　ホスホリパーゼ D	リゾ PC の製造 PG（ホスファチジルグリセロール）の製造 PI（ホスファチジルイノシトール）の濃縮 Cyp（サイクリックホスファチジン酸）の製造 LPA（リゾホスファチジン酸）の製造
化学的方法による改質 　酸・アルカリ処理 　無水酢酸処理 　乳酸と過酸化水素処理	部分水和レシチンの製造 GPC（グリセロホスホコリン）の製造 アセチル化レシチンの製造 水酸化レシチンの製造

118

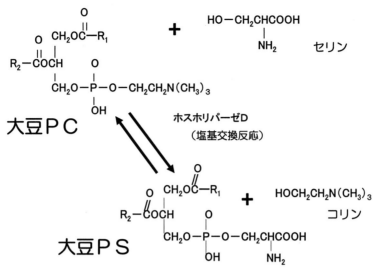

図2 塩基交換反応を利用した大豆PSの製造法

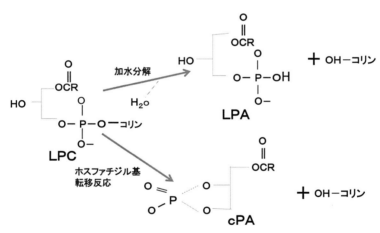

図3 サイクリックホスファチジン酸とリゾホスファチジン酸の構造と製法

10.4 リン脂質の生理機能
10.4.1 集合体としての機能

　数千のリン脂質分子種で構成されている生体膜は，脂質二重層を構造の基本としている。分子種組成は，臓器組織，細胞種，細胞内小器官により，さらに二重層の外側と内側で異なっている。形質膜は，アミノリン脂質のPS，PE，酸性リン脂質のPIは，細胞質側に，PC，SMをはじめとするスフィンゴ脂質は，細胞外側，細胞内膜では内腔側に存在する。脂質分子種の脂質二重層内外の非対称は，細胞外側からの刺激に応答して細胞内側での応答がリン脂質フリッパーゼを介し，リン脂質分子種の内側から外側に，外側から内側に移行して細胞の生理作用を発揮する[7]。

　リン脂質膜は，細胞の曲率と膜の安定性からコレステロールを含み，細胞機能のために蛋白質

食品機能性脂質の基礎と応用

（酵素類）が多数存在する。リン脂質膜に存在する酵素は，またリン脂質と相互反応して生理機能を発揮している。PA や PI の酸性リン脂質や SM は，生体膜中で蛋白質と強く相互作用している。また，PC は，境界脂質としても働いていると考えられている。これらのリン脂質は，膜に存在する蛋白質のコンフォメーションを変化させ，その活性発現を制御している[8]。例えば哺乳類の暗光受容体の G 蛋白質共役受容体であるロドプシン 1 分子にオレイン-DHA-PC 250 分子が境界脂質として作用している[9]。

リン脂質は，自己組織化により閉鎖球体の小胞を作る。生体内は，肝臓から末梢組織に脂質を送達するリポ蛋白質，母胎は，胎児や乳児に母乳中の脂肪球として脂質を送達している。リポ蛋白質には，カイロミクロン（180〜500 nm）から HDL（7.5〜10 nm）まで，母乳中の脂肪球は，2〜6 μm の粒径になるよう輸送球体の曲率を認識する分子機構がある。この生体膜の曲率を認識する機構は，"ArfGAP1 Lipid Packing Sensor モチーフ"と名付けられている[10]。

10.4.2 リン脂質およびその分解物・関連化合物の物理・生理機能

リン脂質の主な生理的役割は，生体膜の構築，膜流動性の調節機能，必須脂肪酸の貯蔵庫，膜受容体の維持，生体維持機能（ホメオスタシス）の制御である。

⑴ ホスファチジルコリン（PC）

肝障害治療効果を持つ脂肪肝用治療薬 EPL の主成分であるポリエンホスファチジルコリン（PPC）は，大豆より抽出されたリン脂質である。PPC には 2 分子の脂肪酸が含まれているが，その内の約 2/3 がリノール酸である。非アルコール性脂肪肝の治療には，ジリノール PC とアデニルメチオニンとの抗過酸化による相乗効果が有効である[11]。ジラウリル PC[12]が，核内ホルモン受容体 LRH-1（the liver receptor homology-1：転写因子）のアゴニストリガンドとして発見された。ジラウリル PC 処置は，インスリン抵抗性の 2 種のマウスモデルで脂肪肝を減らし，グルコース恒常性を改善した。これらの知見から，胆汁酸代謝グルコース恒常性を制御する LRH-1 依存性 PC 伝達経路を同定した。肝臓中の増加する蓄積脂肪→脂肪肝への発達は，インスリン抵抗性と II 型糖尿病と密接に相関している。

⑵ PUFA 含有 PC（PUFA-PC）

魚卵油，クリルオイル（オキアミ油），卵黄油には EPA，DHA，アラキドン酸を含有する PC が存在している。魚卵油では DHA-PC が主成分で記憶学習能向上[13]，睡眠の質の向上[14]，クリルオイルは EPA-PC が主成分で生活習慣病の予防，脳の活性化，月経前症候群の改善が報告されている[15]。EPA-PC[16]の生体内生理機能は細胞膜蛋白質（例えば，受容体など）のフォールディグ（特定の立体構造に折りたたまれる現象）を促進するケミカルシャペロン（蛋白質高次構造や安定化にかかわる低分子化合物の総称）としての機能と EPA-PC が形成する細胞膜のマイクロドメインが細胞分裂部位として細胞分裂に重要である。DHA-PC が生理機能を発現する可能性を示唆される分子生物学的発見[17]は，DHA 結合リン脂質から DHA を特異的に遊離させ，その代謝物であるレゾルビン D1 の産生を促進し，局所の炎症を収束させる抗炎症性ホスホリパーゼ A_2（Resolving sPLA$_2$：分泌型ホスホリパーゼ A_2-II D）が見出された。sPLA$_2$-X は，

120

sPLA$_2$中で最強のPC分解活性を有し，生体内ではアラキドン酸よりDHAを優先的に遊離させ抗炎症効果を発揮している[18]。

　魚と異なり，ヒトではPUFAをトリアシルグリセロール中にはなくリン脂質のsn-2位に結合している。このリン脂質は細胞外の刺激に対し，恒常性を維持するため膜からPUFAを切り出しエイコサノイドやドコサノイドに代謝する。特に，アラキドン酸からアラキドン酸カスケードに従った代謝物のプロスタグランジンや，ロイコトリエンの機能は，多彩である。最近，EPAからの代謝物レゾルビンの炎症収束やDHAからの代謝物プロテクチンの神経保護作用が発見されている[19]。

(3) リゾホスファチジルコリン（LPC）

　sn-1-DHA-LPCはMfsd2 a（Major facilitator super family domain containing 2a）によって脳血液関門を通過してDHAを脳内に取り込ませている。Mfsd2aは，ナトリウム依存性リゾPC輸送体であり，オメガ3DHAの輸送体（蛋白質）である[20]。

(4) グリセロホスフォコリン（GPC）

　GPCの中枢作用[21]には，認知症改善，学習能向上，ストレスホルモンの分泌抑制[22]，と末梢作用には，成長ホルモン分泌促進，肝機能障害改善，血圧低下作用，競技パフォーマンスの向上，感染時免疫能・傷害時修復能向上がある。成長ホルモン分泌促進作用[23]から筋肉増強剤，育毛剤：脱毛予防，スポーツパフォーマンス向上効果，ノンレム睡眠増強がある。また，GPCは，血液の等潮性維持物質のオスモライトであり[24]，脳へのコリン補給，爪割れ防止が知られている。

(5) サイクリックホスファチジン酸（cPA）

　cPAは育毛剤のミノキシンの2.5倍の毛乳頭細胞活性化作用があり，育毛効果がある。線維芽細胞増殖因子の増加から化粧品，医薬品に応用され薄毛に有効な発毛効果，ヒアルロン酸産生能の活性化による肌質改善（張り，引き締め，潤い），細胞骨格量増加によるコラーゲン接着の増加やアンチエイジング効果も知られている[25]。

(6) ホスファチジン酸（PA）

　PSと併用した運動機能向上効果，L-ロイシン・β-ヒドロキシ-β-メチル酪酸・ビタミンD$_3$と併用した筋肉増強剤効果および抗潰瘍作用が知られている[26]。ジオレイルPAはⅠ型プロコラーゲン産生を促進し真皮層強化により化粧品に応用されている[27]。

(7) リゾホスファチジン酸（LPA）

　LPA[28]は，情報伝達物質であり胃粘膜防御因子のプロスタグランジンE$_2$産生増強，血管新生，創傷治癒，がんの浸潤促進，神経細胞の突起退癒，細胞増殖，細胞骨格構築，抗アポトーシス（腸管上皮細胞），細胞遊走，脳神経系幹細胞生育作用（臭覚）がある。LPA[28]は，体毛形成促進剤として育毛薬に応用され，慢性疼痛用創薬やアクチンストレスファイバーの形成促進も知られている。

(8) ホスファチジルエタノールアミン（PE）

　経口摂取したPUFAは，組織や脳ではPEに取り込まれ，そこから生理機能に必要なPSにホ

スファリパーゼDによって変換される。PEとトコフェロールとアスタキサンチンの組み合わせは，特に *in vivo in vitro* でリン脂質のPUFAを酸化から保護する[29]。PEは，PCの *sn*-1位の脂肪酸がエタノールアミンにアシル転移され，3本鎖のPEになる経路もある。この3本鎖PEに特異的なホスホリパーゼDによってリン酸-アミン結合が分解され，エタノールアミン脂肪酸エステルが生成されて生理機能を発揮する[30]。N-エタノールアミンオレイン酸は，食欲抑制作用（受容体はPPARα, GPR118）で緑茶成分エピガロカテキンガレートと併用したダイエット作用，N-エタノールアミンパルミチン酸は，抗炎症作用と鎮痛作用（受容体はPPARα），N-エタノールアミンアラキドン酸は，幸福感因子と呼ばれるアナンダミド（受容体はCB1, TRPV1）であり，主な生理作用からエンドカンナビノイドやエンドバニロイドが痛覚阻害剤の医薬品シードとしての開発が期待されている[31]。

(9) リゾホスファチジルエタノールアミン (LPE)

LPEは，細胞遊走と抗アポトーシス作用が知られている[30]。

(10) ホスファチジルセリン (PS)

PSは，脳活性化作用から認知症改善[32]，肉体的精神的ストレスの緩和効果があり，生化学的に細胞表面のアポトーシスマーカーで単球の貪食（イートミー作用）の標的となる[33]。

(11) リゾホスファチジルセリン (LPS)

LPSは，肥満細胞の活性化により脱顆粒を起こし，免疫賦活を促進し，神経細胞の突起進展，細胞遊走を起こす[34]。一方，DHA-LPSの免疫抑制作用は，抗アレルギー薬開発のシードとなる。

(12) ホスファチジルイノシトール (PI)

PIは，アルツハイマー病治療効果，神経細胞死抑制効果があり，PSと共存で循環器疾患改善効果が知られている[35]。

(13) リゾホスファチジルイノシトール (LPI)

LPIは，痛覚抑制，膵臓からのインスリン分泌促進，形質転換細胞の分裂促進効果が知られている[36]。

(14) カルジオリピン (CL)

CLは，アポトーシス制御因子，ミトコンドリア膜蛋白質の高次機能維持と活性調整が知られている[37]。

(15) スフィンゴミエリン (SM)

SMは，セラミド増加による肌保水性向上と皮膚バリアー機能向上が知られている。

(16) スフィンゴシン 1-リン酸 (S1P)

S1Pは，血管成熟，細胞遊走，リンパ球ホーミング抑制が知られている[38]。

10.5 おわりに

リン脂質の生理機能から観た潜在力と可能性から「リン脂質」時代の到来が期待される。それは，リン脂質の生理機能が遺伝子を制御することからポストDNA素材と思われる。現在は，中

第 2 章　脂肪酸

枢神経系調節が主体である。潜在的市場規模は大きいが実現可能性の低い分野に抗腫瘍があるが，より実現可能性の高い分野に免疫賦活や老化制御，過酸化脂質抑制やアレルギー低減化がある。潜在的市場規模も大きく実現可能性も高い分野に高血圧予防，コレステロール制御，糖尿病予防，整腸が予測（三菱総合研究所調査報告）されている。

　新たな展開としてアメリカではスポーツニュートリションの素材として PA，PS，GPC は既に展開が始められ，PC や GPC の構造成分であるコリンが，遺伝子を制御するメチル供与体としてコリン補給が推奨されている[39]。この潮流は，やがて我が国にも流入してくると予測される。

　リン脂質は，生体内存在物質（例えば母乳に存在）であることから，開発の過程で安全性に問題が生じて，商品化を断念する可能性が非常に低い素材であり，多方面で多様な研究が現在も展開されている。

文　　　献

1)　総理府食品安全委員会第 107 回添加物専門調査会
2)　W.O.Song *et al., Am Coll. Nutr.,* **19**，556s-563s（2000）
3)　H.H.O.Schmid *et al., Prog. Lipid Res.,* **29**，1-43（1990）
4)　坂野喜子ほか，日本生理学誌，**60**，43-58（1998）
5)　岩崎雄吾，オレオサイエンス，**13**，456-469（2013）
6)　室伏きみ子，特許第 5933338（2016）
7)　K.Gawrisch *et al., Chem. and Phys. Lipids,* **153**，64-75（2008）
8)　梅田真郷，医学のあゆみ，1105-1111（2014）
9)　K.Gawrisch *et al., Chem. Phys. Lipids,* **153**，64-75（2008）
10)　伊藤俊樹，医学のあゆみ，**248**，1069（2014）
11)　C.S.Lieber *et al., Nutrition Research,* **27**，565-573（2007）
12)　J.M. Lee *et al., Nature,* **25**，506-510（2011）
13)　小林勇紀ほか，脂質栄養学，**21**，200（2012）
14)　大久保剛ほか，睡眠と環境，**8**，9-14（2011）
15)　B.Harald，"The Oily Ptress"，Bridgwater UK（2007）
16)　栗原達夫ほか，医学のあゆみ，**249**，1221（2014）
17)　山本圭ほか，生化学，**83**，449（2011）
18)　竹富芳隆ほか，医学のあゆみ，**243**，949（2014）
19)　有田誠，医学のあゆみ，**248**，1199-1204（2014）
20)　Ben-Zvi A *et al., Nature,* **509**，503-506（2014）
21)　D. P. Maioney AIF *et al., Lancet,* **2**，1403（1976）
22)　P. Monteleone *et al., Eur. J. Clin. Pharmacol.,* **42**，385-388

23) T. Kawamura *et al., Nutrition,* **28**, 1122-1126 (2012)

24) Gullam *et al., Renal. Physiol. Biochem.,* **12**, 191 (1989)

25) http://ikumou-goodlife.com/ikumou-news/cpa

26) G. Escalante *et al., J. Int. Soc. Sports Nutr.,* **2**, 13:24 (2016)

27) 化学工業日報, 6 月 9 日 (2009)

28) 清水嘉文ほか, 生化学, **83**, 506-517 (2011)

29) 原節子ほか, 油化学, **43**, 175-179 (1997)

30) 坪井一人ほか, 生化学, **83**, 485-497 (2011)

31) V. D. Marzo *et al., Nature,* **372**, 686-691 (1994)

32) A. Kataoka *et al., J. Pharmacol. Soc.,* **98**, 307-314 (2005)

33) R. Hanayama *et al., Sience,* **304**, 1147-1150 (2004)

34) 井上飛鳥ほか, 生化学, **83**, 518-524 (2011)

35) M. Prasad *et al., Neurochem. Res.,* **23**, 81-88 (1998)

36) 杉浦隆之ほか, 生化学, **83**, 525-535 (2011)

37) 中川靖一, 生化学, **6**, 474-484 (2011)

38) S. Mandala *et al., Science,* **296**, 346-348 (2002)

39) J. C. Howe *et al.,* USDA Database for the Choline Content of Common Food (2004)

第3章　医学的な効果

1　食品機能性脂質による肥満の予防と軽減

宮本崇史[*1]，島野　仁[*2]

1.1　肥満の定義と現状

　厚生労働省が提供する e-ヘルスネットでは，「肥満とは体重が多いだけではなく，体脂肪が過剰に蓄積した状態」と定義されている。(一社)日本肥満症予防協会では肥満がリスクとなる関連疾患として，①糖尿病・耐糖能異常，②肥満関連腎臓病，③高血圧，④心筋梗塞・狭心症（冠動脈疾患），⑤脳梗塞，⑥痛風・高尿酸血症，⑦脂質異常症，⑧脂肪肝，⑨睡眠時無呼吸症候群・肥満低換気症候群，⑩整形外科的疾患，⑪月経異常・妊娠合併症を挙げている。肥満は体脂肪の蓄積状態によって「内臓脂肪型肥満」と「皮下脂肪型肥満」に分けられ，前者は特にこうした疾患のもととなることが知られている[1,2]。したがって，健康寿命を延伸するうえで肥満の予防対策は重要な課題として位置付けられている[3]。

　現在最も使用されている国際的な肥満度の指標は BMI（Body Mass Index：体重(kg)／身長 $(m)^2$）であり，1835 年に Lambert Adolphe Jacques Quetelet によって提唱されたものである[4]。BMI による肥満の判定基準は国により異なっており，日本では BMI $\geq 25\,kg/m^2$ が肥満と判定されている（日本肥満学会(2011 年)による肥満の判定基準）。一方，世界保健機関（WHO）は BMI $\geq 25\,kg/m^2$ を「過体重」として分類しており，肥満と定義されるのは BMI $\geq 30\,kg/m^2$ からである。アメリカを含む欧米諸国では WHO の判定基準が使用されている。こうした判定基準の違いを生み出している理由の 1 つは人種差であり，日本人は欧米人と比べて BMI が低くても体脂肪率が高い傾向にあること[5]，さらに WHO expert consultation が行ったメタ解析によると，日本人を含むアジア人は白人よりも BMI が低くても内臓脂肪のレベルが高い傾向にあり，BMI $23\,kg/m^2$ 以上で糖尿病や循環器疾患に対するリスクが増加するためである[6,7]。また，日本で行われた国民健康・栄養調査の結果（2016 年）では，BMI $\geq 30\,kg/m^2$ の割合は男性で 4.4%，女性で 3.8%しかおらず，WHO の判定基準に基づいた肥満判定は日本人の実態に即していない点も理由として挙げられる。

　世界中で BMI $\geq 25\,kg/m^2$ の人口は年々増加しており，2005 年の 13 億 3700 万人から 2030 年には 19 億 2300 万人まで増加すると見積もられている[8]。一方日本では 1973 年以降に行われた厚生労働省による身体状況調査によると，男性の場合，BMI $25\sim30\,kg/m^2$ の割合は 2000 年までは増加傾向であったが，それ以降は 25%程度で横ばいの傾向にある。一方 BMI $\geq 30\,kg/m^2$

＊1　Takafumi Miyamoto　筑波大学　医学医療系　内分泌代謝・糖尿病内科　助教
＊2　Hitoshi Shimano　筑波大学　医学医療系　内分泌代謝・糖尿病内科　教授

の割合は 1973 年から増加傾向を示している。女性の場合，BMI 25～30 kg/m^2 の割合は減少傾向にあるが，BMI ≧ 30 kg/m^2 の割合は 1995 年以降 3 ％台で横ばいの傾向にある。2015 年度版の「日本人の食事摂取基準」では様々な疫学調査の結果をふまえ，日本人成人の BMI の上限を26.9 kg/m^2 とし，下限を年齢別に 18.5 kg/m^2（18～49 歳），20.0 kg/m^2（50～69 歳），21.5 kg/m^2（70 歳以上）と設定している。注意しないといけない点は，日本人を対象としたコホート研究では，男性で BMI < 23 kg/m^2，女性で BMI < 21 kg/m^2 になると死亡リスクが有意に高くなることである[9]。したがって BMI は適切な範囲内に留める必要がある。特に女性においては過度なダイエットをしないように促す必要がある。

　肥満が生じる原因だが，基本的にはエネルギー摂取量（ほとんどは食事由来）がエネルギー消費量（基礎代謝，食後の熱産生，身体活動の総和）を上回った結果，余剰なエネルギーが脂肪組織へ蓄積されたために生じる場合が多い（正のエネルギー収支バランス）[10]。Claude Bouchardは肥満の 75％は環境的要因で，25％は遺伝的要因によると述べている[11]。環境的要因としては，食文化や嗜好性，個人の経済状態，生活環境や心理状態，睡眠など多数の要因が存在し，これらが複雑に絡んでいる[10,12]。遺伝的要因としては，日本人の場合は体重調節に関わるヒトゲノム上の 193 の遺伝的変異が報告されている[13]。これは欧米で行われた同様な解析で抽出された肥満関連性の遺伝的変異とは異なっており，今後日本での肥満予防や軽減を目指す場合には，日本人を対象としたコホート研究を行うことの重要性を示唆している。その他，胎児期や新生児期の栄養状態によるエピジェネティックな変化[14]や様々な遺伝性疾患（プラダー・ウィリー症候群，バルデ・ビードル症候群，アルストレム症候群，コーエン症候群），内分泌疾患（甲状腺機能低下症，クッシング症候群），抗うつ薬や抗てんかん薬，経口血糖降下薬などの副作用などでも肥満が生じることが知られている。

1.2　肥満の予防や治療

　肥満の予防や治療を行う場合，食事と運動の改善が第一選択となるが，状況によっては薬物療法や外科手術（胃バイパス手術）などの措置が取られる。本稿では非外科的療法について記述する。

1.2.1　食事と運動

　基本原則として，エネルギー消費量がエネルギー摂取量を上回っていれば体重は減少する。これまでに食事摂取量のコントロールが肥満の予防や軽減に有効であることは多くの研究によって支持されている[15]。「日本人の食事摂取基準」では，成人（18 歳以上）の 1 日当たりの摂取カロリーは以下の式によって算出される。

　　推定エネルギー必要量（kcal/日）＝基礎代謝量（kcal/日）×身体活動レベル
　　　基礎代謝（kcal/日）＝[0.0481×体重（kg）＋0.0234×身長（cm）－0.0138×年齢－R]×238.892
　　　R：（男性：0.4235，女性：0.9708）

第3章　医学的な効果

　計算上，脂肪細胞1gを7kcalとした場合，一日の摂取カロリーを269kcal（約ご飯1膳分）減らせば38.4g/日の体重減少となる。しかし，上記計算式からわかるように，体重が減少すれば基礎代謝量も低下するため，推定エネルギー必要量も変化する。したがって長期的なカロリー摂取制限による体重コントロールを行う場合には，一定期間ごとに体重や生活状況を見直し，その都度適切なカロリー摂取量を設定する必要がある。また近年はダッシュダイエット（野菜や果物，全粒穀物などを十分に摂取し，飽和脂肪酸が多い食品を制限した食事）や地中海ダイエット（主として植物性の食事やチーズ，ヨーグルト，魚などを中心とした食事）のように，摂取カロリーを大きく変えずとも，食事の質を変えることで肥満予防に効果があるとする報告もある[16]。食事の質という観点から見た場合，日本国内では肥満者の割合に地域差があり[17]，この背景の1つには地域ごとの多彩な食文化があると考えられている。食事による肥満の予防や軽減の効果を十分に発揮するためには長期的な継続が重要である。そのため，食事を通した肥満の予防や軽減を目指す場合，個人の嗜好性や地域の食文化が十分に尊重される必要がある。

　また，肥満の予防や軽減を実現するためには，食事と共に運動が重要であることも知られている。厚生労働省による「健康づくりのための身体活動基準2013」では，18〜64歳の場合，歩行またはそれと同等以上の身体活動を毎日60分，息が弾み汗をかく程度の運動を毎週60分行うことが目標として設定されている。一方65歳以上の高齢者に対しては，運動強度を問わず，毎日40分の身体活動が推奨されている。食事と運動をそれぞれの生活状況に合わせてうまく組み合わせることが長期的に体重コントロールを継続するうえで重要である。

1.2.2　薬物療法

　日本における肥満の薬物療法の方針としては，まずは食事療法や運動療法を3か月を目途に行い，それで改善が認められない上で，①肥満に伴う質的な健康障害を2つ以上保有かつ$BMI \geqq 25 \, kg/m^2$・内臓脂肪面積$100 \, cm^2$以上の場合と，②肥満に伴う量的な健康障害を1つ以上保有かつ$BMI \geqq 30 \, kg/m^2$の場合が対象となる[18]。国内で使用され得る薬物はMazindolとCetilistatであり（保険収載されているのはMazindolのみ）[18]，前者は食欲中枢への直接作用によって食欲を抑制，後者はすい臓から分泌されるリパーゼを阻害することで，遊離脂肪酸の吸収を抑える。海外においては，Phentermine，Orlistat，Phentermineとtopiramate ERの混合，Lorcasein，Naltrexone SRとbupropionの混合，Lirglutideが抗肥満薬として使用されているが，適切な薬物療法を行っていくためには，より詳細な作用機序や効果・安全性に対する検討が必要である[19]。

1.3　肥満の予防・軽減に有効な機能性脂質

　脂質とは，水には不溶だが有機溶媒には可溶な物質の総称であり，「日本人の栄養摂取基準（2015年版）」では栄養学的に重要な脂質は，①脂肪酸，②中性脂肪，③リン脂質，④糖脂質，⑤ステロール類とされている。一般的には高脂質食は肥満の元であり[20,21]，総脂質摂取量を1％E（摂取カロリー当たりの割合）減少させると0.19kgの体重減少につながることも報告されている[22]。しかし近年，脂質の中には様々な生理作用を持つものが存在することが明らかとなり，

127

こうした脂質は「機能性脂質」として定義されている[23]。学術データベースである Web of Science には "functional lipids" というトピックで検索すると 28,794 報もの論文が登録されている（2018 年 2 月時点）。本稿では機能性脂質による肥満の予防や軽減に関する知見について，主に人を対象とした記述をする。

1.3.1　n-3 系脂肪酸

　n-3 系脂肪酸は，最初の二重結合がメチル基の炭素側から 3 番目と 4 番目の間にある多価不飽和脂肪酸であり，α-リノレン酸（18：3n-3）（ALA），ステアリドン酸（18：4n-3），エイコサテトラエン酸（20：4n-3），エイコサペンタエン酸（20：5n-3）（EPA），ドコサペンタエン酸（22：5n-3）（DPA），ドコサヘキサエン酸（22：6n-3）（DHA）などが知られている。この中で ALA は必須脂肪酸であるため食事などから摂取する必要があるが，EPA や DHA など，その他の n-3 系脂肪酸は ALA から体内で合成可能である。しかし，吸収された ALA の 65〜80％は β 酸化によって代謝されるため，EPA に変換されるのは 0.3〜7 ％，DHA に変換されるのは 0.01％である[24〜26]。文部科学省の食品成分データベース（https://fooddb.mext.go.jp/）によると，可食部 100 g 当たりで計算した場合，ALA は油脂・種実類（えごま，あまに，くるみなど）で豊富なのに対し，その他の n-3 系脂肪酸は魚介類（鮫肝，くろまぐろ脂身，すじこなど）で豊富に含まれていることがわかる。

　n-3 系脂肪酸が肥満の予防や軽減に与える影響については多くのコホート研究が行われているが，一貫した結果は得られていない。体重への影響が観察された研究例としては，120 mg/日のDHA と 180 mg/日の EPA を 6 か月間投与した場合[27]や 0.3 g/日以上の n-3 系脂肪酸を週 3 回，8 週間摂取した場合[28]などが挙げられる。また，n-3 系脂肪酸の摂取が血中トリアシルグリセロールの低下に有効であるとする複数の研究や[29]，血中の n-3 系脂肪酸濃度と BMI は負の相関にあること[30]などが報告されている。一方で n-3 系脂肪酸は体重や BMI に対する明確な効果はないとするメタ解析の報告がある[31]。その他，n-3 系脂肪酸の効果には性差がある可能性も指摘されており，男性の方が魚を含めた n-3 系脂肪酸摂取による体重低下の効果がでやすい傾向にあるようである[32〜34]。日本国内で行われた JPHC study でも，n-3 系脂肪酸が豊富に含まれている魚を多く食べる男性は糖尿病リスクが低下するが，女性ではこうしたリスクの低下は認められていない[35]。n-3 系脂肪酸によるこうした肥満の予防や軽減に対する効果は EPA や DHA によるもので，ALA は体重減少に与える影響は少ないと考えられている[36]。ALA は上述のように EPA や DHA にはほとんど代謝されないため，EPA や DHA の効果を期待する場合には，これらを直接もしくは豊富な食品を摂取した方が効率的と考えられる。また n-3 系脂肪酸については，n-6 系脂肪酸との摂取比率の重要性が報告されており，n-6 系脂肪酸の摂取量を減らしつつ，n-3 系脂肪酸の摂取量を増やすことが肥満の予防や軽減に対して効果的と考えられている[56]。

　肥満の予防や軽減に対する効果については議論の余地はあるが，n-3 系脂肪酸は多くの国で健康増進のために摂取が勧められている。実際「日本人の摂取基準（2015 年版）」においても個別の n-3 系脂肪酸の摂取目安量は決まっていないが，n-3 系脂肪酸全体としては年齢や性別によっ

第 3 章　医学的な効果

て 1.6〜2.4 g/日の摂取が推奨されている。2010 年，2011 年に行われた国民健康・栄養調査では，日本人（30〜49 歳）の 1 日あたりのn-3 系脂肪酸の摂取量は男性で 2.1 g/日，女性で 1.6 g/日となっており，おおよそ推奨摂取量は満たしている。ここからどの程度摂取量を増加させれば肥満の予防や軽減に有効なのか，については今後の検討を要する。

1.3.2　共役リノール酸（CLA）

共役リノール酸（CLA：conjugated linoleic acid）は不飽和脂肪酸であるリノール酸の内，炭素−炭素間の二重結合が 2 個共役した部分構造（CLA の場合は二重結合と単結合が-C=C-C=C-となっている部分構造）を持つ異性体の総称を言う。CLA には 28 種類の異性体が存在しているが，その中で最も豊富なのは cis-9，trans-11，octadecadienoic acid（c9，t11 CLA）である[37]。実際，肉や乳製品に含まれている CLA の 70%以上は c9，t11 CLA であり[38]，これは飼料中に多く含まれているリノール酸が胃内に存在する嫌気性細菌 *Butyrivibrio fibrisolvens* によって異性化されて c9，t11 CLA が生じるためである[39]。

人において CLA が肥満の予防や軽減につながるかどうかを検討したコホート研究は複数報告されている。体重減少効果を認めた報告としては，8 g/日の CLA（c9，t11：37%，t10，c12：39%）を 8 週間摂取した場合や 3.4 g/日の CLA−トリグリセロール（c9，t11：38%，t10，c12：38%）を 1 年間摂取した場合などが挙げられる[40,41]。一方，3.4 g/日の CLA（c9，t11：39%，t10，c12：41%）や 6 g/日の CLA（c9，t11：37.3%，t10，c12：37.6%）を 1 年間摂取したとしても，体重には全く影響がないとする報告もある[42,43]。6 つのランダム化臨床試験を対象としたメタ解析では CLA 摂取によって体重減少が認められているが，その効果はわずかである（MD：−0.70 kg，95% CI：−1.09〜−0.32）[44]。

「日本人の摂取基準（2015 年版）」では疫学研究が不十分であることから，CLA の摂取基準については算定されていない。この事は，上述した CLA の摂取効果については，より慎重な検討が必要であることを示唆している。

1.3.3　中鎖脂肪酸

中鎖脂肪酸とは，脂肪酸の一般式 C_nR_mCOOH において，R の部分に相当する-(CH_2)-の数が 4〜10 個のものを指し，全て飽和脂肪酸である。食品成分データベースではヘキサン酸（6：0），ヘプタン酸（7：0），オクタン酸（8：0），デカン酸（10：0），ラウリン酸（12：0）が収録されており，ヘキサン酸とヘプタン酸はバターやクリーム，チーズに多く（含有量 TOP10 の食品で，ヘキサン酸は 630〜1,800 mg/100 g 可食部，ヘプタン酸は 6〜18 mg/100 g 可食部），その他の中鎖脂肪酸はやし油やパーム油，ココナッツミルクに多い（含有量 TOP10 の食品で，オクタン酸は 560〜7,600 mg/100 g 可食部，デカン酸は 1,100〜5,600 mg/100 g 可食部，ラウリン酸は 3,500〜45,000 mg/100 g 可食部）。

中鎖脂肪酸は生体内において n-3 系脂肪酸のような長鎖脂肪酸とは異なる代謝を受けることが知られており，脂肪蓄積に対して抑制効果があるとされている[45,46]。中鎖脂肪酸による肥満の予防や軽減の効果は，18〜24 g/日の中鎖脂肪酸を 16 週間摂取した場合で観察されるとする報告

129

があるが[47]，人では中鎖脂肪酸による体重減少効果は見られないとする報告もある[48]。また，n-3系脂肪酸同様に，中鎖脂肪酸による肥満の予防や軽減の効果は男女差がある（男性で効果的な傾向がある）という報告もある[49]。

CLA同様に，中鎖脂肪酸についても疫学研究の不十分さから，「日本人の摂取基準（2015年版）」では必要摂取量は算定されていない。

1.3.4 その他の機能性脂質

上述の機能性脂質以外にも，ジアシルグリセロール[50]，短鎖脂肪酸[51]，γ-リノレン酸[52]，などが肥満の予防や軽減に効果があることが知られている。いずれも動物実験で肥満の予防や軽減に対する効果は報告されているが，人での効果や安全性については今後のさらなる検討が必要である。また肥満の問題点は生活習慣病のリスクを高めることであるが，近年は脂肪の量ではなく，脂肪の質の改善をすれば肥満であっても生活習慣病の発症リスクを減らせる可能性が報告されており[53]，肥満の予防や軽減に効果がある機能性脂質を探索する際には，脂肪の質の改善に着目した研究も今後必要と考えられる。

1.4 肥満の予防・軽減を目的とした保健機能食品

食品は機能性の表示ができない「一般食品」と機能性の表示ができる「保健機能食品」に分類され，保健機能食品はさらに「特定保健用食品」，「栄養機能食品」，「機能性表示食品」に分類される。

特定保健用食品は有効性や安全性などの科学的根拠をもとに消費者庁が認可した食品であり，2018年2月時点で1,079商品が特定保健用食品として登録されている。374商品が現在発売中であり，その中で5商品がn-3系脂肪酸（DHAとEPA），残り5商品が中鎖脂肪酸を機能性成分として使用している。n-3系脂肪酸の特定保健用食品は血清中性脂肪を低下させること，中鎖脂肪酸の特定保健用食品は中鎖脂肪酸が脂肪として蓄積されにくい特性によって，それぞれ肥満の予防や軽減に効果があるとしている。

栄養機能食品は，栄養成分の機能の表示をして販売される食品だが，この中に機能性脂質を主成分とするものは含まれていない。

機能性表示食品とは事業者の責任において，科学的根拠に基づいた機能性を表示した食品で，安全性や機能性に関する情報などは消費者庁に届け出がなされるが，消費者庁の認可を受けたものではない。機能性表示食品は2018年2月時点で1,307商品が登録されており，この内123商品が機能性脂質を主成分としている。使用されている機能性脂質はDHA単体が10商品，DHAとEPAの混合が108商品，DHAとEPA，アラキドン酸の混合が1商品，α-リノレン酸単体が4商品である。この内，最終製品を用いた臨床試験（人を対象とした試験）によって機能性が評価されているのは，α-リノレン酸を使用した日清健康オイル アマニプラス（日清オイリオグループ㈱）のみである。ただし機能性が報告されたのは血圧低下作用に対してである[54]。したがって，機能性脂質を含む機能性表示食品において，最終製品で肥満の予防や軽減に効果が示さ

第3章　医学的な効果

れたものは販売されていない。

1.5　まとめ

　日常的な食事を通して肥満の予防や軽減を目指すことは，高齢化社会の日本において健康寿命を低コストで延伸していくために極めて重要である。そのためには個々人のゲノムや生活環境情報などに基づいた"Precision Nutrition"によって健康を維持するために必要な栄養摂取量を正確に算出できるようにしていく必要がある[55]。またPrecision Nutrition を実現していくためには，食事を通して摂取される栄養素の効果・生理的意義を詳細に理解していくことも必須である。抗肥満や抗メタボは社会的な関心も高く，被験者の体重測定や簡便な血中測定によって評価が可能であるため，機能性脂質の効果を検討した研究が多く存在する。しかし現時点では，機能性脂質による肥満の予防や軽減に対する効果については一貫した結論は得られていない。これは「機能性脂質は肥満の予防や軽減に効果がない」ということではなく，機能性脂質の生理的効果を最大限に発揮する摂取の仕方を見いだせていない結果であると考えられる。薬物による抗肥満作用は，リパーゼ阻害やα-グリコシダーゼ阻害など腸管からの栄養吸収阻害とポリフェノール（レスベラトロールなど）によるエネルギー消費の増大を標的としたものが多く，最近では褐色脂肪や骨格筋の活性化，白色細胞のベージュ化が注目されている。機能性脂質による抗肥満効果を実現させていく上では，こうした薬物による抗肥満作用同様な標的に働きかける必要があるかもしれない。今後，Precision Nutrition の研究が進む中で，機能性脂質による肥満の予防や軽減に対する効果を改めて詳細に評価していく必要があると思われる。

謝辞

　本稿を作成するにあたり，筑波大学 医学医療系 内分泌代謝・糖尿病内科の武内謙憲先生，小野健太郎先生，大野博さんには貴重なご助言をいただきました。この場を借りて厚く御礼申し上げます。

文　　献

1)　Tremmel M. *et al., Int. J. Environ. Res. Public Health,* **14**, E435（2017）PMID：28422077
2)　Matsuzawa Y. *et al., Obes. Res.,* **5**, 645S-647S（1995）PMID：8653544
3)　厚生労働省，平成 26 年版 厚生労働白書（2014）
4)　Eknoyan G. *et al., Nephrol. Dial. Transplant,* **23**, 47-51（2008）PMID：17890752
5)　Gallagher D. *et al., Am. J. Clin. Nutr.,* **72**, 694-701（2000）PMID：10966886
6)　Moreno-Aspitia A., Perez EA., *Mayo Clin. Proc.,* **84**, 533-545（2009）PMID：19483170
7)　Nazare JA. *et al., Am. J. Clin. Nutr.,* **96**, 714-726（2012）PMID：22932278
8)　Kelly T. *et al., Int. J. Obes, (Lond).,* **32**, 1431-1437（2008）PMID：18607383

9) Sasazuki S. *et al., J. Epidemiol.*, **21**, 417-430 (2011) PMID：21908941

10) Martinez JA., *Proc. Nutr. Soc.*, **59**, 337-345 (2000) PMID：10997649

11) Bouchard C., *Med. Clin. North Am.*, **73**, 67-81 (1989) PMID：2643009

12) Bhupathiraju SN., Hu FB., *Circ. Res.*, **118**, 1723-1735 (2016) PMID：27230638

13) Akiyama M. *et al.*, Nat. Genet., **49**, 1458-1467 (2017) PMID：28892062

14) Hanley B. *et al.*, Br. J. Nutr., **104**, S1-25 (2010) PMID：20929595

15) Bray GA., Siri-Tarino PW., *Endocrinol. Metab. Clin. North Am.*, **45**, 581-604 (2016) PMID：27519132

16) Martinez JA. *et al., Nat. Rev. Endocrinol.*, **10**, 749-760 (2014) PMID：25311395

17) 厚生労働省，平成 28 年国民健康・栄養調査報告 (2017)

18) 羽田裕亮ほか，日内会誌，**104**, 735-741 (2015)

19) Srivastava G., Apovian CM., *Nat. Rev. Endocrinol.*, **14**, 12-24 (2018) PMID：29027993

20) Schrauwen P., Westerterp KR., *Br. J. Nutr.*, **84**, 417-427 (2000) PMID：11103212

21) French S., Robinson T., *Curr. Opin. Clin. Nutr. Metab. Care*, **6**, 629-634 (2003) PMID：14557792

22) Hooper L. *et al., BMJ.*, **345**, e7666 (2012) PMID：23220130

23) Nagao K., Yanagita T., *J. Nutr. Sci. Vitaminol.* (Tokyo)., **61**, S159-161 (2015) PMID：26598838

24) Cunnane SC., Anderson MJ., *J. Nutr.*, **127**, 146-152 (1997) PMID：9040558

25) Goyens PL. *et al., J. Lipid Res.*, **46**, 1474-1483 (2005) PMID：15834128

26) Hussein N. *et al., J. Lipid Res.*, **46**, 269-280 (2005) PMID：15576848

27) Ebrahimi M. *et al., Acta. Cardiol.*, **64**, 321-328 (2009) PMID：19593941

28) Thorsdottir I. *et al., Int. J. Obes (Lond).*, **31**, 1560-1566 (2007) PMID：17502874

29) Leslie MA. *et al., Lipids Health Dis.*, **14**, 53 (2015) PMID：26048287

30) Micallef M. *et al., Br. J. Nutr.*, **102**, 1370-1374 (2009) PMID：19454127

31) Chen C. *et al., PLoS One.*, **10**, e0139565 (2015) PMID：26431431

32) Baik I. *et al., J. Am. Diet. Assoc.*, **110**, 1018-1026 (2010) PMID：20630158

33) He K. *et al., JAMA*, **288**, 3130-3136 (2002) PMID：12495393

34) Iso H. *et al., JAMA*, **285**, 304-312 (2001) PMID：11176840

35) Nanri A. *et al., Am. J. Clin. Nutr.*, **94**, 884-891 (2011) PMID：21775559

36) Poudyal H. *et al., Prog. Lipid. Res.*, **50**, 372-87 (2011) PMID：21762726

37) D'Orazio N. *et al., Int. J. Immunopathol. Pharmacol.*, **16**, 215-220 (2003) PMID：14611723

38) Chin SF. *et al., Journal of Food Composition and Analysis*, **5**, 185-197 (1992)

39) Kepler CR. *et al., J. Biol. Chem.*, **241**, 1350-1354 (1966) PMID：5936712

40) Belury MA. *et al., J. Nutr.*, **133**, 257S-260S (2003) PMID：12514304

41) Gaullier JM. *et al., Am. J. Clin. Nutr.*, **79**, 1118-1125 (2004) PMID：15159244

42) Larsen TM. *et al., Am. J. Clin. Nutr.*, **83**, 606-612 (2006) PMID：16522907

43) Whigham LD. *et al., Food Chem. Toxicol.*, **42**, 1701-1709 (2004) PMID：15354322

44) Onakpoya IJ. *et al., Eur. J. Nutr.*, **51**, 127-134 (2012) PMID：21990002

45) Babayan VK., *Lipids.*, **22**, 417-420 (1987) PMID：3112486

46) St-Onge MP., *Am. J. Clin. Nutr.*, **81**, 7-15 (2005) PMID：15640454

第 3 章　医学的な効果

47)　St-Onge MP. and Bosarge A., *Am. J. Clin. Nutr.*, **87**, 621-626（2008）PMID：18326600

48)　Raatz SK. *et al.*, *Nutrients*, **9**, E438（2019）PMID：28452961

49)　St-Onge MP. *et al.*, *Obes. Res.*, **11**, 395-402（2003）PMID：12634436

50)　Rudkowska I. *et al.*, *Obes. Res.*, **13**, 1864-1876（2005）PMID：16339116

51)　Lu Y. *et al.*, *Sci. Rep.*, **6**, 37589（2016）PMID：27892486

52)　Takada R. *et al.*, *J. Nutr.*, **124**, 469-474（1994）PMID：8145067

53)　Matsuzaka T. *et al.*, *Nat. Med.*, **13**, 1193-1202（2007）PMID：17906635

54)　Takeuchi H. *et al.*, *J. Oleo. Sci.*, **56**, 347-360（2007）PMID：17898501

55)　Goni L. *et al.*, *J. Nutr. pii*: jn218354（2016）PMID：26962191

56)　Simopoulos AP., *Nutrients.*, **8**, 128（2016）PMID：26950145

2 ω3脂肪酸の代謝と抗炎症作用

有田　誠*

2.1　はじめに

　生体内には多くの種類の脂肪酸が存在しており，その質の違いや代謝バランスの変化はヒトの健康維持と密接な関係があると考えられている。例えば，魚食中心であった日本人の食環境が西欧食に置き換わってきたことで，脂肪酸の質，すなわちエイコサペンタエン酸（EPA）やドコサヘキサエン酸（DHA）などのω3脂肪酸の減少と，リノール酸やアラキドン酸などω6脂肪酸の増大が認められ，そのことが心血管病やメタボリックシンドロームのリスク増大に関係するのではないかと考えられている。すなわち，栄養として摂取する脂肪酸の「量」だけでなく「質」の違いが健康維持において重要であると考えられているのだが，本当なのか，またその分子機序はどのようなものなのか，ということについて様々な角度からの研究が行われている。

　我々はこれまでに，生体内の脂肪酸やリン脂質の代謝を網羅的かつ定量的に把握するためのリピドミクス解析システムを構築し，炎症・代謝性疾患の制御において脂肪酸代謝バランスが重要であることを示してきた。中でも，EPAやDHAなどω3脂肪酸が体内で活性代謝物に変換され，積極的に抗炎症作用を発揮していることを見出してきた。これら内因性の機能性脂質をリピドミクス解析により包括的に捉え，その生成機構や作用機構を分子レベルで明らかにすることは，炎症を基盤病態とする様々な疾患の病態解明および治療法の開発につながることが期待される。

2.2　ω3脂肪酸の抗炎症作用

　天然に存在する多価不飽和脂肪酸は，メチル端から数えた二重結合の位置によりそれぞれω3系とω6系に分けられる。αリノレン酸やEPA，DHAなどはω3系であり，リノール酸やアラキドン酸はω6系である。哺乳動物はω3系およびω6系の脂肪酸を体内で合成することができず，それぞれを必須栄養素として食物から摂取する必要がある。一般的にω6系に対してω3脂肪酸の比率が高いほど，炎症を基盤病態とする疾患リスクが軽減するとされている。このようなω3脂肪酸の機能が注目されはじめたのは，グリーンランドイヌイットに心筋梗塞が少ないことが見いだされた70年代の疫学コホート研究からであり，その後千葉の農村と漁村での比較解析，および九州の久山町研究でもこの結果は概ね支持されている[1~3]。また，ω3脂肪酸製剤を用いた大規模介入試験からも，ω3脂肪酸の心血管保護作用について肯定的な結果が報告されている[4,5]。

　ω3脂肪酸は，ω6系であるアラキドン酸から生成する起炎性メディエーター（プロスタグラ

---

　*　Makoto Arita　慶應義塾大学　薬学部　代謝生理化学講座　教授；（国研）理化学研究所
　　　　　　　　　　生命医科学研究センター　メタボローム研究チーム　チームリーダー；
　　　　　　　　　　横浜市立大学　大学院生命医科学研究科　客員教授

第3章 医学的な効果

ンジンやロイコトリエン）の生成と作用に対して拮抗することで炎症を抑制すると考えられてきたが，新たにEPAやDHAから生成する抗炎症性代謝物（レゾルビンやプロテクチン）が見いだされ，その生理機能が注目されている[6,7]。このような背景のもと，我々はアラキドン酸，EPA，DHA由来の代謝物を包括的に捉える目的で，高速液体クロマトグラフィー・タンデムマススペクトロメトリー（LC-MS/MS）を用いたリピドミクス解析システムを確立した[7]。これにより，生体内で産生される500種類以上の脂肪酸代謝物をピコグラム感度で一斉定量分析することが可能になった（図1）。また，哺乳類では本来持たない機能であるω3脂肪酸合成能を持たせるため，線虫由来のω3脂肪酸合成酵素（Fat-1）を遺伝子導入したトランスジェニックマウス（Fat-1 Tgマウス）[8]が作出された。このFat-1 Tgマウスは，炎症性疾患やがんに対して強い抵抗性を示し，これまで栄養学的な解析しかなされてこなかったω3脂肪酸の生理機能に対して遺伝学的な根拠を与え，かつ細胞・分子レベルでの解析が可能になった。これらの研究を通して，これまでに栄養学的に広く認知されていたω3脂肪酸の疾病予防効果について，特定の細胞や臓器から生成する内因性の抗炎症性代謝物が関与する可能性が明らかになってきた。

2.3 ω3脂肪酸の心臓リモデリング抑制作用

前述したように，これまでの多くの臨床・疫学的エビデンスからω3脂肪酸には心血管保護作用があるとされているが，その分子メカニズムには不明な点が多い。我々は，Fat-1 Tgマウス

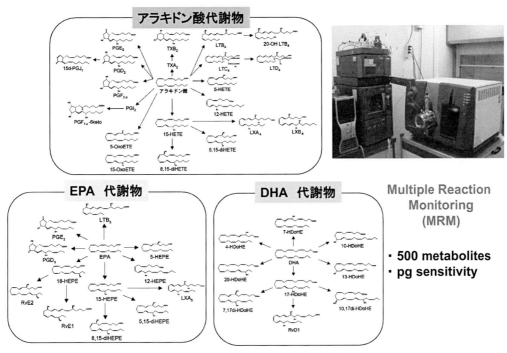

図1 LC-MS/MSを用いた脂肪酸代謝物の包括的リピドミクス解析

食品機能性脂質の基礎と応用

を心不全モデル（TACモデル）に適用した[9]。マウスの心臓から出た大動脈弓を部分的に結索すると，左室内に持続的な圧負荷がかかるようになる。持続的な圧負荷により炎症を伴う心筋組織のリモデリングが進行し，線維芽細胞の増殖からコラーゲン線維性の瘢痕が形成され，心臓のポンプ機能が低下し心不全に陥る。Fat-1 Tgマウスに大動脈狭窄術を行うと，心肥大は野生型マウスと同等に起こるものの，組織の線維化および炎症細胞の浸潤は野生型と比べて有意に抑制されており，心収縮能にも大幅な改善が認められた。すなわち，体内のω3/ω6バランスが増加することにより，圧負荷ストレスに対する心臓のリモデリング（とくに線維化）が強く抑制されることが示された（図2）。次に，ω3脂肪酸の作用がどの細胞を介しているのかを明らかにする目的で，Fat-1 Tgマウスと野生型マウスとの間で骨髄キメラの実験を行った。その結果，Fat-1 Tgマウスの骨髄由来細胞を野生型マウスに移植しただけでも心臓の線維化は抑制され，逆に野生型マウスの骨髄をFat-1 Tgマウスに移植しても心臓の線維化は全く抑制されなかった。すなわち，ω3脂肪酸の作用が心筋細胞などレシピエント側の実質細胞ではなく，ドナー側の骨髄から動員される間質細胞（主にマクロファージ）を介することが明らかになった。さらに，マクロファージと心線維芽細胞の共培養の実験から，心線維芽細胞の活性化を抑制する何らかの液性因子が，Fat-1 Tgマウスのマクロファージの培養上清中に存在することが見出された。この成分についてLC-MS/MSを用いたリピドミクス解析を行った結果，EPA由来の代謝物である18-hydroxy-eicosapentaenoic acid（18-HEPE）が培養上清中に多く存在し，さらに心線維芽細胞の活性化を抑制する効果が認められた。さらに，心不全に対する18-HEPE投与の効果を個体レベルで検証したところ，心臓リモデリングに対して顕著な抑制効果が認められた。以上より，圧負荷ストレスに応じて骨髄から心臓に動員された単球・マクロファージが，局所でEPAから活性代謝物18-HEPEを生成し，それが近傍の線維芽細胞の過剰な活性化を抑えることで組織の線維化（リモデリング）を抑制するメカニズムが示唆された[9]。さらに，ω3脂肪酸を投与することがヒトにおいて心筋梗塞の予後改善（線維化の抑制）につながる可能性を示す臨床研究が最近報告された[10]。

2.4　ω3脂肪酸のアレルギー抑制作用

　卵白アルブミン（OVA）で誘発される腸管アレルギーモデルを用いた検討から，異なる脂肪酸を含む食餌によってアレルギー性下痢の発症が大きく影響を受けることが示された[11]。具体的には，マウスにω6系のリノール酸が多い大豆油を含んだ餌を与えると腸管アレルギー症状が強く出る一方で，ω3系のαリノレン酸が多い亜麻仁油を含んだ餌を与えると腸管アレルギー症状が大幅に緩和した（図2）。それぞれの餌を摂取したマウスの腸内における脂肪酸代謝パターンの違いについてリピドミクス解析を行った結果，亜麻仁油を摂取しているマウスの腸管組織ではEPA含量が大幅に増加しており，さらにEPA由来の代謝物の一つ，17,18-epoxy-eicosatetraenoic acid（17,18-EpETE）が顕著に増加していることが明らかになった。食物アレルギー症状に対する17,18-EpETE投与の効果を検証したところ，腸管アレルギー症状に対して

136

第3章 医学的な効果

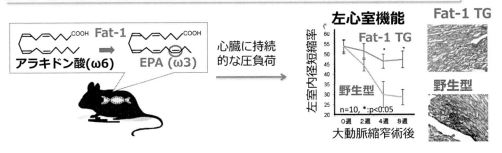

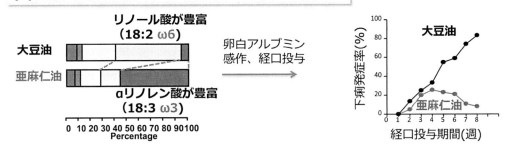

図2 ω3脂肪酸の心臓保護作用と抗アレルギー作用
(1) ω3脂肪酸を体内で合成できるFat-1 Tgマウスは，持続的な圧負荷による心臓リモデリング（線維化）が抑制され，心不全になりにくい。（文献9）より引用，改変）
(2) ω3系のαリノレン酸が豊富な亜麻仁油摂取群では食物アレルギー症状が緩和する。（文献10）より引用，改変）

予防的および治療的な効果を示すことが分かった[11]。最近，17,18-EpETE にはジニトロフルオロベンゼン（DNFB）により誘発されるアレルギー性接触皮膚炎モデルに対しても予防的および治療的な効果が示され，Gタンパク質共役型受容体である GPR40 が 17,18-EpETE の作用点である可能性が示された[12]。

2.5　ω3脂肪酸の機能性発現に関わる代謝経路

以上のように，ω3脂肪酸の抗炎症作用について，それぞれの細胞や臓器に固有の代謝経路，および活性代謝物の関与が示唆されている。EPA 代謝物のメタボローム解析の結果，ω3位の二重結合が修飾を受けた代謝物（18-HEPE や 17,18-EpETE）を起点とした代謝系の存在が明らかになってきた[13]（図3）。心臓の線維化を抑制する活性代謝物として同定された 18-HEPE もこの代謝系に属しており，EPA 由来の抗炎症性代謝物であるレゾルビンEシリーズの代謝前駆体でもある（図4）[14]。また，ω3位のエポキシ化により生成する 17,18-EpETE には抗アレルギー作用が認められ，さらに 12-OH-17,18-EpETE など 17,18-EpETE を起点とする一連の機能性脂質が見いだされている[15,16]。これらはω3位の二重結合が修飾される，いわばω3脂肪酸

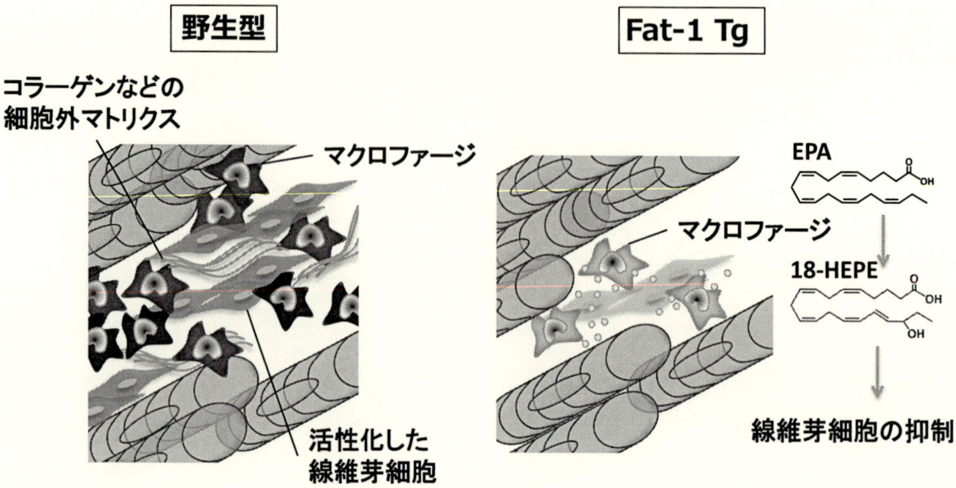

食品機能性脂質の基礎と応用

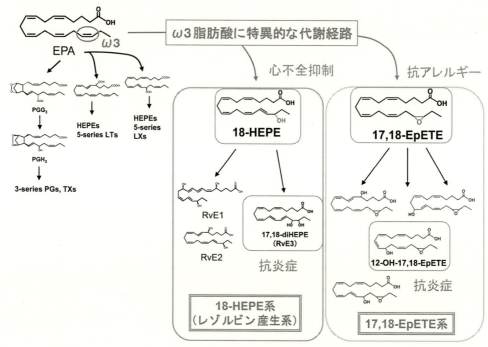

図3　ω3脂肪酸が心臓を保護するメカニズム

心臓に持続的な圧負荷がかかると，炎症を伴う心筋組織の線維化（リモデリング）が進行する（左）。その結果，心臓の収縮能が大幅に低下し，心不全を起こす。一方，圧負荷に応じて骨髄から動員されたマクロファージは，局所で活性代謝物 18-HEPE を EPA から生成し，それが近傍の線維芽細胞の過剰な活性化を抑えることで線維化を抑制する（右）。

図4　EPA の代謝と抗炎症作用

EPA 代謝系には，左側のアラキドン酸代謝系に競合・拮抗する代謝系に加え，ω3脂肪酸にのみ存在する二重結合が酸化された代謝物（18-HEPE や 17,18-EpETE）を起点とした代謝系が存在し，抗炎症作用など ω3 脂肪酸に固有の機能性発現に関わっている可能性が考えられる。

第3章　医学的な効果

に特有の代謝経路であり，他の脂肪酸には見られない ω3 脂肪酸に固有の機能性発現に関わっている可能性が考えられる。最近筆者らは，体内で EPA から 17,18-EpETE を生成する酵素を複数見出しており，今後の詳細な解析が待たれる。

2.6　おわりに

　これまでの研究から，体内に取り込まれた ω3 脂肪酸は局所で活性代謝物に変換され，積極的に抗炎症作用や組織保護作用を発揮しているということが明らかになってきた。これらの知見は，これまでに栄養学的に広く認知されていた ω3 脂肪酸の抗炎症作用や疾病予防効果について新たな視点を生み出した。今後は，各種病態における ω3 脂肪酸の抗炎症作用について，それぞれに特定の細胞，代謝酵素および活性代謝物の関与が明らかになることが期待される。また，18-HEPE や 17,18-EpETE など ω3 脂肪酸代謝物を活用する機能性食品素材の開発研究も進んでおり，実用化に向けた今後の展開が大いに期待される。

文　　献

1)　Dyerberg J., Bang H. O., Stoffersen E. *et al.*, *Lancet*, **2**, 117-119 (1978)
2)　Hirai A., Hamazaki T., terano T. *et al.*, *Lancet*, **2**, 1132-1133 (1980)
3)　Ninomiya T., Nagata M., Hata J. *et al.*, *Atherosclerosis*, **231**, 261-267 (2013)
4)　Serhan C. N., *Nature*, **510**, 92-101 (2014)
5)　Arita M., *J. Biochem.*, **152**, 313-319 (2012)
6)　Kang J. X., Wang J., Wu L. *et al.*, *Nature*, **427**, 504 (2004)
7)　GISSI-Prevenzione Investigators, *Lancet*, **354**, 447-455 (1999)
8)　Yokoyama M., Origasa H., Matsuzaki M. *et al.*, *Lancet*, **369**, 1090-1098 (2007)
9)　Endo J., Sano M., Isobe Y. *et al.*, *J. Exp. Med.*, **211**, 1673-1687 (2014)
10)　Heydari B., Abdullah S., Pottala J. Y. *et al.*, *Circulation*, **134**, 378-391 (2016)
11)　Kunisawa J., Arita M., Hayasaka T. *et al.*, *Sci. Rep.*, **5**, 9750 (2015)
12)　Nagatake T., Shiogama Y., Inoue A. *et al.*, *J. Allergy Clin. Immunol.*, in press
13)　Isobe Y., Arita M., *J. Clin. Biochem. Nutr.*, **55**, 79-84 (2014)
14)　Isobe Y., Arita M., Matsueda S. *et al.*, *J. Biol. Chem.*, **287**, 10525-10534 (2012)
15)　Kubota T., Arita M., Isobe Y. *et al.*, *FASEB J.*, **28**, 586-593 (2014)
16)　Mochimaru T., Fukunaga K., Miyata J. *et al.*, *Allergy*, **73**, 369-378 (2018)

3 ω3系多価不飽和脂肪酸摂取と疾病予防

丸山千寿子[*]

3.1 ω3系多価不飽和脂肪酸について

ω3系多価不飽和脂肪酸には，植物由来のα-リノレン酸（ALA 18：3n-3）と魚由来のエイコサペンタエン酸（EPA，20：5n-3），ドコサペンタエン酸（DPA，22：5n-3），ドコサヘキサエン酸（DHA，22：6n-3）などがある。ALAは生体内で合成できず，摂取したALAからEPAやDHAがわずかに合成されるが，欠乏すると皮膚炎などが発症するため，日本人の食事摂取基準では摂取目安量（十分な科学的根拠は得られていないが，一定の栄養状態を維持するのに十分な量であり，目安量以上を摂取している場合は不足のリスクはない）が設定されている（表1）。

1970年代後半にDyerbergやBangらの比較疫学調査により，グリーンランドイヌイットではEPAの血中濃度が高く，デンマーク本国民と比べて動脈硬化性疾患の発症頻度が低いことが明らかにされ[1]，ω3系多価不飽和脂肪酸研究の端緒となった。当時の我々の調査では日本人の脂肪酸摂取量は彼らの報告と比べて脂質エネルギー比が22％と低く，デンマーク人で飽和脂肪酸が40％と多いのに対してイヌイットと日本人は33％と少ない代わりにEPAとDHAが多かった

表1　n-3系脂肪酸の食事摂取基準（g/日）

性別	男性	女性
年齢等	目安量	目安量
0～5（月）	0.9	0.9
6～11（月）	0.8	0.8
1～2（歳）	0.7	0.8
3～5（歳）	1.3	1.1
6～7（歳）	1.4	1.3
8～9（歳）	1.7	1.4
10～11（歳）	1.7	1.5
12～14（歳）	2.1	1.8
15～17（歳）	2.3	1.7
18～29（歳）	2.0	1.6
30～49（歳）	2.1	1.6
50～69（歳）	2.4	2.0
70以上（歳）	2.2	1.9
妊　婦		1.8
授乳婦		1.8

* Chizuko Maruyama　日本女子大学　家政学部　食物学科　栄養教育・臨床栄養学研究室教授

第3章　医学的な効果

表2　食事中脂肪エネルギー比と脂肪酸組成（%）

	脂肪エネルギー比	リノール酸	IPA	DHA	S	M	P
グリーンランドエスキモー	37	4.7	2.3	2.2	33.7	56.6	9.7
デンマーク人	40	10.0	0.4	0.3	52.7	34.6	12.7
三重県住民	22	19.6	1.2	2.4	33.0	39.8	27.2

S：飽和脂肪酸，M：1価不飽和脂肪酸，P：多価不飽和脂肪酸

表3　各血清脂質分画中脂肪酸組成の比較（%）

	T G			P L			CH－E		
	リノール酸	IPA	DHA	リノール酸	IPA	DHA	リノール酸	IPA	DHA
グリーンランドエスキモー	6.2	4.2	5.5	6.6	7.0	7.1	20.3	15.8	3.6
デンマーク人	12.5	0.0	3.4	21.0	0.2	3.0	47.3	0.1	5.6
三重県住民	16.1	2.1	5.1	15.6	4.2	9.1	44.3	4.6	1.8

（丸山千寿子，JJPEN 1993；15，839-843 メディカル・コア）

（表2，3）。

　ω3系多価不飽和脂肪酸のうち ALA は植物油に多く含まれる。EPA，DPA，DHA は魚類や藻類などの海産物に多い。日本人が摂取している魚には DHA が多く，さば，さんま，ぶりなどの脂の多い青背の魚の1食分（80g と仮定）で EPA＋DHA を1～3g 程度摂取できる（図1）。

　現在でも日本人のω3系多価不飽和脂肪酸摂取量は欧米と比べて極めて多く，国民健康・栄養調査によると成人は平均約2g である（図2）。ただし，このうち7割は植物由来の ALA などが占め，海産物由来の EPA，DPA，DHA の合計量は3割程度であり，最近の日本人は揚げ物やマヨネーズ，ドレッシングなどの油料理でω3系多価不飽和脂肪酸を摂取しているのであって，魚離れしているのが実態である。ALA，EPA，DPA，DHA はそれぞれ機能と効果が異なるので，ω3系多価不飽和脂肪酸の摂取と疾病予防についてはそれぞれの脂肪酸を分けて考える必要がある。

3.2　脂質異常症

　ω3系多価不飽和脂肪酸のうち，魚油あるいは EPA と DHA を高用量投与することにより TG が低下することは古くからよく知られている。脂質異常症患者のみならず健常者でも海産物由来のω3系多価不飽和脂肪酸投与でトリグリセライドが20～30%低下するとされており（図3）[2]，イコサペントエン酸エチルおよび EPA と DHA からなるω3系多価不飽和脂肪酸エチルが，マイルドなトリグリセライド低下薬として高トリグリセライド血症の患者に処方されている。

141

食品機能性脂質の基礎と応用

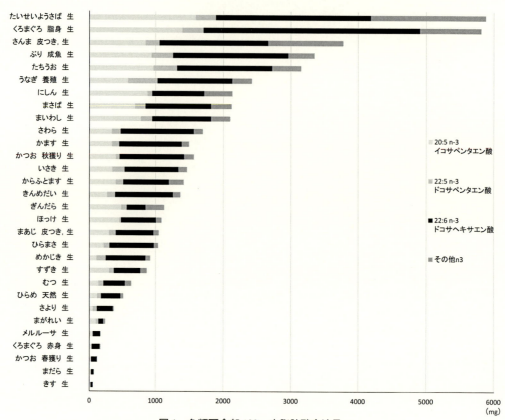

図1　魚類可食部100g中脂肪酸含油量
(日本食品標準成分表2015年版（七訂），脂肪酸成分表 編より作成)

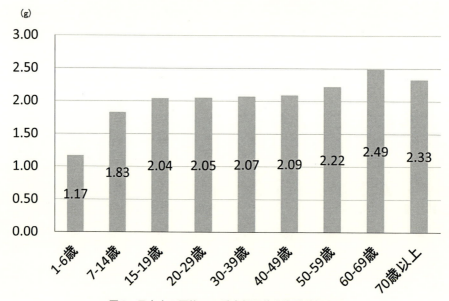

図2　日本人の平均ω3系多価不飽和脂肪酸摂取量
(平成28年国民健康・栄養調査)
(厚生労働省 http://www.mhlw.go.jp/bunya/kenkou/kenkou_eiyou_chousa.html より作成)

第 3 章 医学的な効果

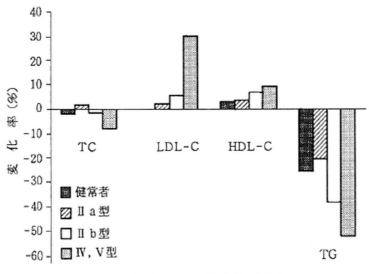

図 3 魚油投与における血清脂質の変化率
（文献 2）を引用）

　一方，亜麻仁油などに由来する ALA は長鎖化と不飽和化により EPA から DHA となりうるが，EPA や DHA と同様の効果が得られるであろうか。ヒトでは EPA や DHA の生成量は多くない。植物由来の ALA と海産物由来の EPA あるいは DHA の血中トリグリセライド濃度に対する影響について，非脂質異常者（境界域脂質異常者および血中脂質正常者）を対象とした 2000 年から 2013 年までの 38 研究についてのレビューがある[3]。それによると，EPA・DHA を魚などから食事で 1 日 4 g 以上摂取させた研究ではトリグリセライドが 9 ～ 26 ％低下したが，それより少ないとトリグリセライドの低下は有意ではなくなる。一方，EPA・DHA サプリメントでは 1 ～ 5 g の摂取で 4 ～ 51 ％のトリグリセライド低下がみられる。ところが ALA を亜麻仁油で 30 ～ 40 g（ALA で 5.74 ～ 8.42 g）を摂取しても，サプリメントで投与してもトリグリセライド濃度に対して結果が一致せず，中には増加したという結果もある[3]（図 4）。これらのことは，脂質異常症でない人が ω3 系多価不飽和脂肪酸を日常的に摂取可能な量で摂取することにより，血中トリグリセライド濃度の増加を抑制するが，低くなりすぎるわけではないことを示すものであろう。高トリグリセライド血症の予防のために，魚類を日常的に摂取することが勧められる。

3.3 心血管疾患

　これまで多くの疫学研究や臨床研究で魚食あるいはサプリメントや薬剤としての ω3 系多価不飽和脂肪酸の摂取は心血管疾患の予防に有効であることが示されている。

　日本のコホート研究では，40 ～ 59 歳を対象に 1990 年から 11 年間追跡した JPHC Study で ω3 脂系多価不飽和脂肪酸の最少摂取群（0.3 g/日）と比べて最大摂取群（2.1 g/日）は，非致死性冠動脈疾患の発症リスクが 67 ％，心筋梗塞のリスクが 65 ％低かった[4]。また，40 ～ 79 歳を対象に

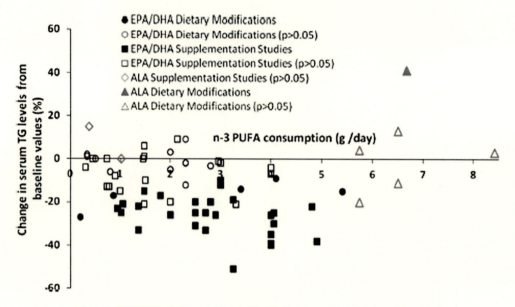

図4 境界域脂質異常者および血中脂質正常者におけるω3系多価不飽和脂肪酸
（食事もしくはサプリメント）摂取によるトリグリセライド濃度の変化
塗りつぶしたマーカーは統計的有意差あり（p＜0.05）
（文献3）を引用）

1988～1990年をベースラインとして12.7年追跡したJACCコホート研究では，ω3系多価不飽和脂肪酸の平均摂取量が男性で1.0～2.3g，女性1.1～2.2gであり，ω3脂系多価不飽和脂肪酸の最少摂取群と比べて最大摂取群は，有意に心不全死が42％，総心血管疾患死が29％低く，傾向性が有意ではないが心筋梗塞死亡は25％，実質出血死は30％低いことを報告している（表4）[5]。世界のコホート研究のメタ解析でも，ω3系多価不飽和脂肪酸は心血管死，致死性心筋梗塞イベントの発生率が低いことが明らかにされた[6]。米国では45～84歳の白人，アフリカ系，ヒスパニック系，中国系成人を対象に，遺伝素因が多様な集団におけるω3系多価不飽和脂肪酸摂取の影響が検討された。2000～2002年をベースラインとして2010年まで追跡した結果，EPA＋DPA＋DHAの合計摂取量が最も少ない群（中央値40 mg/日）と比べて最も多い群（280 mg/日）では心血管疾患リスクが34％低く，ALAの摂取とは関連がないことが示されている[7]。この研究における最も多い群の摂取量と比べると，日本人のこれらの脂肪酸の合計摂取量は平均で約3～4倍であり，心血管疾患死が欧米諸国と比べて低いことは，伝統的に魚を摂取する習慣が貢献しているといえよう。

高LDL-コレステロール血症は動脈硬化の危険因子のなかでも重要なリスクである。高脂血症患者を対象とした，1996年から5年間追跡した大規模無作為化試験（JELIS）では，血中コレステロール低下薬のスタチンを単独投与する対照群と比べて，スタチンにEPA製剤1.8 g/日を加えたスタチン＋EPA群で主要冠動脈イベントが18％抑制され[8]，サブ解析では特に高トリグリセライド，低HDL-コレステロール血症の患者に対するイベント抑制効果が高いことが確認され

第3章　医学的な効果

表4　ω3系多価不飽和脂肪酸摂取量と虚血性心疾患，心不全，脳卒中死亡の多変量調整ハザード比と95%信頼区間

| | ω3系多価不飽和脂肪酸摂取量5分位 | | | | | 傾向性 p値 |
	Q1（低）	Q2	Q3	Q4	Q5（高）	
人一年	143208	145552	148548	149359	149237	
虚血性心疾患 n	75	86	78	81	99	
多変量調整	1.0	1.17(0.84-1.62)	0.98(0.69-1.40)	1.00(0.68-1.45)	0.95(0.62-1.43)	0.58
心筋梗塞 n	65	65	60	60	79	
多変量調整	1.0	0.97(0.67-1.40)	0.81(0.54-1.20)	0.77(0.51-1.18)	0.75(0.47-1.19)	0.14
心不全 n	68	53	50	58	78	
多変量調整	1.0	0.69(0.47-1.01)	0.56(0.37-0.85)	0.60(0.39-0.92)	0.58(0.36-0.93)	0.03
実質出血 n	49	44	42	39	49	
多変量調整	1	0.87(0.56-1.35)	0.77(0.48-1.24)	0.68(0.41-1.14)	0.70(0.40-1.24)	0.16
総心血管疾患 n	360	367	412	388	518	
多変量調整	1	0.93(0.80-1.09)	0.91(0.78-1.07)	0.81(0.68-0.96)	0.81(0.67-0.98)	0.01

エネルギー，高血圧歴，糖尿病歴，喫煙状況，飲酒，BMI，精神的ストレス，歩数，運動，教育歴，コレステロール摂取量，ω3系多価不飽和脂肪酸，野菜，果物摂取量で調整

（文献5）より引用改変）

た[9]。

　これらの心血管疾患リスクを低減させるメカニズムは，EPA，DHA による血小板凝集抑制作用や，プラークの形成を抑制し血栓を減少させること，内皮機能の改善，血圧低下作用，トリグリセライドとレムナントリポプロテインの減少，炎症抑制作用などの多面的な機能によると考えられる。

　なお，αリノレン酸の摂取量と冠動脈疾患との関連を検討したコホート研究のメタ解析では，男性で心血管疾患発症が少ない傾向がみられているが[10]，魚油由来のω3系多価不飽和脂肪酸と同等の効果は期待できないことに注意が必要である。

3.4　2型糖尿病

　動物モデル（C57BL/6J）を用いた研究では，魚油を大量投与すると肝臓の脂質のみならず白色脂肪細胞が減少し，インスリン抵抗性が改善することが示されている[11]。しかし，米国で1989～1990年に65歳以上の高齢者を対象とした10.6年間の前向きコホート研究では，EPA + DHA 摂取量や ALA 摂取量の多少によって2型糖尿病の発症率に差はなかったという[12]。また，2型糖尿病患者におけるω3系多価不飽和脂肪酸投与の影響についての RCT のメタ解析では，EPA や DHA のサプリメント投与では，インスリン濃度と HbA1c に影響せず，アジアでの研究

145

では空腹時血糖がむしろ増加したという[13]。日本人のJPHC研究では，男性において，脂の多いさば，さんま，いわし，うなぎを多く摂取する群で，糖尿病発症の低下が認められている[14]。このように長期間の観察で，ω3系多価不飽和脂肪酸が糖尿病の予防や治療に有効であるとするエビデンスはない[15]が，糖尿病の合併症である大血管障害を予防するために摂取が勧められる。

3.5 高血圧

米国で本態性高血圧の患者に魚油50 mLを4か月間投与した介入研究で，拡張期血圧が4.4 mmHg，収縮期血圧が6.5 mmHg減少したとの報告がある。この研究では10 mLでは効果がなかった[16]。一方，ノルウエーで1986～1987年をベースラインとして20～56歳の高血圧患者157人にEPAとDHAを85％含む魚油を6 g投与した10週間の無作為化介入試験で，トウモロコシ油と比べて魚油群は有意に拡張期血圧，収縮期血圧ともに減少し，特に，ベースラインの血中ω3系多価不飽和脂肪酸濃度が低かったものほど降圧効果が得られたと報告している[17]（図5）。介入試験のメタ解析では，高用量の魚油（中央値で3.7 g/日）の投与で有意に血圧の低下がみられ，特に高齢あるいは高血圧患者において降圧効果があるとされている[18]。食事因子と血圧に関する日本，中国，英国，米国の17地域の横断国際研究（INTERMAP Study）では，魚油に富むω3系多価不飽和脂肪酸摂取は血圧と負の関連を認めると報告している[19]。

日本人は塩漬けの干物など食塩を多く含む加工品や料理で魚を摂取するので，ω3系多価不飽和脂肪酸の摂取と高血圧予防効果については，直接的な効果が得にくいものと推察される。

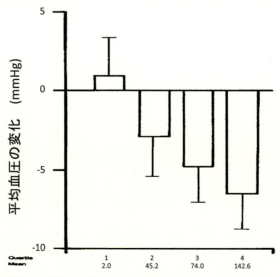

図5　血中リン脂質中ω3系多価不飽和脂肪酸濃度の変化量4分位別にみた平均血圧の変化[17]

第3章　医学的な効果

3.6　メタボリックシンドローム

　メタボリックシンドロームは，内臓脂肪蓄積に加えて高トリグリセライド血症かつ／または低HDL-コレステロール血症，高血圧，耐糖能異常を2つ以上合併した症候群である。上述の脂質異常症，糖尿病，高血圧に対するω3系多価不飽和脂肪酸摂取の効果を鑑みると，メタボリックシンドロームに対しても予防効果が期待される。

　2017年3月までの論文のメタ解析では，血中ω3系多価不飽和脂肪酸濃度が高いとメタボリックシンドロームのリスクが有意に低いが，摂取量との間には関連がみられないという[20]。1985〜1986年をベースラインとした18〜30歳の非メタボ，非糖尿病者を25年間追跡調査した米国の前向きコホート研究では，ω3系多価不飽和脂肪酸は用量依存的にメタボリックシンドロームの発症と負の関連を認め，5分位に分けた中央値で最も多く摂取していた群（0.40 g）は最小摂取群（0.03 g）と比べて46%発症が抑制されていた（表5）。これはEPAあるいはDHAの摂取量でも同様の結果であった。特に，油を使わない（non-fried fish）魚の食べ方が月に1回未満の群と比べて週に5回以上の群ではメタボリックシンドロームの発症率が29%低いことが示されており[21]，揚げ物にすることでリノール酸やALAを多く摂取すると，ω3系多価不飽和脂肪酸の効果が得にくいことが推察される。

3.7　認知症

　これまでにω3系多価不飽和脂肪酸は，膜流動性，神経突起の成長，神経伝達物資，神経の維持と変性，翻訳や炎症に関与しており[22]，認知機能と精神疾患の予防に対する影響が注目されて

表5　ω3系多価不飽和肪酸，EPA，DHA摂取量とメタボリックシンドローム発症多変量調整Coxハザード比

	Q1（最小）	Q2	Q3	Q4	Q5（最大）	p for linear ternd
総ω3系多価不飽和肪酸						
摂取量中央値（g/日）	0.03	0.07	0.11	0.18	0.33	
Model 2	1	0.89	0.76	0.71	0.54	< 0.01
EPA						
摂取量中央値（g/日）	0.01	0.02	0.04	0.07	0.14	
Model 2	1	0.84	0.79	0.81	0.69	< 0.01
DHA						
摂取量中央値（g/日）	0.01	0.03	0.05	0.08	0.16	
Model 2	1	0.63	0.52	0.44	0.36	< 0.01

Model 2：性，年齢，人種，研究センター，教育歴，喫煙，糖尿病の家族歴，身体活動，飲酒，開始時のBMIで調整

（文献21）より引用改変）

食品機能性脂質の基礎と応用

いる。DHA は神経組織の重要な構成脂質であり脳の成長と発達に必須で，特に神経シナプスや
網膜の光受容体に多く，これらの正常な機能を維持するために必要である。

　日本でも，多発梗塞性認知症患者の血中 ω3 系多価不飽和脂肪酸濃度が低いことが報告されて
いる[23]。また，アルツハイマー病患者，統合失調症患者の脳の脂肪酸組成が健常者と比べて異な
ること，認知機能の低下や認知症の患者では血中 DHA 濃度が低いことなどが報告されている。
介入研究のメタ解析では EPA や DHA サプリメントが認知機能障害の改善に有効であるとする
もの[24]や，介入研究数が少ないものの，アルツハイマー，うつ，統合失調症の症状が改善するこ
とが報告されている[25]。結果が一致していないが，アルツハイマー病の遺伝的危険因子とされて
いる apoE 対立遺伝子 ε4 保持者を対象とした研究では，ω3 系多価不飽和脂肪酸は症状の緩和
や認知症発症リスクを減少するとの研究がある[26]。これらの研究から EPA＋DHA 摂取が脳の健
康を保つために有用と考えられている。

3.8　ω3 系多価不飽和脂肪酸摂取における注意事項

　イコサペントエン酸エチルの高用量投与は，悪心，腹部不快感，下痢，腹痛，胸やけなどの消
化器症状，AST，ALT，LDH，ALP，γ-GTP，ビリルビンなどの上昇を伴う肝機能障害や黄疸，
出血傾向（皮下出血，血尿，歯肉出血，眼底出血，鼻出血，消化管出血など）が現れる危険性が
ある。薬剤の場合は必ず医師の観察下で投与されねばならない。米国 FDA の限定的健康表示規
格では，サプリメントでも EPA＋DHA を 1 日 2 g 以上を超えないように規制している。

表6　妊婦への魚介類の摂食と水銀に関する注意事項
妊婦が注意すべき魚介類の種類とその摂食量（筋肉）の目安

摂食量（筋肉）の目安	魚介類
1 回約 80 g として妊婦は 2 ヶ月に 1 回まで（1 週間当たり 10 g 程度）	バンドウイルカ
1 回約 80 g として妊婦は 2 週間に 1 回まで（1 週間当たり 40 g 程度）	コビレゴンドウ
1 回約 80 g として妊婦は週に 1 回まで（1 週間当たり 80 g 程度）	キンメダイ メカジキ クロマグロ メバチ（メバチマグロ） エッチュウバイガイ ツチクジラ マッコウクジラ
1 回約 80 g として妊婦は週に 2 回まで（1 週間当たり 160 g 程度）	キダイ マカジキ ユメカサゴ ミナミマグロ ヨシキリザメ イシイルカ クロムツ

(http://www.mhlw.go.jp/topics/bukyoku/iyaku/syoku-anzen/suigin/dl/index-a.pdf)
(薬事・食品衛生審議会食品衛生分科会　乳肉水産食品部会)

第 3 章　医学的な効果

　ω 3 系多価不飽和脂肪酸を魚から摂取する場合は，海洋汚染に注意が必要である。魚には，水銀，カドミウム，鉛，スズなどの重金属や，PCB，ダイオキシンなどの有害物質が含まれる恐れがあるため，漁獲地域や魚の種類を分散させるなどして，汚染リスクを回避する必要がある（表6）。

文　　　献

1) Dyerberg J. *et al.*, *Am. J. Clin. Nutr.*, **28**, 958-966（1975）

2) Harris WS., *J. Lipid Res.*, **30**, 785（1989）

3) Leslie *et al.*, *Lipids in Health and Disease*, **14**, 53（2015）

4) Iso H. *Circulation*, **113**, 195-202（2006）

5) Yamagishi K. *et al.*, *J. Am. Coll. Cardiol.*, **52**, 988-996（2008）

6) Hooper L. *et al.*, *Cochrane Database Syst. Rev.*, CD003177（2004）

7) Oliveira Otto M. C. *et al.*, *J. Am. Heart Assoc.*, **2**, e000506（2013）

8) EPA Yokoyama M. *et al.*, *Lancet*, **369**, 1090-1098（2007）

9) Saito Y. *et al.*, *Atherosclerosis*, **200**, 135-140（2008）

10) Vedtofte M. S. *et al.*, *Br. J. Nutr.*, **112**, 735-743（2014）

11) Wooten J. S., *J. Clin. Exp. Hepatol.*, **6**(4), 265-274（2016）

12) Djousse L. *et al.*, *Am. J. Clin. Nutr.*, **94**, 527-533（2011）

13) Chen C. *et al.*, *PLOS ONE*, **10**, e0139565（2015）

14) Nanri A. *et al.*, *Am. J. Clin. Nutr.*, **94**, 884-891（2011）

15) Evert A. B. *et al.*, *Diabetes Care*, **36**, 3821-3842（2013）

16) Knapp H. R. *et al.*, *N. Engl. J. Med.*, **320**, 1037-43（1989）

17) Bønaa K. H. *et al.*, *N. Eng. J. Med.*, **322**, 795-801（1990）

18) Geleijnse J. M. *J. Hypertens.*, **20**(8), 1493-1499（2002）

19) Ueshima H. *et al.*, *Hypertens.*, **50**, 313-319（2007）

20) Xiao-fei Guo *et al.*, *Nutrients*, **9**, 703（2017）

21) Kim Y. *et al.*, *Eur. J. Nutr.*, **55**, 1707-1716（2016）

22) Parletta N. *et al.*, *J. Nutr. Biochem.*, **24**, 725-743（2013）

23) Hirai K. *et al.*, *J. Clin. Biochem. Nutr.*, **36**, 83-89（2005）

24) Mazereeuw G. *et al.*, *Neurobiol. Aging.*, **33**, 1482.e17-29（2012）

25) Lim S. Y. *et al.*, *Clin. Nutr. Res.*, **5**, 143-152（2016）

26) Yassine H. N. *et al.*, *JAMA Neurol.*, **74**, 339-347（2017）

4 血清脂質異常症の改善

武山　藍[*1]，城内文吾[*2]，佐藤匡央[*3]

4.1 はじめに

血清脂質は，分子構造からコレステロール，トリアシルグリセロール（トリグリセリド，中性脂肪）およびリン脂質の三つに分類されており，それらの構造を図1に示した。コレステロールは血中において遊離型コレステロール，または脂肪酸が結合したコレステロールエステルとして存在しており，これらを合わせた血清総コレステロール濃度の基準範囲は142〜248 mg/dL である[1]。血清トリアシルグリセロール濃度の絶食時基準範囲は，男性では40〜234 mg/dL，女性では30〜117 mg/dL である[1]。血清リン脂質濃度については基準範囲の設定がなされていないが，6名の健康な男性被験者（既往に心疾患，肝胆疾患および高脂血症を経験していない者）において絶食時血清リン脂質濃度は190 mg/dL 程度であることが報告されている[2]。血中に存在するリン脂質クラスは多い順にホスファチジルコリン（PC），スフィンゴミエリン（SM），リゾホスファチジルコリン（LysoPC），ホスファチジルエタノールアミン（PE）である[3]。これらの脂質は，リポタンパク質（脂質とアポタンパク質の複合体）として血液中，リンパ液中および脳骨髄液中

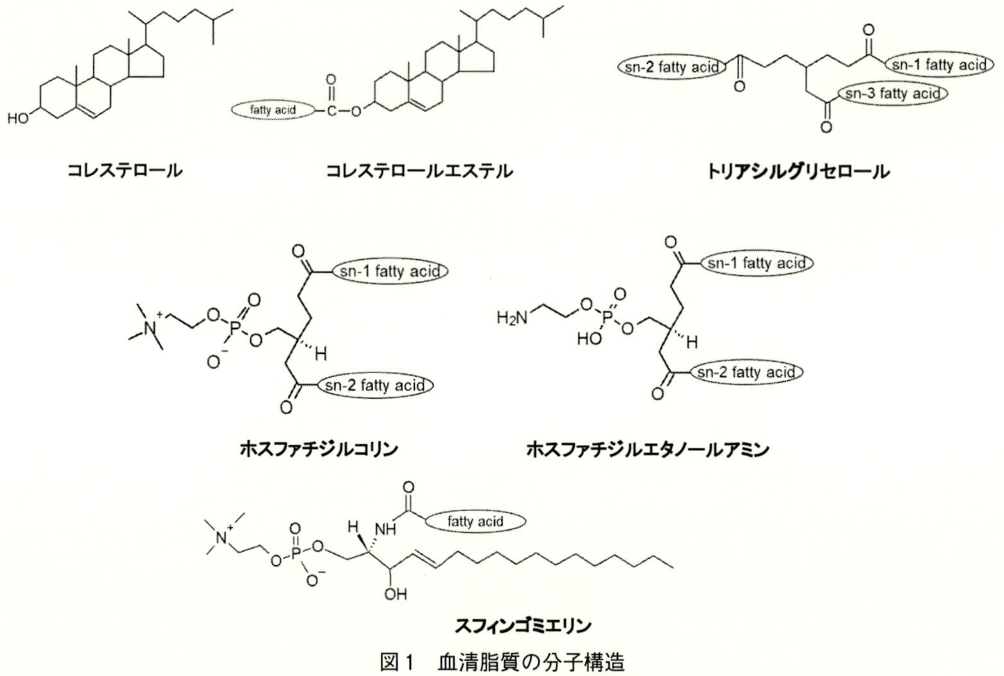

コレステロール　　　コレステロールエステル　　　トリアシルグリセロール

ホスファチジルコリン　　　ホスファチジルエタノールアミン

スフィンゴミエリン

図1　血清脂質の分子構造

＊1　Ai Takeyama　九州大学　大学院生物資源環境科学府

＊2　Bungo Shirouchi　九州大学　大学院農学研究院　助教

＊3　Masao Sato　九州大学　大学院農学研究院　教授

第3章　医学的な効果

を流れている。血清リポタンパク質の合成の場には，肝臓，小腸およびマクロファージがある。極性（水への溶解性）の比較的大きいリン脂質およびコレステロールはリポタンパク質の表層に，極性の低いトリアシルグリセロールおよびコレステロールエステルは脂質コアといわれる内部に入り輸送されている。これらの脂質以外にリポタンパク質が運搬する物質として脂溶性ビタミンがある。脂溶性ビタミンであるα-トコフェロールなどのビタミンEおよびメナキノンなどのビタミンKはリポタンパク質の表層に，ビタミンAのプロビタミンであるβ-カロテンはリポタンパク質のコア部分に入り輸送される。その他の脂溶性ビタミンであるビタミンAおよびビタミンDには輸送タンパク質が存在し，それらによって輸送されている。

　血清脂質濃度は，生活習慣病（非感染性疾患），とくに動脈硬化症発症の予知的なバイオマーカとして使用されている。脂質異常症（dyslipidemia）はエネルギーの過剰摂取および運動不足によって，臓器・組織において消費できない余剰分が発生し，それらが血液中に滞留することで引き起こされる。よって，血清脂質濃度は，血管の健全性が失われるのを事前に予測するバイオマーカとして有用である。つまり，脂質異常症は動脈硬化症発症の危険因子であり，治療の対象となっている。脂質異常症の治療には，エネルギーの過剰摂取の抑制と日常摂取する三大栄養素の量と質に気を配ることが重要であると考えられている。また，血清脂質濃度の改善に資する機能性脂質の摂取も重要であり，その摂取方法として二つの考え方がある。一つ目は従来摂取していた脂質を機能性脂質に置き換える方法（置換型，replacement），二つ目は補助食品として加算的に食生活導入する方法（加算型，supplementation）である。この稿では，この二つの考え方で，それぞれの機能性脂質の血清脂質改善作用について考えてみる。

4.2　血清コレステロール濃度

　血清総コレステロール濃度の上昇は動脈硬化症発症の危険因子であるが，現在では，リポタンパク質（表1）画分のコレステロール濃度を個別に測定することで，総コレステロール濃度での議論は見受けられなくなってきている。低密度リポタンパク質（LDL）コレステロール濃度の上昇[4]および高密度リポタンパク質（HDL）コレステロール濃度の低下[5]が動脈硬化症発症の危険因子である。血清総コレステロール濃度は，LDLコレステロールとHDLコレステロールを含んでおり，動脈硬化症発症に相反する応答を示す両者を合わせた値ではよくわからなくなってしまうからである。そのため，血清LDLコレステロール濃度を低下させる（図2），あるいは血清HDLコレステロール濃度（図3）を上昇させる機能性脂質の開発が望まれる。

4.2.1　リノール酸（18：2n-6）

　リノール酸はほとんどの植物油に含まれ，体内で合成できないため必須脂肪酸の一つである。リノール酸からは不飽和化・長鎖化の2反応を経てアラキドン酸が作られる（図4）。アラキドン酸はプロスタグランジン，ロイコトリエンなどのエイコサノイドの原料である。リノール酸は摂取量の多い脂肪酸であり，n-6系脂肪酸の98%を占める。n-6系脂肪酸の日本人の摂取量は2016年国民健康・栄養調査報告によると，10g前後である[6]。冠動脈疾患に関して，血中脂質濃

食品機能性脂質の基礎と応用

表1 ヒト血漿中のリポタンパク質の組成

	カイロミクロン	VLDL	LDL	HDL$_2$	HDL$_3$
比重	<0.95	0.95〜1.006	1.019〜1.063	1.063〜1.125	1.125〜1.210
直径（nm）	90〜1000	30〜90	20〜25	10〜20	5〜10
組成（%）					
タンパク質	1〜2	8	21	41	56
トリアシルグリセロール	80〜90	50〜70	10	5	5
遊離型コレステロール	1〜3	7	8	6	3
コレステロールエステル	2〜4	21	37	18	13
リン脂質	3〜6	15〜20	22	30	22
遊離脂肪酸	0	0	1	1	1
主要アポタンパク質	A-I, B-48, C-I C-II, C-III, E	B-100, C-I C-II, C-III, E	B-100	A-I, A-II	A-I, A-II

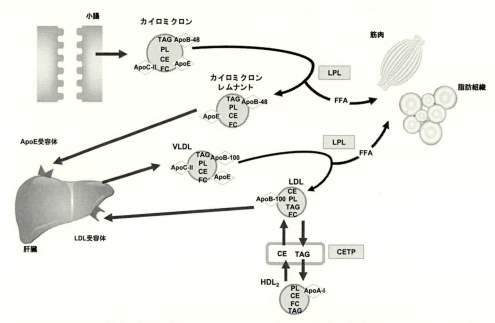

図2　カイロミクロン，VLDL および LDL の生成と代謝過程
TAG, トリアシルグリセロール；PL, リン脂質；CE, コレステロールエステル；FC, 遊離型コレステロール；FFA, 遊離脂肪酸；LPL, リポタンパク質リパーゼ；CETP, コレステロールエステル転送タンパク質.

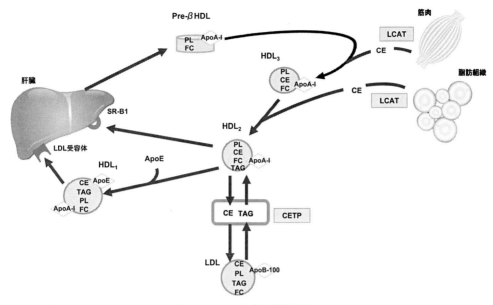

図3　HDLの生成と代謝過程

PL, リン脂質；FC, 遊離型コレステロール；CE, コレステロールエステル；TAG, トリアシルグリセロール；LCAT, レシチン-コレステロールアシルトランスフェラーゼ；CETP, コレステロールエステル転送タンパク質；SR-B1, スカベンジャー受容体B1.

度を比較した介入研究では，炭水化物の代わりにリノール酸を多く含む多価不飽和脂肪酸を摂取すると，炭水化物の代わりに他の脂肪酸（オレイン酸，飽和脂肪酸）を摂取した場合に比べ，最もLDLコレステロール濃度が低下した[7]。また，飽和脂肪酸をn-6系脂肪酸（主にリノール酸）に置き換えた場合においても，血清LDLコレステロール濃度の低下が認められた[8]。この二つの研究から，動物性食品に比較的多く含まれる飽和脂肪酸に比べて，リノール酸は血清コレステロール濃度低下作用があると結論づけられていた。しかし，リノール酸に血清コレステロール濃度低下作用があるのではなく，飽和脂肪酸に血清コレステロール濃度上昇作用があるのではないか？というようにも解釈できる。この状態をTrade-off状態といい，どちらが原因かわからない状態が続いている。したがって，リノール酸摂取の効果は飽和脂肪酸との置換型で認められ，加算型の摂取では上記の効果は得られない。多価不飽和脂肪酸は酸化されやすいことから，飽和脂肪酸の置換にリノール酸を代表とするn-6系脂肪酸が最善かは疑問である。リノール酸摂取による血清コレステロール濃度低下作用の先にある心疾患の発症抑制について，疫学研究では明確になっていない[9]。さらに，リノール酸はアラキドン酸に代謝され，血管の健全性に禁忌となる炎症促進物質であるプロスタグランジンE_2の原料となることから，n-6系脂肪酸摂取の目安量は日本人の食事摂取基準（2015年版）において18歳以上で7～11 g/day[10]と設定されており，過度な摂取を勧めていない。

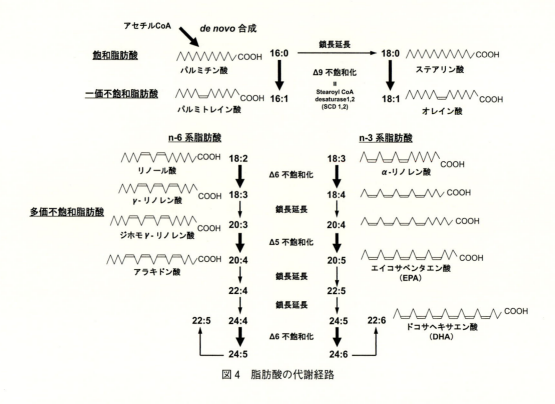

図4　脂肪酸の代謝経路

4.2.2　n-3系脂肪酸 {α-リノレン酸（18：3n-3），エイコサペンタエン酸（EPA，20：5n-3），ドコサヘキサエン酸（DHA，22：6n-3）}

n-3系脂肪酸摂取による血清コレステロール濃度低下作用の報告は少ないが，摂取量を増加させることは心疾患の発症抑制に繋がる。α-リノレン酸はn-3系脂肪酸で唯一の植物由来である。植物油，とくに大豆油や菜種油の摂取による心疾患予防効果には，n-6系脂肪酸（リノール酸）だけでなく，共存するα-リノレン酸も関与していると考えられる。α-リノレン酸はリノール酸と同様に生体内で不飽和化・長鎖化の2反応を経て，EPAおよびDHAへと変換される（図4）。しかし，ヒトでのα-リノレン酸のEPAへの変換効率は10％以下，DHAへは0.5～1％程度であり[11,12]，それらの変換効率は加齢とともに減少する[12]。上記の変換は，リノール酸からアラキドン酸に変換する酵素と同じ酵素により触媒されるため互いに拮抗する。α-リノレン酸からのEPA・DHAへの変換反応によりアラキドン酸の合成が抑制され，アラキドン酸由来の炎症促進型，"炎症Go型"のエイコサノイド産生が抑制される一方で，EPAおよびDHA由来の炎症抑制型，"炎症Stop型"のエイコサノイド産生は促進する。このことより，心疾患の予防の観点から，飽和脂肪酸の置換においてリノール酸が豊富な油脂よりもα-リノレン酸とリノール酸を両方含む植物油を選択することが勧められている。

日本人の食事摂取基準（2015年版）において，n-3系脂肪酸摂取の目安量は，n-6系脂肪酸よりも少なく，18歳以上で1.6～2.4 g/dayである[10]。α-リノレン酸，EPAおよびDHAをどの

第3章 医学的な効果

ように摂取したら良いのかは多くの議論がされており，上記の目安量を達成するにはサプリメント，すなわち加算型でまかなうことが可能である。しかし，魚介類の摂取も同時に推奨されており，それは魚介類のタンパク質が血清コレステロール濃度低下作用を有していること[13]，また魚介類に豊富なタウリンも血清コレステロール濃度低下作用を有している[14]ためである。血清コレステロール濃度の低下と，血管炎症の抑制を同時に期待するには，サプリメントとしての摂取ではなく，魚介類の摂取の推奨に傾かざるを得ない。n-3系脂肪酸をサプリメントで摂取するか，食事で摂取するかの現代的な栄養学の議論がここにある。

4.2.3 オレイン酸

オレイン酸は食事中に最も多く含まれ，血清コレステロール濃度への影響は中立的である。オレイン酸摂取がHDLコレステロール濃度を上昇させるという報告[15]があることから，飽和脂肪酸の代替脂肪酸として，オレイン酸をあげる研究者も多い。オレイン酸含有油としてはオリーブ油があげられ，数多くのエビデンスが積み上げられている地中海式ダイエット（Mediterranean diet）の健康効果の主力成分である[16]。オレイン酸は生体内でも合成される脂肪酸である（図4）。

4.2.4 トコトリエノール

ビタミンEは8種類の同族体，すなわちメチル基の数によりα-，β-，γ-およびδ-トコフェロールの4種類と，α-，β-，γ-およびδ-トコトリエノールの4種類から構成されている。その一つであるγ-トコトリエノールは，血清コレステロール濃度低下作用を有することが報告されている[17]。ビタミンEのそれぞれは，リポタンパク質および生体膜にある不飽和脂肪酸の酸化防止の役割を果たしている。しかし，γ-トコトリエノールの血清コレステロール濃度低下作用は，リノール酸に比べて小さく5％程度の低下である[17]。また，トコトリエノールは米油，パーム油など限られた油脂にしか存在しない。また現在までに，γ-トコトリエノールによる血清コレステロール濃度低下作用のメカニズムは解明なされていない。

4.2.5 リン脂質

図1にあるように，リン脂質は食品中においてPC，PEおよびSMの三つのクラスで主に存在している。なかでもPEに血清コレステロール濃度低下作用が報告されている[18]が，その報告は動物実験までであり，ヒト介入試験には至っていない。また，PCには腸管でのコレステロール吸収阻害作用が報告されている[19]。PCおよびPEの摂取はおもに卵から供給されており[20]，ここにコレステロール含有量の多い卵の摂取量と血清コレステロール濃度との関係が線形的に上昇しない[21]理由がある。

4.2.6 リコピン（リコペン）

前項までの5つの成分はおもにLDLコレステロール濃度を低下させる作用について考えられているが，これからは，HDLコレステロール濃度を上昇させる脂質が注目されるだろう。4週間におけるリコピンの摂取（40 mg/day；トマト300 g/dayの摂取に相当）がHDLコレステロール濃度を上昇させることが報告された[22]が，リコピン摂取が血清脂質プロファイルに与える影響

155

を評価したメタ解析では，リコピン摂取によるHDLコレステロール濃度上昇作用は明確ではなかった[23]。最近，リコピン摂取がHDLのサブクラスであるHDL$_2$およびHDL$_3$中のコレステロールエステル転移タンパク質（CETP；HDLからLDLへのコレステロールエステルの転送，図3）の活性を低下させ，レシチン－コレステロールアシルトランスフェラーゼ（LCAT；HDL表層にあるPCの脂肪酸をコレステロールに転移して，リゾPCとコア脂質であるコレステロールエステルの増加をもたらす，図3）の活性を上昇させることで，HDLの機能を改善することが報告され[24]，HDLコレステロール濃度を上昇させる可能性が提唱されている。このメカニズムは，コレステロールを血液中から除去するのではなく，リポタンパク質の化学組成の変化を基にしたメカニズムである。また，リコピンはLDLコレステロール濃度低下作用も有し[23]，それはコレステロールの合成阻害と考えられている[25]。しかし，脂溶性であるリコピンの吸収率は悪いことから，油脂と同時に摂取をすることが推奨される[26]。

4.3 血清トリアシルグリセロール濃度

　血清トリアシルグリセロール濃度の上昇は，摂取エネルギー過多の状態で起こる。血清トリアシルグリセロール濃度の上昇（高トリアシルグリセロール血症）はLDLコレステロール濃度上昇を結果的にもたらすことから，動脈硬化症の危険因子である。血清中のトリアシルグリセロールは，食後はカイロミクロン，そして絶食時は超低密度リポタンパク質（VLDL）の構成成分として大部存在している。食後高トリアシルグリセロール血症状態が続くことはリポタンパク質代謝上，LDLコレステロール濃度を上昇させることとなる（図2）。血清トリアシルグリセロール濃度変動には小腸，肝臓，脂肪組織および筋肉が関与している。トリアシルグリセロールの代謝において小腸および肝臓は分泌側で，脂肪組織および筋肉は取り込み側である。ヒトの肝臓は齧歯類と異なり，積極的には長鎖脂肪酸を燃焼せずに，炭水化物からの脂肪酸合成を介して，トリアシルグリセロールを合成[27]し，VLDLとして血液中へ分泌する。また，肝臓は細胞内にリパーゼをもたないために，肝臓細胞内への取り込みは細胞外にある肝性リパーゼで分解された遊離脂肪酸で行われる。肝臓内に蓄積したトリアシルグリセロールの行き先はVLDLとしての分泌のみであり，脂肪肝治療の困難さはここにある。一方で，脂肪組織および筋肉における遊離脂肪酸の取り込みはインスリンの作用で行われるために，血糖値が上昇しなければ行われない。つまり，インスリン抵抗性は血清トリアシルグリセロール濃度上昇に拍車をかけることになる。血清トリアシルグリセロール濃度の上昇は余剰エネルギーの象徴であるため，糖尿病発症との議論が多い[28]。血清トリアシルグリセロール濃度低下作用を有する機能性脂質をいくつか挙げ，そのメカニズムを解説したい。

4.3.1 中鎖脂肪酸

　腸管で吸収された脂肪酸の輸送運命は，炭素鎖長により門脈系とリンパ系に分かれる。中鎖脂肪酸（MCFA）と呼ばれる，カプリル酸（8：0）およびカプリン酸（10：0）はトリアシルグリセロールとして摂取しても，それらがsn-1,3位に結合している場合は胃リパーゼ，膵リパー

第3章　医学的な効果

ゼにより消化，小腸上皮に吸収された後，トリアシルグリセロールおよびリン脂質に再合成されることなく，門脈を経て，肝臓に供給される。肝臓へ運ばれた MCFA は，鎖長伸長反応を受けず，ケトン体に代謝されるか，β酸化を受ける。ケトン体はエネルギー不足時に，筋肉および脳に供給される。したがって，MCFA 摂取では，小腸への脂肪酸供給が中鎖脂肪酸となる分，長鎖脂肪酸量が少なくなることから，トリアシルグリセロール合成の遅延が生じ，食後高トリアシルグリセロール血症は起こらない。また，同時に摂取した炭水化物で上昇したインスリンが低下した頃にトリアシルグリセロールを小腸が分泌するので，肥満の抑制[29]がなされると考えられる。脂肪細胞はグリセロールキナーゼをもたないために，解糖系から得られたグリセロール3-リン酸を使って，トリアシルグリセロールを合成する。脂肪細胞の肥大化には，トリアシルグリセロール濃度の上昇，血糖値およびインスリン濃度上昇が必須である。現在では，中鎖脂肪と長鎖脂肪のランダムエステル交換法により製造した中・長鎖トリアシルグリセロールが特定保健用食品として市販されている。

4.3.2 EPA

EPA がリポタンパク質のトリアシルグリセロール中に存在すると，血清トリアシルグリセロールの食後の異化速度が増加することが報告されている[30]。これはリポタンパク質リパーゼ（LPL）の基質特異性に依存している。LPL の働きでトリアシルグリセロールより分解された EPA はペルオキシソーム増殖因子活性化受容体α（PPARα）という核内転写因子のリガンドとなり，肝臓での長鎖脂肪酸の燃焼を促進する[31]。これら二つの作用により，血清トリアシルグリセロール濃度は低下する。EPA エチルエステルは脂質異常症治療薬として使用されている。

4.4　おわりに

近年，低炭水化物食の普及により，脂質栄養に対して注目が寄せられている。血清脂質濃度の上昇は，動脈硬化症発症において危険因子であることは間違いないが，炭水化物の置き換えとして，摂取カロリーが過多にならないように調整するのは難しい。一方，炭水化物摂取側も希少糖[32]などの新しい食品成分の摂取を勧めており，これらを上手く組み合わせて，全体として理想的な食生活を送れるような設計が必要であろう。

文　　　献

1) 日本臨床検査標準協議会 基準範囲共用化委員会編，日本における主要な臨床検査項目の共用基準範囲案—解説と利用の手引き—, p. 4 (2014)
　http://www.jccls.org/techreport/public_comment_201405_p.pdf
2) 今木雅英，日本衛生学雑誌, **50**, 947-951 (1995)

3) J. Boon *et al., Clinica. Chimica. Acta.,* **23**, 453-456 (1969)

4) H. Imano *et al., Prev. Med.,* **52**, 381-386 (2011)

5) R R. Huxley *et al., Circulation,* **124**, 2056-2064 (2011)

6) 厚生労働省, 平成 28 年国民健康・栄養調査報告書, p. 58 (2017)
http://www.mhlw.go.jp/bunya/kenkou/eiyou/dl/h28-houkoku-04.pdf

7) R P. Mensink *et al., Am. J. Clin. Nutr.,* **77**, 1146-1155 (2013)

8) R. Clarke *et al., BMJ.,* **314**, 112-117 (1997)

9) R P. Bazinet, *et al., CMAJ.,* **186**, 434-439 (2014)

10) 菱田明, 佐々木敏, 日本人の食事摂取基準 (2015 年版), p. 142, 第一出版 (2014)

11) M. Plourde *et al., Appl. Physiol. Nutr. Metab.,* **32**, 619-634 (2007)

12) J T. Brenna *et al., Prostaglandins Leukot. Essent. Fatty Acids.,* **80**, 85-91 (2009)

13) C C. Udenigwe *et al., Int. J. Mol. Sci.,* **16**, 9303-9313 (2015)

14) J D. Militante *et al., Nutr. Res.,* **24**, 787-801 (2004)

15) F H. Mattson *et al., J. Lipid Res.,* **26**, 194-202 (1985)

16) F. Sofi *et al., Am. J. Clin. Nutr.,* **92**, 1189-1196 (2010)

17) A A. Qureshi *et al., Lipids,* **30**, 1171-1177 (1995)

18) K. Imaizumi *et al., J. Nutr.,* **113**, 2403-2411 (1983)

19) Y. Jiang *et al., J. Nutr.,* **131**, 2358-2363 (2001)

20) B. Shirouchi *et al., J. Nutr. Sci. Vitaminol.,* in press (2018)

21) Y. Nakamura *et al., Am. J. Clin. Nutr.,* **80**, 58-63 (2004)

22) A. Blum *et al., Clin. Invest. Med.,* **29**, 298-300 (2006)

23) K. Ried *et al., Maturitas.,* **68**, 299-310 (2011)

24) J. McEneny *et al., J. Nutr. Biochem.,* **24**, 163-168 (2013)

25) P. Palozza *et al., Ann. Nutr. Metab.,* **61**, 126-134 (2012)

26) M. Nishimukai *et al., J. Nutr.,* **134**, 1862-1886 (2004)

27) P R. Holden *et al., J. Mol. Endocrinol.,* **22**, 1-8 (1999)

28) M. Seghieri *et al., Diabetes Metab.,* **43**, 314-322 (2017)

29) H. Tsuji *et al., J. Nutr.,* **131**, 2853-2859 (2001)

30) I. Ikeda *et al., J. Nutr.,* **131**, 1159-1164 (2001)

31) M. Rodríguez-Cruz *et al., Nutrition,* **41**, 90-96 (2017)

32) T. Iida *et al., Metabolism,* **59**, 206-214 (2010)

5 脳の発生・発達・機能と脂肪酸
～ n-3 および n-6 多価不飽和脂肪酸を中心に ～

稲田　仁[*1]，大隅典子[*2]

5.1 脳と脂肪酸

　脳は非常に脂質に富んだ器官であり，その乾燥重量の 60% 以上を脂質が占めている[1]。脳に脂質が多い理由の一つは，脳を構成するニューロンやアストロサイト，オリゴデンドロサイトといった細胞が非常に複雑な形態を取り，他の臓器の細胞に比べ細胞膜の割合が高いことが考えられる。例えば，脳の機能において主要な役割を占めるニューロンは，他のニューロンから情報を受けとる無数に枝分かれした樹状突起と，他の細胞へ情報を伝えるための長い軸索を持つ。ニューロンの細胞同士の隙間は，ニューロンと同数以上存在すると考えられているアストロサイトによって埋められている。アストロサイトはニューロンへ栄養を供給する役割を持つだけではなく，ニューロン間の情報伝達を担うシナプスへ突起を伸ばし，シナプスを包みこむことでトリパータイトシナプスという構造を形成し，ニューロン間のシナプス伝達の効率を制御していると考えられている。他方，長いニューロンの軸索は，オリゴデンドロサイトが形成する髄鞘によって電気的に絶縁されており，この髄鞘は軸索における電気信号伝達の速度を増加させることに貢献している。髄鞘は多層の細胞膜によって構成されるため，構成成分は脂質が乾燥重量の 70～80% を占める。

　脳の脂質組成の特徴は，二重結合を多数含む多価不飽和脂肪酸（Polyunsaturated fatty acids：PUFAs），特にドコサヘキサエン酸（Docosahexaenoic acid：DHA）が多く含まれることである[2]。PUFA は二重結合の数と位置によって，主に n-3（ω3）PUFA と n-6（ω6）PUFA に分類される（図1）。動物は n-3 および n-6 PUFA を生体内で合成することができず，食物より摂取しなければならないことから必須脂肪酸とも呼ばれている。狭義の必須脂肪酸は炭素数 18 の α リノレン酸（α-Linolenic acid：ALA）およびリノール酸（Linoleic acid：LA）であるが，これらを前駆体としたより長鎖の PUFA（炭素数 20 以上）も広義の必須脂肪酸に含まれる場合がある。哺乳類の脳では他の組織に比べて，n-3 PUFA である DHA と n-6 PUFA であるアラキドン酸（Arachidonic acid：AA）が占める割合が高い（図2）。脳はエネルギー源としてブドウ糖を主に利用するとされているので[3]，これらの PUFA は主に膜脂質の構成成分として存在すると考えられる。また一方で，PUFA はシグナル分子の前駆体でもあり，膜脂質から切り出された後に様々な酵素によって代謝され，炎症性因子や抗炎症性因子として細胞内外のシグナル伝達系で使用される[4,5]。

　脳はその発生の初期から多量の脂質を必要とするが，特に，妊娠後期からから 2 歳頃までの脳において，AA と DHA の急激な蓄積が観察され，その後生涯に渡って高いレベルが維持され

　＊1　Hitoshi Inada　東北大学　大学院医学系研究科　発生発達神経科学分野　講師
　＊2　Noriko Osumi　東北大学　大学院医学系研究科　発生発達神経科学分野　教授

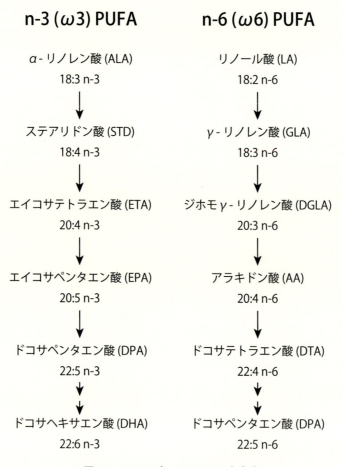

図1　n-3 および n-6 PUFA の合成系

る[6]。胎児期においては臍帯と胎盤を通じて，出生後は母乳を介して，母体から子どもにこれらPUFAが供給される。出生後の脳の発生・発達にPUFAが重要な役割を担っていると考えられていることから[7,8]，国際食品規格委員会（Codex Alimentarius Commission）の勧告により，現在，日本やアメリカ，ヨーロッパ諸国ではAAとDHAが粉ミルクに添加されている。

　胎児期から乳幼児期におけるn-3およびn6-PUFAの欠乏は様々な障害を引き起こすことが報告されている[9]。例えばヒトでは，n-6 PUFAの欠乏は，成長阻害や皮膚障害，脂肪肝など神経系以外の障害をもたらす。一方，n-3 PUFAの欠乏は，学習能の低下や視力障害，麻痺といった神経系に特異的な障害を引き起こす。動物モデルでは，n-3 PUFAの欠乏は，周産期から出生後初期の神経新生の低下の原因となるとともに，ニューロンの遊走やシナプスの刈り込みを遅らせ，シナプス機能の傷害，ひいては学習障害を引き起こす[10]。また，n-3およびn-6 PUFAのバランスも適切である必要があり，胎仔期もしくは新生仔期にn-6過多/n-3欠乏状態となると，大脳皮質の形成や成長してからの行動に異常が観察されるようになる（後述）。

第 3 章　医学的な効果

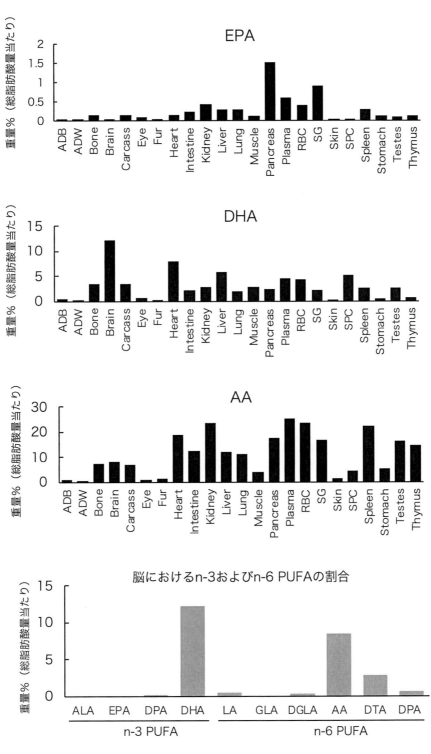

図 2　各組織と脳における n-3 および n-6 PUFA の割合
（文献 2）より作成）

食品機能性脂質の基礎と応用

　成長後においても，脳機能には n-3 PUFA が重要とされており，統合失調症（Schizophrenia：SCZ）や，自閉症（Autism spectrum disorder：ASD）および注意欠如多動性障害（Attention deficit hyperactivity disorder：ADHD）といった発達障害において，脳の n-3 PUFA 量との関係が報告されている[11]。また，アルツハイマー病（Alzheimer's disease：AD）や大うつ病性障害（Major depression disorder：MDD），認知症（Dementia：DM）といった，脳の加齢に伴う脳機能の障害においても，PUFA の摂取がこれらの予防・治療に効果があるとする報告がある[12]。

　本稿では，疫学的調査研究と動物モデルを使用した実験的研究について，DHA と AA を中心に，胎児期から幼若期における脳の発生・発達，そして生後の脳機能に対する PUFA の影響を概説する。

5.2　脳の発生・発達期における PUFA の影響

　胎児の発生・発達は母体の栄養状態に顕著に左右され，またその影響は出生後の乳幼児の発育，さらには成長後の健康状態にも深く影響を及ぼす。例えば，1944～1945 年のオランダ飢饉の際に，飢餓状態を体験した母親から生まれた子供は，成人してから肥満や成人病になる割合が高かったことが報告されている。また，同集団では代謝性の疾患のみならず，統合失調症を発症するリスクが 2 倍も高かった[13]。同様な観察は，1959～1961 年に発生した中国での大飢饉の際に妊娠していた妊婦から生まれた子供でも報告されている[14]。このような，胎児期から幼少期の環境（母体の環境も含む）が成人期の慢性疾患や神経疾患のリスクに影響を与えるという概念は DOHaD（Developmental origins of health and disease）仮説と呼ばれ，近年のエピゲノム・エピジェネティクス研究と合流し，重要な研究領域となっている。

　妊娠後期から出生後 2 才ごろまでにかけて，脳の発生・発達とともに AA および DHA は神経組織に劇的に蓄積する。このことから，この時期における十分な PUFA 摂取の重要性が示唆されてきた[15]。AA と DHA は両者とも必須脂肪酸であるので，それらの欠乏は深刻な障害をもたらしうるが，興味深いことに n-6 PUFA の欠乏は成長阻害など主に身体的な徴候が出るのに対して，n-3 PUFA の欠乏は視力の低下など神経系に対する徴候が出る[16]。例えば，1990 年代の初めに，未熟児として生まれた低体重の新生児において，n-6 PUFA を主に含むコーン油を脂質として添加された粉ミルクを与えられた乳児では，視力の有意な低下が報告された[17]。この n-3 PUFA の欠乏が視力に与える影響はサルの乳児を用いた実験によっても確認されている[18]。脳の高次機能においても，n-3 PUFA 欠乏は学習能や認知機能を損なうことが動物実験より報告されてきたが[15]，ヒトにおいて通常の出生で新生児が n-3 PUFA 欠乏状態に陥ることは稀であり，また倫理的な問題もあって，ヒトにおける n-3 PUFA 欠乏についての報告は非常に限られている。

　それでは，サプリメントとして PUFA を摂取した場合ではどうだろうか？これまで多くの疫学的研究によって，葉酸などのビタミンや，鉄などのミネラル，AA や DHA などの長鎖 PUFA

162

第3章　医学的な効果

を妊娠期に十分摂取することが，胎児の脳の発生・発達や出生後の児童の認知機能に重要である
とされてきた。しかしその一方で，PUFA を含むこれらの栄養素をサプリメントとして妊娠期
に摂取した場合の乳幼児の認知機能に与える影響については，未だ統一した見解が得られていな
い。

　近年 Taylor らは，妊娠期の栄養学的介入が出生後の乳幼児の認知機能に与える影響を解析し
たランダム化比較試験（Randomized controlled trial：RCT）34 報について，システマティック
レビューおよびメタアナリシスを報告した[19]。この報告では，過去に得た経験に基づく知能であ
る結晶性知能，注意力や包括的な認知など9種類の認知機能が調べられたが，介入群と対照群と
の間に有意な差は得られなかった。Taylor らは，サンプル集団の不均一性や研究方法の不統一
性，サンプルサイズの小ささといったこれら研究の限界を考慮し，妊娠期の栄養学的介入が乳幼
児の認知機能に有意な効果を与えるとは言えないと結論しつつも，唯一，長鎖 PUFA の摂取は
子供の結晶性知性の改善に関与する可能性があり，より質の高い RCT の実施が期待されると述
べている。

　一方で，脳の発生・発達に対する PUFA の効果は様々な動物実験によって確認されている[20]。
In vitro の実験において，我々のグループは胎児ラットより調製した神経幹細胞（ニューロス
フィア）を用いて AA と DHA の細胞増殖に与える効果を検討した[21]。その結果，これら
PUFA が神経幹細胞において細胞分裂を増加させ，神経幹細胞からニューロンまたはアストロ
サイトへの分化に影響を与えることを明らかにした。

　また，*in vivo* の実験においても，母親における PUFA の欠乏は胎仔期から授乳期にかけての
仔の神経発達に影響を及ぼすことが報告されている。例えば，n-3 PUFA 欠乏状態で飼育された
妊娠ラットでは，胎仔の大脳の皮質板や海馬の歯状回の厚みが減少していた一方で，脳室帯や歯
状回神経上皮の厚さが増加していた[22]。また我々のグループは，ラットにおいて出生後の
PUFA の摂取が，海馬における神経新生とプレパルス抑制（Prepulse inhibition：PPI）に与え
る影響を報告した[23]。PPI は，驚愕刺激の直前に微弱な刺激を与えることで驚愕反応が大幅に抑
制される現象であり，PPI の異常は統合失調症の指標として使用されている。生後2日目から離
乳までは母乳を介して，離乳後は食餌によって PUFA を摂取させたラットにおいて，AA のみ
を摂取させた群では海馬における神経新生が有意に亢進していたが，DHA のみ，もしくは AA
と DHA を摂取させた群は対照群と差が認められなかった。さらに，神経新生と PPI に異常を示
す，転写因子 Pax6 の変異体（*Pax6*$^{+/-}$ヘテロ接合変異体）ラットにおいても AA の効果を検討
した結果，神経新生の有意な増加と PPI 異常の改善が観察された。さらに共同研究者である吉
川らは，マウスを用いた研究において，神経系の発達期に PUFA 欠乏によって引き起こされた
異常は，発達期以降に PUFA を含む食餌が与えられても回復しないことを報告した[24]。母マウ
スを妊娠期から離乳までは PUFA（AA および DHA）を欠損させた餌で飼育し，さらに，離乳
後の仔マウスを通常の餌で成体まで飼育した後，様々な行動解析を行った結果，マウスは成体に
なってから不動性や不安様行動の増加など統合失調症の初期状態に似た表現型を示すことが明ら

かになった。これらの報告は，脳の発生・発達における PUFA の重要性を強く示唆している。

　健常な脳の発生・発達には，PUFA 量の過不足だけではなく n-3 PUFA と n-6 PUFA のバランスも重要である。我々のグループは，マウスを用いて，n-6 過多/n-3 欠乏状態が仔の脳の発生・発達と成長後の行動に与える影響について解析した[25]。妊娠マウスを n-6 過多/n-3 欠乏の餌で飼育した結果，胎生 14.5 日目の胎仔の脳では大脳皮質の厚みが部分的に有意に減少していた。また in vitro の解析より，神経幹細胞のニューロンまたはアストロサイトへの分化がアストロサイト側に偏っていることが明らかになった。胎仔脳の新皮質のリピドミクス解析の結果，n-6 過多/n-3 欠乏群では，AA の代謝物（エイコサノイド）の量が増加していた。さらに，n-6 過多/n-3 欠乏群では，成体において不安様行動が増加していた。現代の多くの国々において，n-6 PUFA を主に含む植物油の摂取が増加し，n-3 PUFA を豊富に含む魚の摂取が減少した食生活に傾いてきたことに伴い，n-6 過多/n-3 欠乏状態は急速に進行しており，母体の PUFA 摂取量だけでなく摂取の n-6 /n-3 バランスにも十分注意を払う必要が出てきている。

5.3　脳機能と PUFA の関係

　n-3 および n-6 PUFA の脳における重要性については，脳がある程度成熟した後の時期についても多くの研究が報告されている。これまでの疫学的研究において，広義の精神疾患，統合失調症（SCZ）やうつ病の患者，および，自閉症（ASD）や注意欠如多動性障害（ADHD）の子供たちにおいて，血液や末梢の組織で n-3 PUFA が低下していること報告されおり[11]，n-3 PUFA の脳機能における役割が注目されてきた。

　例えば，SCZ 患者において，末梢組織の脂肪酸組成に見られた異常，n-3 および n-6 PUFA の欠乏が，治療によって部分的に正常化したとの報告がある[26]。また，ASD や ADHD の子供たちにおいても，血液中の DHA，エイコサペンタエン酸（Eicosapentaenoic acid：EPA），AA の量が低下していることが報告されている[11,27]。これらの報告から，n-3 PUFA，特に DHA の精神疾患に対する治療効果が研究されてきた。しかし，これまでの研究では，異なる実験デザインによる結果の比較の困難さや対象の異質性により，未だ統一された見解は得られておらず，近年報告された根拠の質の高いランダム化比較試験（RCT）33 報を精査した研究では，SCZ，ADHD および ASD について，n-3 PUFA の効果が認められた報告と効果が認められないとする報告が同数程度であった[11]。n-3 PUFA の効果が認められた報告においても，その効果は限定的であり，現時点では，これら精神疾患に対する n-3 PUFA の効果は結論に至っておらず，より大規模な RCT の実施が期待されている。

　一方，大うつ病性障害（MDD）やアルツハイマー病（AD）について，DHA や EPA といった n-3 PUFA の摂取により病状が改善される可能性が報告されている[12]。疫学的研究から，MDD 患者や AD 患者では血中の n-3 PUFA 濃度が低く，高い n-6/n-3 比を示すことが観察されている。血清中の EPA および DHA の濃度が高い（n-6/n-3 比が低い）と AD の発症リスクが低くなり，逆に低い n-3PUFA は AD や認知症（DM）の発症や病状に関連しているとの報告

第3章　医学的な効果

がある[8]。

　n-3 PUFA の摂取，特に DHA の摂取はうつ病や，加齢または AD に伴う認知機能の低下を改善することが期待されている[8]。1 万人以上を対象に，MDD と n-3 PUFA の関係を調べた研究では，魚の摂取または n-3 PUFA の投与は，うつ病のリスクの減少と相関することが報告されている[28]。また，MDD に対して，単独の n-3 PUFA では EPA の方が DHA よりも効果があるが，両者を 2：1 から 3：1 の比で組み合わせたほうが，より効果が高いとの報告もある[12]。一方，DHA の投与は，加齢性または AD における認知機能の低下の改善に効果があるものの，DHA の多量摂取は健常な老年性による認知機能の低下は改善するが，非常に軽い AD による認知機能の低下に弱い効果しかない。

　動物実験においても，n-3 PUFA の摂取は認知機能の改善に効果があるとする報告がある。二世代から三世代に渡って n-3 PUFA 欠乏の餌で飼育されたラットでは，認知機能や記憶に顕著な低下が観察され[29,30]，この症状は DHA を投与することによって改善された[29,31]。また，加齢による記憶・学習や認知機能の低下は齧歯類においても観察されるが，この低下は食餌による EPA や DHA などの n-3 PUFA の摂取によって抑制される[32]。さらに，n-3 PUFA の摂取は，加齢性のみならず，神経変性疾患モデル動物で観察される認知・記憶能の低下にも効果があるとする報告がある[12,31]。ヒトの AD を模した遺伝子改変マウス（AD マウス）において，DHA の摂取は認知障害に対しての保護作用や記憶能の改善を示した[33,34]。組織レベルでは，AD の病態の特徴であるアミロイドβタンパク質（Aβ）やタウタンパク質（tau）の蓄積が，DHA の摂取によって減少したとの報告がある[35~37]。

　以上の報告は，ヒトや動物モデルにおいて健常な状態の脳機能に対する n-3 PUFA の効果には議論の余地があるものの，加齢や AD による認知機能の低下に対して，魚または n-3 PUFA の摂取は症状の改善が期待できるか少なくとも悪影響はないことを示している。

5.4　おわりに

　上述のように，n-3 および n-6 PUFA が脳の発生・発達や機能に与える効果について，ヒトにおいても動物モデルにおいても，これまで多くの疫学的，観察的および実験的研究が報告されてきた。n-3 と n-6 PUFA の欠乏については，その重要性に議論の余地がないが，通常の食生活を送っている限り，サプリメントとしての PUFA の摂取が脳に与える影響には，未だ統一した見解が得られていない。特に，ヒトを対象とした疫学的研究や栄養学的介入研究では，集団のサンプル数やその不均一性，日常の食事に含まれる PUFA 量の厳密なコントロールの困難さが，脳に対する PUFA の影響についての研究を難しくしている要因である。

　また，これまでの研究報告が示しているように，PUFA の摂取量だけが問題なのではなく，n-3 および n-6 PUFA の摂取バランスも重要である。近年，多くの国々において，植物油摂取増加と魚の摂取減少に伴い，n-6 過多/n-3 欠乏状態が急速に進行している。健やかな脳の発生・発達と正常な脳機能の発現には，バランス良く n-3 と n-6 PUFA を摂取することが大切である。

略語

ADB ：brown adipose
ADW ：white adipose
RBC ：red blood cell
SG ：Salivary glands
SPC ：spinal cord

文　　献

1) J. S. O'Brien *et al., J. Lipid. Res.,* **6**(4), 537 (1965)
2) N. M. Salem *et al., Prostag. Leukotr. Ess.,* **100**, 13 (2015)
3) P. Schonfeld *et al., Neurochem. Int.,* **109**, 68 (2017)
4) A. A. Spector *et al., Biochim. Biophys. Acta.,* **1851**(4), 356 (2015)
5) W. H. Schunck *et al., Pharmacol. Ther.,* **183**, 177 (2018)
6) M. Martinez *et al., J. Neurochem.,* **71**(6), 2528 (1998)
7) S. Hashmi *et al., Nutr. Metab. (Lond),* **10**(1), 31 (2013)
8) L. Lauritzen *et al., Nutrients,* **8**(1) (2016)
9) J. R. Marszalek *et al., Annu. Rev. Cell and Dev. Biol.,* **21**, 633 (2005)
10) R. K. McNamara *et al., Prostag. Leukotr. Ess.,* (2017)
11) C. Agostoni *et al., Int. J. Mol. Sci.,* **18**(12) (2017)
12) C. Song *et al., Prog. Lipid Res.,* **62**, 41 (2016)
13) E. Susser *et al., Arch. Gen. Psychiat.,* **53**(1), 25 (1996)
14) D. St Clair *et al., JAMA: J. Am. Med. Assoc.,* **294**(5), 557 (2005)
15) L. Lauritzen *et al., Prog. Lipid Res.,* **40**(1-2), 1 (2001)
16) H. D. Le *et al., Prostag. Leukotr. Ess.,* **81**(2-3), 165 (2009)
17) R. D. Uauy *et al., Pediatr. Res.,* **28**(5), 485 (1990)
18) M. Neuringer *et al., J. Clin. Invest.,* **73**(1), 272 (1984)
19) R. M. Taylor *et al., Nutrients,* **9**(11) (2017)
20) N. Sakayori *et al., Stem Cells International,* **2013**, 973508 (2013)
21) N. Sakayori *et al., Genes Cells,* **16**(7), 778 (2011)
22) P. Coti Bertrand *et al., J. Nutr.,* **136**(6), 1570 (2006)
23) M. Maekawa *et al., PLoS ONE,* **4**(4), e5085 (2009)
24) M. Maekawa *et al., Transl. Psychiatry,* **7**(9), e1229 (2017)
25) N. Sakayori *et al., Tohoku J. Exp. Med.,* **240**(1), 31 (2016)
26) R. K. McNamara *et al., Schizophr. Res.,* **91**(1-3), 37 (2007)
27) H. Mazahery *et al., Nutrients,* **9**(2) (2017)
28) C. A. Hoffmire *et al., Prostag. Leukotr. Ess.,* **86**(4-5), 155 (2012)
29) I. Carrie *et al., J. Lipid Res.,* **41**(3), 473 (2000)

第 3 章　医学的な効果

30)　R. S. Greiner *et al.*, *Lipids,* **34** Suppl, S239（1999）

31)　C. Joffre *et al.*, *Prostag. Leukotr. Ess.,* **91**(1-2), 1（2014）

32)　V. F. Labrousse *et al.*, *PLoS ONE,* **7**(5), e36861（2012）

33)　F. Calon *et al.*, *Neuron,* **43**(5), 633（2004）

34)　D. Arsenault *et al.*, *PLoS ONE,* **6**(2), e17397（2011）

35)　G. P. Lim *et al.*, *J. Neurosci.,* **25**(12), 3032（2005）

36)　M. Oksman *et al.*, *Neurobiol. Dis.,* **23**(3), 563（2006）

37)　K. N. Green *et al.*, *J. Neurosci.,* **27**(16), 4385（2007）

6 脂肪酸の抗アレルギー活性

山田耕路[*]

6.1 アレルギー発症機構

　食品中には多様な生理活性物質が存在し，その一部は複数の疾病を予防する多機能性を有している[1)]。代表的多機能性因子は，食物繊維，多価不飽和脂肪酸（PUFA）および抗酸化成分である。PUFA は，血清脂質改善，脳機能改善，制がん，免疫調節などの多彩な生理活性を有するが，脂質過酸化物の生成を通じて種々の疾病の発症に関与する成分でもある。したがって，過剰摂取を避けるとともに，抗酸化成分の同時摂取が推奨されている。

　免疫はわれわれの体を各種疾病から守る働きをしている。しかし，時として生体に不利益な反応を起こすことがあり，これをアレルギーという。表1に示したように，アレルギー発症機構は通常4つの型に分類されている。Ⅰ型アレルギーは，主として抗原特異的 IgE の産生とケミカルメディエーターの放出が関与する反応で，花粉症や食物アレルギーの原因となっている。Ⅱ型アレルギーは，IgG や IgM が関与する反応で，血液型不適合輸血の副作用などの原因となっている。Ⅲ型アレルギーは，IgG や IgM と抗原との複合体の形成が関与する反応で，糸球体腎炎の発症などに関与する。Ⅳ型アレルギーは，リンパ球が関与する遅延型のアレルギーで，接触性皮膚炎の発症などに関与する。これらの型のうち，食物アレルギーの発症にはⅠ，ⅡおよびⅣ型アレルギーが関与するとされている。なかでも，Ⅰ型アレルギーは新生児に多く認められる初発

表1　アレルギー発症機構

	Ⅰ型	Ⅱ型	Ⅲ型	Ⅳ型
表現	アナフィラキシー性（即時型）。	細胞溶解性または細胞刺激性。	抗原抗体複合物による障害。	遅延型，細胞型。
抗体または細胞	IgE, IgG4。	IgG, IgM, マクロファージ。	IgG, IgM。	リンパ球。
局所反応	肥満細胞・好塩基球に結合した IgE 抗体と抗原が反応し，ケミカルメディエーターが放出される。	細胞膜抗原と抗体が反応して補体を活性化し，細胞を溶解または刺激する。	沈降性抗体と過剰抗原による溶解性複合物の沈着，補体の活性化，血管透過性の亢進。	抗原による T 細胞の活性化，リンホカインの放出，マクロファージ・好中球の集合。
関与因子	ヒスタミン，セロトニン，ロイコトリエン。	活性化補体成分，細胞溶解により遊離されるリソソーム。	活性化補体成分，リソソーム酵素。	各種リンホカイン，リソソーム酵素。
症例・反応	枯草熱，喘息，蕁麻疹，PK，PCA，食物アレルギー，花粉アレルギー，アナフィラキシーなど。	血液型不適合輸血副作用，新生児溶血性疾患，自己免疫疾患，橋本病，アレルギー性血小板減少症，薬物性後天性溶血性貧血など。	Arthus 反応，血清病，糸球体腎炎，補体の過剰活性化，薬物アレルギーなど。	ツベルクリン反応，接触性皮膚炎，病原体に対する過敏性など。

＊　Koji Yamada　崇城大学　応用微生物工学科　教授

第3章　医学的な効果

的なアレルギーであり，アレルギーマーチを通じて他の型のアレルギーの発症につながることが知られている。

　Ⅰ型アレルギーでは，抗原特異的 IgE の産生およびケミカルメディエーターの放出が発症に関与する。したがって，これらの免疫反応を抑制することがアレルギーの発症抑制に重要である。また，抗原特異的 IgG の産生は IgE との競合を通じてⅠ型アレルギーの発症を抑制し，抗原特異的 IgA の産生分泌はアレルゲンなどの生体異物の吸収を抑制することによりアレルギーや感染症の発生を抑制する。したがって，これらの抗体の産生を促進する食品成分も抗アレルギー素材として有望である。

6.2　脂肪酸の分類と機能

　脂肪酸は，二重結合の有無により飽和脂肪酸と不飽和脂肪酸に分類されている。不飽和脂肪酸は，二重結合の数によりモノ不飽和脂肪酸と PUFA に分けられている。また，不飽和脂肪酸はメチル末端から数えて何番目の位置に最初の二重結合が存在するかによって3つのグループに分けられている。

　表2に，不飽和脂肪酸の分類と機能について示した。モノ不飽和脂肪酸の代表的存在であるオレイン酸（OA）は，9番目の位置に二重結合が存在するので，n-9 系列に属する。OA は，動物脂肪に多い脂肪酸で，動物細胞増殖促進効果を有するのが特徴である。リノール酸（LA）は，炭素数18個で2個の二重結合を有する脂肪酸で，最初の二重結合はメチル末端から数えて6番目に存在する。LA のカルボキシ末端側に3個目の二重結合が導入されたものがγ-リノレン酸

表2　不飽和脂肪酸の種類と機能

脂肪酸	備　考
オレイン酸	Oleic acid（OA）：18：1n-9。動物脂肪に多い。酸化されにくく，動物細胞増殖促進効果を有する。
リノール酸	Linoleic acid（LA）：18：2n-6。n-6 系 PUFA 合成の出発物質。植物油中に普遍的に見出される。
α-リノレン酸	α-Linolenic acid（ALA）：18：3n-3。n-3 系 PUFA 合成の出発物質で抗アレルギー効果が報告。エゴマ油，大豆油に多い。
γ-リノレン酸	γ-Linolenic acid（GLA）：18：3n-6。月見草油に多く，抗アレルギー効果が報告。微生物を用いた生産も行われている。
ジホモ-γ-リノレン酸	Dihomo-γ-linolenic acid（DGLA）：20：3n-6。1-シリーズ PG の合成基質。Ⅰ型アレルギー抑制的に働く。
アラキドン酸	Arachidonic acid（AA）：20：4n-6。2-シリーズ PG および 4-シリーズ LT の合成基質。Ⅰ型アレルギー促進的に働く。
エイコサペンタエン酸	Eicosapentaenoic acid（EPA）：20：5n-3。3-シリーズ PG および 5-シリーズ LT の合成基質。Ⅰ型アレルギー抑制的に働く。魚油に多い。
ドコサヘキサエン酸	Docosahexaenoic acid（DHA）：22：6n-6。Ⅰ型アレルギー抑制的に働く。魚油に多い。

PG：プロスタグランジン，LT：ロイコトリエン。

食品機能性脂質の基礎と応用

（GLA）で，これに2個の炭素が付加されたものがジホモ-γ-リノレン酸（DGLA）である。さらに，4個目の2重結合が導入されるとアラキドン酸（AA）になる。これらの反応はカルボキシ末端側で起こるので，最初の二重結合の位置は代謝の過程で変化しない。したがって，これらのPUFAはメチル末端側から数えて6番目に最初の二重結合が存在するn-6系列に属する。魚油に多いエイコサペンタエン酸（EPA）やドコサヘキサエン酸（DHA）は，メチル末端から数えて3番目に最初の二重結合を有するn-3系列のPUFAである。これらのPUFAは，二重結合を3個有するα-リノレン酸（ALA）を出発物質として動物体内で合成される。動物は飽和脂肪酸からモノ不飽和脂肪酸を作ることができるが，PUFAを合成することはできない。そのため，LAやALAを植物性食品から摂取する必要があり，これらのPUFAは必須脂肪酸と呼ばれている。

　これらのPUFAのうち，炭素数20個のものは膜リン脂質からリパーゼにより切り出されてエイコサノイドに代謝される。シクロオキシゲナーゼにより酸化されると，二重結合が2個減少したプロスタグランジンになる。一方，リポキシゲナーゼにより酸化を受けると二重結合の数は変化しないままロイコトリエン（LT）になる。AAから合成されるLTは4個の二重結合を有しているので4シリーズLTと呼ばれる。まずLTA$_4$が生成し，さらに代謝を受けてLTB$_4$〜F$_4$となる。4シリーズのLTはI型アレルギーを誘導するので，その産生を抑制する必要がある。一方，n-3系のEPAから3シリーズのLTが生じ，4シリーズLTとの競合を通じて抗アレルギー作用を発現する。

6.3　脂肪酸の抗体産生およびケミカルメディエーター放出調節機能

　飽和脂肪酸は，免疫応答に大きな影響を及ぼすことはないと考えられている。しかし，不飽和脂肪酸は免疫機能の調節に大きな役割を演じており，アレルギーを促進する場合もあれば，抑制する場合もある。たとえば，細胞実験では不飽和脂肪酸がIgEの生産を促進することが明らかにされている[2,3]。表3に示した様に，ラット腸間膜リンパ節（MLN）リンパ球を不飽和脂肪酸の存在下で培養すると，培養液中のIgE濃度が上昇する。このIgE産生促進効果は，二重結合の数が増えるにつれて強くなる。例外的存在はGLAとEPAであり，前者は二重結合の数から予測されるレベルより高いIgE濃度を与え，後者は低いIgE濃度を与える。培地中の脂質過酸化物のレベルは二重結合数の増加と並行して上昇しているので，何らかの特異的な反応がGLAとEPAの作用に関与している可能性がある。

　PUFAのIgE産生促進効果は，脂溶性抗酸化ビタミンであるビタミンEの存在下で強く抑制される。しかし，水溶性抗酸化ビタミンであるビタミンCはIgE産生抑制効果を示さない[2,3]。これらの結果は，細胞膜のような疎水的環境における不飽和脂肪酸の酸化がIgE産生の促進に関与していることを示唆している。後述するように，不飽和脂肪酸のIgE産生促進効果は摂食実験においては発現しないようである。おそらく，食餌脂肪酸の酸化抑制に十分なレベルで抗酸化成分が添加されているためであろう。

170

第3章　医学的な効果

表3　ラット腸間膜リンパ節リンパ球培養上清中の IgE および脂質過酸化物濃度

	IgE 濃度（ng/mL）		TBARS 値（nmol MDA/mL）	
	Toc (−)	Toc (+)	Toc (−)	Toc (+)
無添加	0.23 ± 0.06^a	0.35 ± 0.07^a	0.45 ± 0.04^a	0.24 ± 0.03^a
OA（18：1n-9）	0.67 ± 0.05^{ab}	0.39 ± 0.04^a	0.73 ± 0.09^a	0.28 ± 0.02^a
LA（18：2n-6）	0.79 ± 0.13^b	0.84 ± 0.06^{ac}	2.14 ± 0.21^b	0.37 ± 0.04^a
ALA（18：3n-3）	1.60 ± 0.09^c	0.77 ± 0.27^{ac}	4.18 ± 0.52^c	0.89 ± 0.08^{ac}
GLA（18：3n-6）	4.90 ± 0.25^d	1.29 ± 0.32^{bc}	2.69 ± 0.11^{bf}	0.76 ± 0.15^a
AA（20：4n-6）	2.21 ± 0.18^e	0.81 ± 0.04^{ac}	5.52 ± 0.70^d	1.73 ± 0.36^{bc}
EPA（20：5n-3）	1.68 ± 0.12^c	0.44 ± 0.04^a	3.71 ± 0.08^{cf}	2.65 ± 0.63^b
DHA（22：6n-3）	4.73 ± 0.25^d	1.66 ± 0.16^b	8.86 ± 0.67^e	2.35 ± 0.44^b

平均値・標準誤差（n=3）。異なる文字間で有意差あり（p< 0.05）。TBARS；トリバルビツール酸反応性物質。

　Ⅰ型アレルギーの発症に関与する代表的なケミカルメディエーターは，ヒスタミンおよびLTである[4]。ある種の抗酸化成分はヒスタミンの放出を強く抑制することにより抗アレルギー的に作用する[4,5]。一方，不飽和脂肪酸はヒスタミン放出にはほとんど影響を及ぼさないが[6]，LTの放出を調節することにより免疫系に大きな影響を及ぼしている[4,7]。ラット腹腔滲出細胞（PEC）を不飽和脂肪酸の存在下で培養すると，二重結合数が３個以上になると培地中のLTB₄濃度が有意に低下する。その効果は，二重結合数が増加するにつれて強くなり，EPA存在下ではLTB₄がほとんど放出されず，DHA存在下では完全に抑制される。

6.4　魚油の抗アレルギー効果

　PUFA のLTB₄産生抑制効果はラットを用いた摂食試験において確認することができる。われわれは，Sprague-Dowley（SD）ラットに脂肪酸組成の異なる食餌脂肪を与えることによりPEC のリン脂質の AA 含量が変化し，PEC のLTB₄放出能が変化することを明らかにしている[7]。このように，生体調節因子を摂食させた実験動物から免疫担当細胞を採取して培養することにより，動物の摂食記憶を検定することが可能である[8]。

　この実験で用いたサフワラー油（SA）は，n-6 系の LA の含量が高い典型的な植物油である。エゴマ油（PE）は，n-3 系の ALA 含量が高く，速やかに EPA や DHA に代謝されるので，魚油の代用として用いている。パーム油（PA）は，飽和脂肪酸と OA 含量が高いので，動物油の代用として用いている。

　表４に示した様に，PA を摂食したラットでは有意に高いヒスタミン放出量が得られたが，その効果は大きなものではなかった。一方，LTB₄放出量は PE 摂食ラットで有意に低い値が得られ，抗アレルギー効果が認められた。PE 群では，PEC リン脂質の AA 含量が顕著に低下しており，基質の減少がLTB₄放出能の低下をもたらしたものと思われる。この実験では茶ポリフェノール（TP）の同時投与の影響について検討しているが，その効果については後述する。

171

食品機能性脂質の基礎と応用

表4 ラット腹腔滲出細胞のアラキドン酸含量とケミカルメディエーター放出能に及ぼす食餌脂肪と茶ポリフェノールの摂食効果

Group	ヒスタミン放出量 (ng/10^6 cells)	LTB$_4$放出量 (ng/2×10^6 cells)	アラキドン酸含量 (%)		
			肝臓 PC	肝臓 PE	PEC total
SA	611±21^a	59.9±1.9^a	29.7±0.8^{ae}	32.5±0.7^{ac}	20.9±1.3^a
PE	573±39^a	27.2±0.6^b	10.3±0.4^b	12.6±0.6^b	8.7±1.0^b
PA	760±15^b	55.4±2.2^a	26.3±0.9^c	31.4±0.8^c	14.1±2.4^c
SA + TP	626±20^a	2.4±1.8^{bc}	31.3±0.6^a	35.3±1.2^a	14.2±0.8^c
PE + TP	613±37^a	17.2±1.6^c	12.4±0.5^d	14.1±0.7^b	7.2±0.7^b
PA + TP	827±23^b	40.2±1.7^d	27.8±0.6^{ce}	32.9±0.5^{ac}	14.2±2.0^c

平均値±標準誤差 (n＝3)。異なる文字間で有意差あり (p<0.05)。SA：サフラワー油，PE：エゴマ油，PA：パーム油，TP：茶ポリフェノール，PC：ホスファチジルコリン，PE：ホスファチジルエタノールアミン，PEC：腹腔滲出細胞。

表5 ラット血清中の抗体および脂質過酸化物の濃度と腹腔滲出細胞のロイコトリエン放出能に及ぼす魚油摂食の影響

	SA	高 EPA 魚油	高 DHA 魚油
IgA （μg/mL）	68±16	52±6	79±10
IgE （ng/mL）	5.3±4.0	4.9±2.1	2.1±1.4
IgG （mg/mL）	6.6±1.3	7.1±1.2	7.7±1.0
IgM （μg/mL）	175±9^a	201±7^b	226±9^b
TBARS （ng/mL）	1.74±0.18	1.48±0.21	2.06±0.31
LTB$_4$ （ng/10^6cells）	14.7±0.6^a	1.9±0.2^b	8.8±0.9^c
LTB$_5$ （ng/10^6cells）	0^a	6.3±0.2^b	2.0±0.2^c

平均値・標準誤差 (n＝5)。異なる文字間で有意差あり (p<0.05)。TBARS：トリバルビツール酸反応性物質。

　EPA は5シリーズ LT の合成に利用されるが，DHA は利用されないので，高 EPA 魚油と高DHA 魚油では抗アレルギー効果が異なると考えられる。魚油の EPA および DHA 含量は魚種により異なるので，それを組み合わせることにより高 EPA 魚油と高 DHA 魚油を調製することができる。表5に，これらの魚油の摂食効果の一例を示した[9]。

　対照群には SA を投与し，高 EPA 魚油は EPA を 24.5％，DHA を 10.1％含むものを用いた。また，高 DHA 魚油は EPA を 7.0％，DHA を 22.7％含むものを用いた。これらの食餌脂肪を摂食したラットの間では，摂食量や成長に有意な差は認められなかったが，睾丸周辺脂肪組織の重量は魚油摂食群で有意に低い結果が得られた。この結果は，魚油が体脂肪の蓄積を抑制することを示唆している。血清中の抗体濃度においても顕著な変化は認められなかったが，高 DHA 魚油群で IgE レベルが低い傾向，2つの魚油群で IgM レベルが有意に高い結果が得られた。

　しかし，PEC の LT 放出能においては顕著な効果が認められた。LTB$_4$ 放出能の低下は高

172

第 3 章　医学的な効果

EPA 魚油群で顕著に認められ，高 DHA 魚油群の効果はより弱いものであった。LTB$_5$ 放出能は
SA 群から採取した PEC にはまったく認められず，高 EPA 群で高 DHA 群より高い結果が得ら
れた。これらの値は，食餌油脂中の EPA 含量と平行するものであった。これらの結果は，EPA
は LTB$_4$ 放出能の低下および LTB$_5$ 放出能の上昇の両面で DHA より強い抗アレルギー効果を発
現することを示唆している。

　魚油を用いた摂食試験では，EPA および DHA のいずれかを完全に除去することができない
ことが問題であった。そこで，純粋な EPA および DHA エステルを用いて摂食試験を行い，そ
の結果の一部を表 6 に示した[10]。この実験では，脂肪酸エステルをそれぞれ 2 ％レベルで投与し
たが，EPA は DHA より高い抗アレルギー活性を有することが明らかである。PEC リン脂質の
アラキドン酸含量は，DHA 群より EPA 群で有意に低い結果が得られ，LTB$_4$ 放出能でも同じ結
果が得られた。LTB$_5$ 放出能は SA 群では全く認められなかったのに対し，DHA 群で微弱な活
性が認められたことは予想外の結果であった。

　この摂食試験では，PUFA の多機能性を確認するため，血清脂質濃度の測定も行っている。
血清コレステロール低下効果は DHA 群の方が高い傾向が認められたが，有意差を与えるには至
らなかった。血清トリグリセロール低下はほとんど同レベルであり，SA 群より顕著に低い結果
が得られた。血清中の過酸化脂質のレベルは SA 群より若干高い傾向が認められたが，有意差を
与えるものではなかった。血清 IgE レベルにも有意な差は認められず，この程度の摂食量では
生体内での過酸化脂質の増加に至らないものと判断された。しかし，肝臓の α-トコフェロール
含量が低下する傾向が認められており，魚油群では生体内酸化が亢進している可能性が考えられ

表 6　EPA および DHA エステルの脂質代謝および免疫調節機能

	SA	EPA	DHA
血清コレステロール（mg/dL）	76.8 ± 5.6^{a}	57.1 ± 4.4^{b}	45.1 ± 6.4^{b}
血清トリグリセリド（mg/dL）	57.2 ± 2.5^{a}	42.8 ± 5.4^{b}	41.6 ± 5.1^{b}
血清リン脂質（mg/dL）	100.9 ± 4.7^{a}	85.2 ± 4.7^{b}	75.3 ± 4.5^{b}
血清 TBARS（nmol MDA/mL）	3.0 ± 0.2	3.4 ± 0.1	3.3 ± 0.4
肝臓 α-トコフェロール（mg/g）	30.3 ± 8.1	19.8 ± 2.7	15.5 ± 2.7
血清 IgA（μg/mL）	4.7 ± 1.8	5.4 ± 1.2	7.6 ± 2.5
血清 IgE（ng/mL）	5.3 ± 0.3	5.4 ± 0.4	5.6 ± 0.8
血清 IgG（mg/mL）	8.5 ± 0.3	9.1 ± 0.5	8.8 ± 0.5
血清 IgM（μg/mL）	157 ± 17	158 ± 33	149 ± 24
PEC リン脂質のアラキドン酸含量（％）	15.2 ± 0.2^{a}	8.1 ± 0.2^{b}	11.3 ± 0.1^{c}
PEC の LTB$_4$ 放出能	18.5 ± 0.6^{a}	8.3 ± 0.3^{b}	11.4 ± 0.5^{c}
PEC リン脂質の EPA 含量（％）	0.0 ± 0.0^{a}	5.4 ± 0.1^{b}	1.4 ± 0.1^{c}
PEC の LTB$_5$ 放出能	0.0 ± 0.0^{a}	6.0 ± 0.1^{b}	0.6 ± 0.1^{c}

平均値・標準誤差（n＝5）。異なる文字間で有意差あり（p＜0.05）。EPA：エイコサペンタエン酸，DHA：
ドコサヘキサエン酸，TBARS：トリバルビツール酸反応性物質，PEC：腹腔滲出細胞。

た。したがって，PUFA の多機能性を活用するためには抗酸化成分の同時摂取を心がけるべきであろう。

6.5　共役リノール酸の抗アレルギー効果

　共役リノール酸（CLA）は，反芻動物の胃内細菌により LA から合成される二重結合の位置異性体の総称である[11]。PUFA の二重結合はエチレン基を挟んで導入されているため共役していないが，CLA では 2 個の二重結合が共役して存在する。CLA は，制がん作用の発見に始まり，抗肥満，脂質代謝調節，免疫調節などの多彩な生理機能が報告されている多機能性因子で，生活習慣病の予防と改善効果が期待されている。しかし，天然物の存在量が少なく，主として LA の化学処理によって製造されているため，その安全性の確認が必要な物質である。

　表 7 に，CLA を 0.5 もしくは 1.0％レベルで SD ラットに 3 週間摂食させ，その免疫調節機能を検討した結果を示した[12]。CLA の免疫調節作用は，0.5％レベルではそれほど顕著ではないが，1.0％レベルで投与すると有意差を与えるようになる。摂食試験で抗体産生調節機能が発現するのが CLA の特徴であり，1.0％摂食群で血清 IgA レベルが有意に高くなり，血清 IgE レベルが有意に低くなる。また，血清 IgG レベルは 0.5％群でも有意に高い結果が得られ，血清 IgM レベルも有意に高い結果が得られている。これらの結果は，CLA の摂食により生体防御免疫の活性化と I 型アレルギーの発症抑制効果が同時に発現しうることを示唆している。

表 7　共役リノール酸の免疫調節機能

	0 % CLA	0.5% CLA	1.0% CLA
血清 IgA（mg/mL）	21.5 ± 5.0^a	24.3 ± 4.1^{ab}	30.8 ± 2.9^b
血清 IgE（ng/mL）	15.9 ± 1.2^a	16.2 ± 2.7^a	9.0 ± 1.6^b
血清 IgG（mg/mL）	1.4 ± 0.3^a	3.7 ± 1.1^b	3.0 ± 0.9^b
血清 IgM（mg/mL）	223 ± 33^a	401 ± 91^{ab}	568 ± 100^b
MLN リンパ球の IgA 産生能（ng/mL）	1.65 ± 0.13^a	4.78 ± 1.77^b	5.05 ± 0.10^b
MLN リンパ球の IgE 産生能（ng/mL）	3.81 ± 0.32	4.02 ± 0.33	3.64 ± 0.47
MLN のリンパ球 IgG 産生能（ng/mL）	0.0 ± 0.0^a	3.1 ± 0.7^b	28.1 ± 4.4^c
MLN のリンパ球 IgM 産生能（ng/mL）	1.9 ± 0.3^a	4.7 ± 0.5^a	96.6 ± 13.4^b
血清 PGE_2（ng/mL）	23.2 ± 0.9^a	19.9 ± 1.0^b	17.7 ± 0.8^b
PEC LTB_4（ng/10^6細胞）	7.1 ± 1.4	5.9 ± 1.1	4.3 ± 2.1
肺 LTB_4（ng/g）	37.6 ± 11.2	29.5 ± 3.6	24.4 ± 3.7
肺 LTC_4（ng/g）	34.7 ± 3.2^a	15.3 ± 2.9^b	11.1 ± 3.0^b
脾臓 PGE_2（ng/g）	13.4 ± 4.6	14.6 ± 3.1	15.5 ± 4.5
脾臓 LTB_4（ng/g）	47.4 ± 2.4^a	43.0 ± 2.7^{ab}	38.2 ± 2.6^b
脾臓 LTC_4（ng/g）	16.9 ± 1.2	18.9 ± 1.9	15.4 ± 1.8

平均値・標準誤差（n=5）。異なる文字間で有意差あり（p<0.05）。EPA：エイコサペンタエン酸，DHA：ドコサヘキサエン酸，TBARS：トリバルビツール酸反応性物質，PEC：腹腔滲出細胞。

第3章　医学的な効果

　この実験では，CLA を摂食したラットの MLN からリンパ球を分離して培養し，抗体産生能に及ぼす影響について検討している。MLN は腸管免疫系に属する組織で，消化管に分泌される抗体の生産を担っているが，CLA を摂食したラットでは IgA，IgG および IgM の産生能が上昇していることが解る。リンパ球の抗体産生能の上昇は，血清脂質の抗体濃度に影響を及ぼさない 0.05% の CLA 投与でも誘導される[13]。したがって，この摂食記憶検定系は食品成分の免疫調節機能の検定におけるより高感度な実験系となる[8]。これらの結果は，CLA の摂食が腸管免疫の活性化を通じて生体異物やアレルゲンタンパク質の侵入を阻害していることを示唆している。

　この実験では，各種臓器のエイコサノイドレベルを測定することにより CLA の作用の臓器依存性についても検討している。PEC の LTB_4 レベルは，CLA 群で低い傾向が認められたが，有意差を与えるには至らなかった。肺でも，LTB_4 レベルが低い傾向が認められたが，有意差を与えるには至らなかった。しかし，LTC_4 レベルは 0.5% 群でも有意な低下が認められた。脾臓の LTB_4 レベルは 1.0% 群で有意に低い結果が得られたが，LTC_4 放出能には影響が認められなかった。これらの結果は，CLA のメディエーター放出調節機能の発現が組織によりかなり異なることを示している。

6.6　不飽和脂肪酸と抗酸化成分の相乗効果

　上述したように，不飽和脂肪酸の酸化により IgE 産生が更新し，Ⅰ型アレルギーの発症が促進される可能性がある。実験動物を用いた摂食試験においては PUFA の投与によるアレルギー反応の亢進は認められていないが，PUFA を利用する場合には抗酸化成分を併用することが望まれる。PUFA の IgE 産生促進作用は脂溶性抗酸化成分の存在下で抑制されるので，ビタミン E などと同時に摂食することが望ましい。

　アレルギーについては，抗酸化成分も抗アレルギー作用を有することが明らかにされている。とくに，ポリフェノール化合物の抗アレルギー作用について広範な研究が行われている。ポリフェノール化合物の特徴は，PUFA が効果を示さないヒスタミン放出を強く抑制することである。この作用は，ジフェノール化合物よりトリフェノール化合物に強いことが明らかにされている。表8に示した様に，単純なポリフェノール化合物においてもトリフェノール化合物であるピロガロールおよび没食子酸がヒスタミン放出抑制効果を示す[4,5]。ポリフェノール化合物の膜透過性はカルボキシ基の付与により大きく低下するが，ヒスタミン放出抑制効果は低下しない。一方，LTB_4 放出抑制効果は抗酸化活性と相関しており，ジフェノール化合物も顕著な抑制効果を示す。しかし，カルボキシ基の付加により LTB_4 放出抑制効果が消失する。これらの結果は，ヒスタミン放出抑制効果は細胞表面における相互作用が関与しており，LTB_4 放出抑制効果の発現には細胞内に取り込まれて抗酸化作用を発現する必要があることを示唆している。

　ポリフェノール基を複数有する茶ポリフェノール（TP）やフラボノイドはより強いケミカルメディエーター放出抑制効果を示す。主要な TP のなかでは，トリフェノール基を 2 個有するエピガロカテキンガレート（EGCg）が最も強いケミカルメディエーター放出抑制効果を示す。TP

175

食品機能性脂質の基礎と応用

表8　フェノール化合物の構造とケミカルメディエーター放出抑制効果

ポリフェノール	R1	R2	R3	R4	R5	R6	相対ヒスタミン放出量（%）	相対LTB_4放出量（%）	DPPHラジカル消去活性（%減少）
None							100 ± 4^a	100 ± 4^a	0
Catechol	OH	OH	H	H	H	H	102 ± 1^a	27 ± 6^b	82.9
Resorcinol	OH	H	OH	H	H	H	134 ± 2^b	92 ± 12^a	19.8
Hydroquinone	OH	H	H	OH	H	H	121 ± 2^c	45 ± 4^b	84.8
Pyrogallol	OH	OH	OH	H	H	H	73 ± 1^d	22 ± 2^b	82.2
Salicylic acid	COOH	OH	H	H	H	H	116 ± 8^c	94 ± 13^a	0
Protocatechuic acid	COOH	H	OH	OH	H	H	125 ± 2^{bc}	76 ± 5^a	83.1
Gallic acid	COOH	H	OH	OH	OH	H	87 ± 3^e	99 ± 12^a	82.3

平均値±標準誤差（n＝3）。異なる文字間で有意差あり（p＜0.05）。

の特徴は，同時摂食により PUFA との間に相乗効果を発現することである[7,14,15]。表4に示したように，TP を1％レベルで投与すると，SA 群でも LTB_4 放出抑制効果が発現する。PE 群では LTB_4 放出能が SA 群の半分以下に低下しているが，TP を同時に投与するとさらに LTB_4 放出能が低下する。PA 群では，PEC リン脂質の AA 含量が SA 群と同程度に低下しているが，LTB_4 放出抑制効果は SA 群で認められる程大きなものではなかった。この結果は，TP の抗アレルギー効果の発現には食餌脂肪との間に何らかの相互作用が存在することを示唆している。ただし，PEC リン脂質の AA 含量と LTB_4 放出抑制効果の発現強度の間に正の相関はないことが明らかになっている。TP 投与レベル1％はラットの体内脂肪の蓄積が大きく阻害される用量である。TP 投与レベルを0.1％に下げると PEC リン脂質の AA 含量の低下が認められなくなるが，TP 投与レベルを0.01％に下げても有意な LTB_4 放出の抑制効果が認められている。

　PUFA の LTB_4 放出抑制効果は，リン脂質の AA が食餌脂肪に含まれる PUFA に置換されて AA 含量が低下することにより誘導される。一方，抗酸化成分の LTB_4 放出抑制効果は細胞内に取り込まれた脂溶性の高い抗酸化成分がリポキシゲナーゼを阻害することにより発現するものと思われる。このような，同一の生理活性に対して別々の作用機構を有する体調調節因子を同時に投与することにより，相乗効果が発現する可能性が高いようである。

　相乗効果が発現する場合，それぞれの体調調節因子の用量を下げることが可能になる[14]。高い生理活性を有する体調調節因子は，副作用を発現するリスクも高いものである。相乗効果を利用して個々の生理活性物質の用量を削減することは，抗アレルギー食品の安全性を向上させることにつながる。また，精製した体調調節因子を製品に添加する場合，用量の低下は製造コストの削減につながる。PUFA の抗アレルギー作用の活用においては抗酸化成分の併用が効果的であるが，必ずしもそれを添加する必要はない。酸化されやすい PUFA が存在するところには抗酸化成分も存在している。機能性脂質を含む食用油の精製度を必要最低限にとどめることにより，多

第3章 医学的な効果

機能性食品の製造コストを大きく削減することが可能である。

文　　献

1)　山田耕路, 栄食誌, **65**, 59（2012）
2)　K. Yamada *et al., J. Biochem.,* **120**, 138（1996）
3)　P. Hung *et al., J. Biochem.,* **121**, 1054（1997）
4)　K. Yamada *et al., In Vitro Cell. Develop. Biol. Animal,* **35**, 169（1999）
5)　N. Matsuo *et al., Allergy,* **52**, 58（1997）
6)　K. Yamada *et al., J. Nutr. Sci. Vitaminol.,* **42**, 301（1996）
7)　N. Matsuo *et al., Biosci. Biotechnol. Biochem.,* **64**, 1437（2000）
8)　山田耕路, 食科工誌, **51**, 377（2004）
9)　P. Hung *et al., Biosci. Biotechnol. Biochem.,* **63**, 135（1999）
10)　P. Hung *et al., Biosci. Biotechnol. Biochem.,* **64**, 2588（2000）
11)　山崎正夫ほか, 食品成分のはたらき, p. 91, 朝倉書店（2004）
12)　M. Sugano *et al., Lipids,* **33**, 521（1998）
13)　M. Yamasaki *et al., Biosci. Biotechnol. Biochem.,* **64**, 2159（2000）
14)　山田耕路, 食品と開発, **36**, 12（2001）
15)　山田耕路ほか, New Food Industry, **44**, 17（2002）

第4章 応用と製品開発の動向

1 油脂の粉末化による酸化安定性・品質向上

阿久津光紹[*1], 仲川清隆[*2]

1.1 粉末油脂の構造と特性

　粉末油脂は，文字通り油脂を粉末状に加工したものである。油と言えば，粘りのある液体で，水と混じりあわないものということがすぐに思い浮かぶ。その油を粉末化，すなわち微細な固体に加工し，水に溶けやすくすれば，性状が根本的に変化し，非常に取り扱いやすい素材になることは，容易に想像のつくところである。粉末油脂の調製方法は古くから研究され，多数存在するが，大まかに5つの方法，(a)冷却固化・粉砕，(b)噴霧・冷却固化，(c)噴霧・加熱乾燥，(d)凍結乾燥・粉砕，(e)コアセルベーションに分類することができる（図1）[1,2]。これらの中でも(a)は最も単純

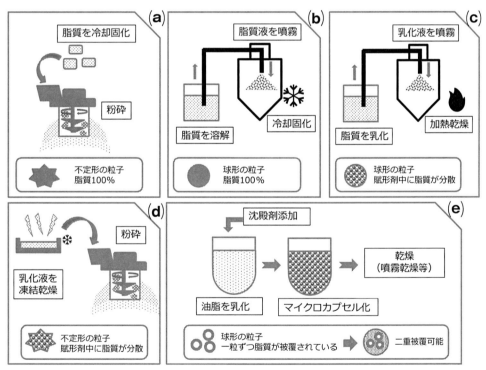

図1　粉末油脂の製造方法
(a)冷却固化・粉砕，(b)噴霧・冷却固化，(c)噴霧・加熱乾燥，(d)凍結乾燥・粉砕，(e)コアセルベーション

[*1] Mitsuaki Akutsu　青葉化成㈱　泉開発研究所　商品開発課　課長
[*2] Kiyotaka Nakagawa　東北大学　大学院農学研究科　教授

179

食品機能性脂質の基礎と応用

な方法であり，融点の高い硬化性油脂を融点以下に冷却し固化させた後，粉砕して粉末化する。加工できる油脂の種類が限られるが，100％油脂で構成された粉末を調製することができる[3]。(b)は硬化性油脂を加熱溶解し，噴霧，冷却（スプレーチル）することによって粉末化する[4,5]。この方法でも100％油脂で構成される粉末を調製することができるが，(a)の粉末が不定形な粒子形状になるのに対し，(b)の粉末は均一な球形となり，粉体流動性が比較的高い。(a)および(b)の粉末は，その他の粉体原料と混合しやすく，水分の少ないドライな系においては非常に有用であるが，油そのものであるため，水中には分散できず，水分の多いウェットな系では分離してしまう。他方，(c)は油脂を水中に乳化した後，デキストリンやタンパク質等の水溶性の賦形剤とともに噴霧，加熱乾燥（スプレードライ）して粉末化する[4,5]。賦形剤を用いて粉末化するため，油脂の含有量は多くとも80％程度となる。(c)の粉末粒子は，連続相となる賦形剤中に乳化した油脂の粒子がそのまま保持されており，水に接触すると連続相が溶解して粒子を放出し，容易に油脂を水中に分散させることができる[6]。このタイプの粉末油脂が一般的に食品に広く利用されており，食品中に油脂の粒子を分散させることで，系の連続相を分断する等の効果がある。ゆえに，パンやケーキを柔らかくし，膨らみも向上させ，また，クッキーや揚げ物のサクサク感を向上させることができる[3]。しかしながら，スプレードライは比較的簡便で汎用性が高い一方で，乾燥時に熱を加えるため，不飽和脂肪酸等の不安定な脂質を粉末化する場合には，酸化や分解を促進する可能性があることに注意しなければならない[7,8]。(d)は油脂を水中に乳化した後，デキストリンやタンパク質等の水溶性の賦形剤とともに凍結乾燥，粉砕して粉末化する。粒子形状は不定形になるが，(c)の粉末と同様の性質の粉末を調製することができ，(c)では乾燥時に熱を加えるのに対し，低温，真空下で乾燥するため，不安定な脂質の粉末化に適しているが，調製コストが高いという側面がある[9]。(e)は油脂を水中に乳化した後，多糖やタンパク質等のコーティング剤存在下でpH，塩濃度，沈殿剤濃度を変化させ，コーティング剤を不溶化させることで，乳化粒子を芯物質としてマイクロカプセルを形成し粉末化する[10]。(c)および(d)の粉末もマイクロカプセルの一種であるが，(e)はコーティング層に架橋結合等の化学的修飾を加えることや，さらに外側にコーティング層を重ねて形成させることも可能であり，カプセル化した油脂の放出制御，酸化安定性の向上等，様々な機能を付与することができる[4,11]。しかし，粉末を調製するのに高度な制御技術が必要であり，ゆえに，コストも高くなる。単に食品改質用の粉末油脂を調製するには不相応な方法と言えるが，高度不飽和脂肪酸やトコフェロール等の脂溶性成分を粉末化し，安定性や機能性を高める手段としては有効であると考えられる。

1.2　酵素架橋ゼラチンの粉末油脂への応用

　転移酵素の一種であるトランスグルタミナーゼ（EC 2.3.2.13：TGase）は，タンパク質中のグルタミン残基とリジン残基の間にイソペプチド結合を形成し，タンパク質の架橋結合形成を行う酵素群である[12,13]。TGaseは生体内に広く分布し，生体の機能維持に重要な役割を担っている。工業用の酵素として，微生物由来のTGaseが実用化されており，安全性が検証され食品添

第 4 章　応用と製品開発の動向

加物としても認可されている。実際にハムや蒲鉾等の畜肉および魚肉製品の品質向上に利用されており[14]，食品加工において，タンパク質の性質を大きく変えることのできる大変有用な酵素として重宝されている。タンパク質を多く含む製品の他に，ゼラチンカプセルの品質改良にも利用されており，ゼラチンに TGase を作用させるとその強度を増すことができるとともに，耐熱性を付与することができる[15]。

　筆者らは，TGase で架橋結合を形成させたゼラチンに桑の葉に含まれる機能性成分である 1-デオキシノジリマイシン（DNJ）を包摂することで，ラットを用いた動物試験において，その吸収動態が変化することを確認している[16]。DNJ は，α-グルコシダーゼを阻害し，食後の急激な血糖値上昇を抑えることから，DNJ を架橋ゼラチン中に包摂することで，摂取後に体内で徐々に放出させ，その効果を持続させることができると考えられた。包摂した成分の吸収動態を変化させるという新たな可能性を架橋ゼラチンに見出したことから，次に魚油に応用する研究に取り組んだ。魚油は機能性脂質であるドコサヘキサエン酸（DHA）とエイコサペンタエン酸（EPA）を多く含み，非常に有用な資源であるが，酸化劣化しやすく，それに伴う悪臭が問題で，カプセル状のサプリメント以外には食品としての利用があまり進んでいない。様々な加工食品に魚油を配合できるようになれば，魚油の利用を急速に拡大させることができると期待される。そのためには，酸化の問題だけでなく，食品への加工適性の観点から，魚油を粉末状に加工することも非常に重要であると考えられた。その当時，既に粉末魚油は製品としていくつか存在していたが，デキストリンを賦形剤としてスプレードライで調製された粉末であり，食品中に容易に分散させることができるが，デキストリンが溶解して魚油が酸素に曝されてしまうため，食品中での酸化安定性は不十分であった。既存の粉末魚油に関する研究では，賦形剤にデキストリンを用いた場合とタンパク質を用いた場合で比較すると，タンパク質を用いたほうが，酸化安定性が向上すると報告されている[17]。タンパク質である架橋ゼラチンを賦形剤とした粉末魚油が調製できれば，非常に酸化安定性が高い粉末となり，食品中でも架橋ゼラチン層が溶けずに酸化安定性が維持され，さらには体内吸収性も変化するという，これまでにない高付加価値な粉末魚油になることが期待された。

　酵素架橋ゼラチンを用いて油脂を粉末化するには，凍結乾燥・粉砕する方法（上述の(d)）が最適であった。前節ではスプレードライ法が一般的であると述べたが，酵素架橋ゼラチン特有の問題があり，適用することができなかった。なぜならば，ゼラチン溶液に TGase を添加すると，速やかに反応して架橋結合が形成されていき，ゼラチンの融点より高い温度においても溶液がゲル化する。このゲルは熱不可逆性であり再溶解できないため，液体を噴霧するスプレードライ装置には供することができなかった。もし，ゲル化する前に噴霧できたとしても，瞬時に乾燥して TGase が機能できなくなるため，肝心の架橋結合を形成することができず，単なるゼラチンを賦形剤とした粉末になってしまう。また，文献等で報告はしていないが，TGase を添加せずにゼラチンをスプレードライし，粉末化した後に TGase を作用させることも検討した。しかし，粉末が酵素溶液に接触すると瞬間的に溶解し，粒子形状を維持したまま架橋結合を形成させるこ

181

食品機能性脂質の基礎と応用

とができず失敗した。

　最終的に，魚油を乳化した後，ゼラチン溶液と混合して TGase を反応させ，架橋結合を形成させてゲル化させた後，ゲルを凍結乾燥して粉砕することで粉末魚油を調製することができた。一見，調整は容易と考えられたが，実際は困難を極めた。乳化に関しては，乳化粒子径が小さいほど安定することがよく知られており[18]，乳化剤の使用により容易に魚油の乳化を達成した。しかし，ゼラチンも親水基と疎水基をもつ両親媒性物質であることから，乳化液とあわせたときに乳化を破壊してしまうことがあり，適切な乳化剤をスクリーニングすることが課題であった。さらに，使用する乳化剤によっては凍結乾燥時にコラプスが発生し（図2），乾燥中に魚油が染み出してしまうため，その点も考慮しなければならず，粉砕時，そして粉末化後の油脂の染み出しをなくす必要もあり（図3），全ての課題を同時に解決する条件を見出さなければならなかった。検討の結果，HLB（hydrophilic lipophilic balance）の異なるショ糖脂肪酸エステルを組み合わせ，

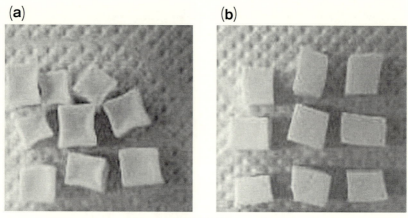

図2　凍結乾燥試料のコラプス
(a)はコラプスが生じた試料，(b)はコラプスが生じていない試料。
(a)は凍結乾燥中に崩壊，融解して収縮した。(a)と(b)は組成が異なり，凍結乾条件は同じ。

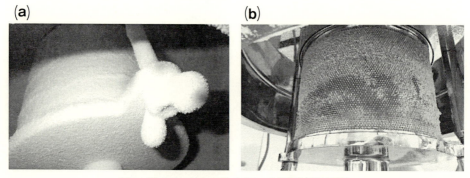

図3　粉砕時の油脂の染み出し（破砕造粒整粒機）
(a)は未完成の PFO-TGase を粉砕した後のスクリーンの様子。(b)は完成した FPO-TGase を粉砕した後のスクリーンの様子。(a)は粉砕中に油脂が染み出し，スクリーンが目詰まりを起こした。

第 4 章　応用と製品開発の動向

硬化性のパーム油を添加することで，架橋ゼラチンを賦形剤とした粉末魚油（PFO-TGase）を調製することができた[19]。

1.3　酵素架橋ゼラチンを賦形剤とした粉末魚油の特性

　筆者らが調製した粉末魚油は，数百μmの不定形粒子であり，凍結乾燥時に生じたと考えられる細孔が多数存在する多孔質構造である（図4）[20]。魚油を蛍光色素で染色し，共焦点レーザー顕微鏡で観察すると，粉末表面に油脂の存在は見られず，粉末内部に分散している様子が確認された（図5）。粉砕して調製したにもかかわらず，魚油を内部に留めているのは，この多孔質によって機械的に割断される面積が少なくなっているからではないかと推測している。その反面，Carrの流動性指数[21]は30と非常に低く，粉体の流動性はかなり悪い。そのため打錠機等の装置に供するのは難しいと考えられるが，当初より食品に配合することを想定していたため，その用途では問題ないと考えられた。

　ヘッドスペース（HS）-GC分析で粉末の酸化安定性を評価したところ，粉末化していない魚油（LFO），架橋結合を形成していない粉末魚油（PFO）と比較して，TGaseにより架橋構造を形成した粉末魚油（PFO-TGase）は酸化が遅延するという結果が得られた（図6）[20]。粉末化することで酸化安定性が向上することは容易に想像のつくところであるが，架橋結合が形成されることでさらに酸化安定性が向上することは非常に興味深かった。PFOとPFO-TGaseの構造上の違いを原子間力顕微鏡で解析したところ，PFOはゼラチンの繊維が細く，繊維同士が比較的分散しているのに対し，PFO-TGaseはゼラチンの繊維が太く，密集していた（図7）[20]。解析図では，PFO-TGaseのほうが繊維の間隙が広く酸素を透過しやすそうに見えるが，これは観察し

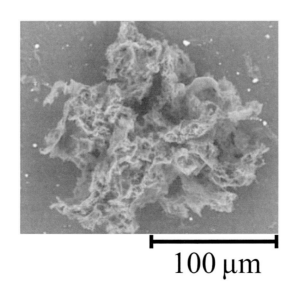

図4　PFO-TGaseのSEM画像

食品機能性脂質の基礎と応用

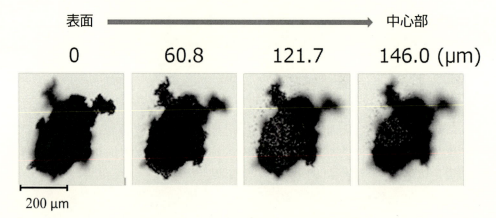

図5 共焦点レーザー顕微鏡による非侵襲観察画像
画像上部の数値はPFO-TGase粉末粒子最上部からの焦点面の距離を示す。
ナイルレッドで魚油を染色し，543 nmのレーザーで励起させ蛍光を観察。
中心部に向かうに従って，蛍光が1μm程度の斑点状に観察された。
粉末粒子中の明度の高い部分が蛍光箇所を示している。

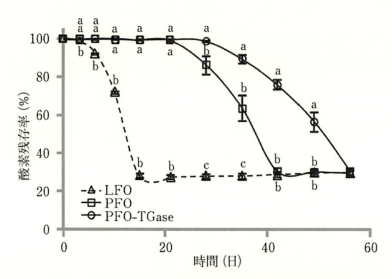

図6 ヘッドスペースGC分析による粉末魚油の酸化安定性評価
バイアル中に試料を密封し，40℃で保存した。バイアル中の酸素量の変化をHS-GC
分析により測定し，LPO，PFO，PFO-TGaseの酸化安定性の評価を行った。
平均値±標準偏差（n=5) a, b, c$P < 0.05$

第4章　応用と製品開発の動向

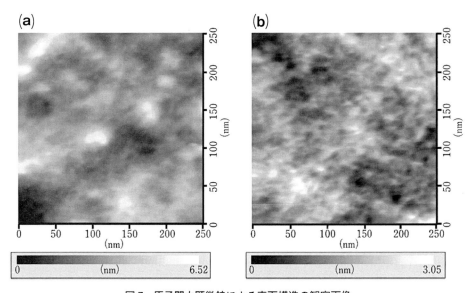

図7　原子間力顕微鏡による表面構造の観察画像
(a)は通常のゼラチン，(b)はTGaseによる酵素反応をさせたゼラチンである。
それぞれカバーガラス上に薄膜状に塗布し、凍結乾燥して観察した。

やすくするため試料を希釈して調製したためであり，実際の粉末と同密度で試料を調製すると間隙だけでなく凹凸がほとんど観察できなくなる。ガスバリアフィルムの研究では，気体と素材の親和性に加え，素材の密度と厚みが気体の透過性に影響することが報告されており[22]，架橋結合によりゼラチン分子の密度が高まることによって酸化安定性が向上するのではないかと考えられた。

体内吸収動態の変化については，群間クロスオーバーでヒト試験を実施して検証した。LFOおよびPFO-TGaseをカプセル詰めしたものを健常者に摂取させ，経時的に採血し，血漿中の脂肪酸を分析したところ，PFO-TGaseを摂取したほうがDHAおよびEPAの血漿中濃度が増加し，グラフから求めた曲線下面積も有意に増加した[23]。DNJのヒト試験結果からは，DHA，EPAの血漿中濃度が緩やかに上昇し持続することが予想されたが，それとは逆の結果となった。しかしながら，それは体内への吸収効率が向上したと解釈できるため，有用な発見であったと言える。未公表であるが，ラットを用いた動物試験においても同様の結果が得られている。メカニズムが不明であるためその解明が今後の課題である。

PFO-TGaseの食品への加工適性は，クッキーバーを試作し，LFOと比較して検証した（図8）。クッキーバーの調製には，生地の混練，成形，焼成と三段階の基本的な加工工程があり，モデル食品として適していると考えられた。クッキー生地は，比較的水分の少ない系のため，PFO-TGase，LFOいずれも混練には問題なかった。しかし，成形工程において，PFO-TGaseは問題なかったが，LFOは魚油の配合割合を増やすにつれ生地が柔らかくなるとともに，べとついて成形が困難になった（図8）。LFOを配合したクッキー生地が成形できなかったため，焼

185

食品機能性脂質の基礎と応用

生地配合原料	魚油 7.5g/50.0 g 配合		魚油 10.0g/50.0 g 配合		魚油 11.3 g/50.0 g 配合	
	LFO	PFO-TGase	LFO	PFO-TGase	LFO	PFO-TGase
生地の成型性	やや成型しにくい	問題なし	成型しにくい	問題なし	成型できない	問題なし
生地の状態	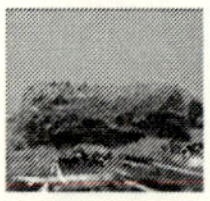	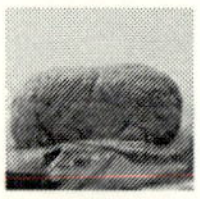	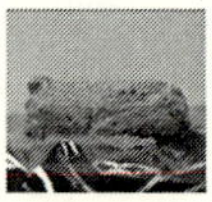	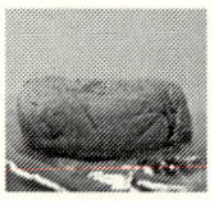	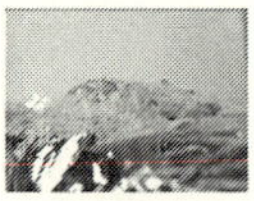	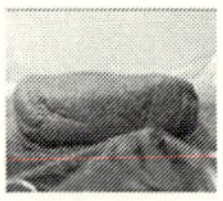
食べやすさ	やや崩れやすく食べにくい	問題なし	崩れやすく食べにくい	問題なし	形状保てず摂食できない	問題なし
焼成後の臭い	やや臭う	問題なし	臭う	問題なし	強く臭う	やや臭う

図8　PFO-TGase のクッキーへの加工適性

成には焼き型を使用した。焼成中および焼き上がり直後において，PFO-TGase は問題なかったが，LFO はオーブンが魚臭くなり，クッキーも魚臭くなった。クッキーの食感は，PFO-TGase は特に違和感はなかったが，LFO は食べる前からぼろぼろと崩れ，油が表面に染み出しており，食感を確かめる以前にクッキーとしての品質が非常に悪かった。PFO-TGase の加工適性は，パンやケーキ，ハンバーグ等，他の食品においても問題なく，非常に優れていた。ただし，PFO-TGase は水に溶解しないため，水中では分離してしまい，飲料への使用にはあまり適さないと考えられる。

　酵素架橋ゼラチンを粉末油脂に応用すると，粉末化した脂質の酸化安定性を向上させるとともに，体内への吸収効率を高めることができる可能性がある。現在のところ，DHA および EPA についてのみ，その効果が確認できているが，その他の機能性脂質についても同様の効果が得られると期待できる。昨今，様々な食品機能性素材が開発され，市販されているが，大半がカプセル状のサプリメントであり，それが消費者層拡大の妨げになっているように見受けられる。DHA，EPA に関していえば，発育促進の観点から子供に，また，疾病予防の観点から高齢者に積極的に摂取させたいところであるが，カプセルを飲み込ませるには負荷が大きく，通常の食事で摂取できるようにすることが望ましいと考えられる。酵素架橋ゼラチンを応用した粉末油脂は，食品への加工適性が高く，様々な形態の食品に加工できることから，今後，食品メーカーが消費者の事情に応じて摂取しやすい機能性食品を開発していくことが可能になると期待される。

第 4 章　応用と製品開発の動向

文　　献

1) 伊藤正次, ジャパンフードサイエンス, **3**, 33 (1988)
2) A. R. Patel *et al.*, *Food Funct.*, **7**, 20 (2016)
3) 伊藤隆史, フードケミカル, **3**, 47 (2009)
4) N. J. Zuidam *et al.*, Encapsulation Technologies for Active Food Ingredients and Food Processing, p. 3, Springer New York (2010)
5) 藤原弘史, 大阪城南女子短期大学研究紀要, **29**, 43 (1995)
6) 伊藤隆史, フードケミカル, **12**, 67 (2009)
7) W. Kolanowsky *et al.*, *Eur. Food Res. and Technol.*, **222** (3-4), 336 (2006)
8) B. R. Bhandari *et al.*, Drying Technologies in Food Processing, p. 113, Blackwell Publishing (2008)
9) C. Anandharamakrishnan *et al.*, Techniques for Nanoencapsulation of Food Ingredients, p. 89, Springer New York (2014)
10) S. Gouin, *Trends Food Sci. Technol.*, **15**(7-8), 330 (2004)
11) N. Devi *et al.*, *Adv. Coll. Int. Sci.*, **239**, 136 (2017)
12) L. Lorand *et al.*, *Nature Rev. Mol. Cell Biol.*, **4**, 140 (2003)
13) M. Griffin *et al.*, *Biochem. J.*, **368**, 377 (2002)
14) 山崎勝利ほか, 食品と開発, **32**(12), 11 (1997)
15) J. Calvarro *et al.*, *Int. J. Food Sci. Technol.*, **5-6**, 27 (2016)
16) C. Vichasilp *et al.*, *Food Chem.*, **134**(4), 1823 (2012)
17) P. Calvo *et al.*, *Food Research Int.*, **45**, 256 (2012)
18) E. S. Basheva, *Langmuir*, **15**, 6764 (1999)
19) 青木茂太ほか, 日本食品科学工学会誌, **61**(10), 467 (2014)
20) 半澤康彦ほか, 日本食品科学工学会誌, **63**(5), 209 (2016)
21) R. L. Carr., *Chem. Engg.*, **72**(2), 163 (1965)
22) M. Nakaya *et al.*, *Coatings*, **5**, 987 (2015)
23) 阿久津光紹ほか, 日本特許第 6217986 号 (2017)

2　トランス脂肪酸低減法

遠藤泰志[*]

2.1　はじめに

　マーガリンやショートニングなどに利用される水素添加油脂（硬化油）に含まれるトランス脂肪酸（以下，トランス酸という）の過剰摂取が，血中 LDL-コレステロールを上昇させると共に，HDL-コレステロールを低下させて，虚血性心疾患発症のリスクを高めるのではないかと危惧されて以来，FDA においては，食品の栄養成分表示にもトランス酸の含有量を明記することが義務付けられた。その後，WHO/FAO 合同専門家協議会の報告書では，トランス酸の摂取はエネルギー比で 1% 未満とすることが提唱された。硬化油由来のトランス酸の栄養性については，トランス酸には多数の異性体が存在するので，どの異性体が作用するのか不明である他，トランス酸以外の有害成分の可能性も残っており，科学的根拠に疑問の余地がある。しかしながら，トランス酸の過剰摂取によって，健康に悪影響が発生する可能性をできる限り低くするため，国内の食品事業者でも食品に含まれるトランス酸を自主的に低減する取り組みが進められている。実際にマーガリンやショートニング中のトランス酸量は年々減少傾向にあり（表 1）[1]，それらを原料として利用したパンや菓子類などの加工食品が開発・販売されている。

2.2　トランス酸の定義

　天然の不飽和脂肪酸は，反芻動物や一部の例外を除き，二重結合はシス型配置である。それに対し，トランス酸は，その名の通り，トランス型の二重結合を有する不飽和脂肪酸ということになるが，Codex においては，「トランス酸は，トランス型配置の二重結合を持つ一価不飽和脂肪酸，または非共役で少なくとも 1 つのメチレン基をはさむトランス型配置を持つ多価不飽和脂肪酸の幾何異性体すべてを指す」と定義されている。したがって，共役リノール酸やエレオステアリン酸などの共役リノレン酸はトランス型二重結合を有するものの，Codex ではトランス酸に含まれない。代表的なトランス酸には，図 1 に示すようなトランス型二重結合を 1 個持つエライジン酸（t9-C18：1）やバクセン酸（t11-C18：1）がある。

表 1　加工油脂のトランス酸含有量

(g/100 g)

加工油脂	2006 年	2010 年
マーガリン	5.28	3.13
ファットスプレッド	2.48	2.01
ショートニング	31.2	3.38

　＊　Yasushi Endo　東京工科大学　応用生物学部　教授

第4章　応用と製品開発の動向

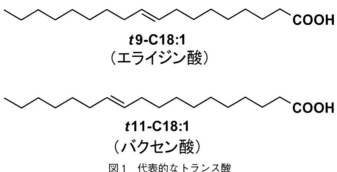

図1　代表的なトランス酸

2.3　トランス酸の生成

トランス酸は，油脂の脱臭工程やフライ加熱調理のような高温処理で生じるが，その生成量は極めて少ない[2]。トランス酸の主な生成機構は，工業的水素添加と生物学的水素添加である。

2.3.1　工業的水素添加（硬化）[3]

油脂の工業的水素添加は，硬化ともいい，一般にニッケルNiなどの触媒存在下，油脂と水素を接触させて行われる。油脂中のすべての不飽和脂肪酸の二重結合に水素を付加させて，完全に飽和脂肪酸に変える極度水素添加を行えば，トランス酸は生成されない。しかし，不飽和脂肪酸の二重結合への水素の添加を部分的に行う部分水素添加では，二重結合の位置・幾何異性化によるトランス酸の生成が起こる。トランス酸は，図2に示すように，触媒表面で不飽和脂肪酸（シス酸）が半水素化された反応中間体から脱水素される際に生じると考えられている。そのため，部分水素添加により作られた硬化油中には，二重結合の位置が異なる複数のトランス酸が存在することになる。

2.3.2　生物学的水素添加[4]

反芻動物の胃内に生息する *Butyrivibrio fibrisolvens* や *Selenomonas ruminantium* のようなルーメン細菌が，リノレン酸やリノール酸などの多価不飽和脂肪酸を異性化することが知られている。これらのルーメン細菌は，図3に示すように，リノール酸（c9, c12-C18:2）を基質とした場合，異性化酵素によりリノール酸を異性化して，中間生成物として主にc9, t11-C18:2の共役リノール酸を生じる。この共役リノール酸は，さらに還元酵素により水素化されてバクセン酸（t11-C18:1）になる他，最終的には，ステアリン酸（C18:0）まで水素化される。また微生物や環境によっては，t9-C18:1やt10-C18:1といったトランス酸を生成する経路もある。このようにして，生物学的水素添加によって生じたトランス酸が牛・羊肉や乳製品では，少量存在するが，硬化油と異なり，トランス酸の種類はバクセン酸などに限られている。

2.4　トランス酸の機能[2,5]

硬化油に含まれるトランス酸の過剰摂取による虚血性心疾患，肥満，アレルギー性疾患罹患の増大や胎児への影響が危惧されているが，硬化油中のトランス酸は副産物ではなく，製品の特徴

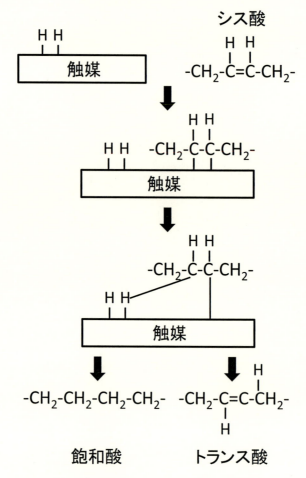

図2 水素添加によるトランス酸の生成機構

的な物性を形成する上で重要な脂肪酸の1つでもある。硬化油はベーカリー製品や菓子類によく利用されているが，これはトランス酸が同じ炭素数のシス型の不飽和脂肪酸や飽和脂肪酸と異なる物性を有することによる。トランス酸はシス酸に比べて融点が高く，また二重結合の位置によっても融点は異なる。例えば，オレイン酸（c9-C18：1）の融点は13.4℃であるが，エライジン酸（t9-C18：1）は46.5℃，バクセン酸（t11-C18：1）は44℃である。トランス酸は飽和脂肪酸と比べて，クリーミング性や融解性（口溶け），結晶性（ブルーミングの防止），可塑性，硬さ，安定性などに優れるため，マーガリンやショートニングなどの固体脂には欠かせない脂肪酸である。

2.5 トランス酸の低減方法[5,6]

食用油では，精製工程において高温処理を行う脱臭操作によって，微量ながらトランス酸が生

第4章 応用と製品開発の動向

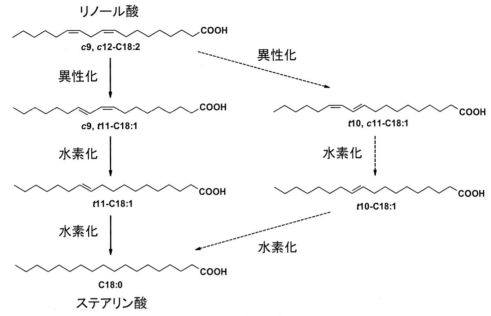

図3 生物学的水素添加

成するため，食用油メーカーは可能な限り脱臭温度を下げるなどの対応を取っている。一方，マーガリンやショートニングなどの加工油脂中のトランス酸の低減化には，大きく分けて3つの方法が使われている。すなわち，①パーム油およびパーム分別油による代替，②水素添加方法の改良，③エステル交換の利用である。

2.5.1 パーム油・パーム分別油

パーム油は，ヨウ素価IVが50〜55，融点が33〜39℃と常温において半固形の油脂である。主な構成脂肪酸として，パルミチン酸（C16:0）とオレイン酸（C18:1）を，それぞれ39〜46％，37〜44％含む。パーム油は物性が硬化油に似ているため，トランス酸を含む硬化油の代わりとしてマーガリンやショートニングに用いられる。

パーム油は，分別により，二分割，または三分割以上に分けることができる。分別とは，溶解した油脂を冷却して油脂中の高融点部分を選択的に結晶化して，結晶部と液状部に分離する方法で，現在実用化されている分別には，主に3つの方法がある。すなわち，自然分別（ドライ分別），界面活性剤分別，溶剤分別である。

ドライ分別は，完全に溶解した油脂を徐々に冷却し，生成する結晶部を液状部よりろ過して分離する方法である。

界面活性剤分別は，乳化分別法とも呼ばれ，ドライ分別の改良法である。冷却結晶化の工程において界面活性剤の水溶液を添加し，水溶液中に結晶部を分散させ，その後，遠心分離によって結晶部と液状部を分離する方法である。界面活性剤としては，食品に用いられるショ糖脂肪酸エ

ステルやソルビタン脂肪酸エステルが用いられている。

溶剤分別は，油脂を有機溶剤に溶解し冷却すると，溶解度の低い飽和型トリアシルグリセリンから順次析出してくるので，それをろ過する。この結晶析出化とろ過を繰り返して，油脂を分割する方法である。我が国においては，食用油脂の分別に用いられる有機溶剤は一般にヘキサン，もしくはアセトンである。

ドライ分別によりパーム油を二分割にしたうち，固体脂をパームステアリン Palm Stearin，液状油をパームオレイン Palm Olein という。パームステアリンは，ヨウ素価IVが48以下，融点が44℃以上で，パルミチン酸を50～68%，オレイン酸を20～34%含む。一方，パームオレインは，IVが56以上，融点が24℃以下で，パルミチン酸を38～43%，オレイン酸を40～44%含む他，リノール酸が10%以上と多い。パームステアリンもパームオレインもマーガリンやショートニングの原料として硬化油の代わりに用いられる。

また，三分割以上に分別した場合，パーム油の中融点部を得ることができる（図4）。この部分は Palm Mid Fraction（PMF）といい，IVが42～48，融点が32℃以下であり，主に二飽和や一飽和トリアシルグリセリンで構成される。2-オレオイル-ジパルミチン（POP）のような対照型トリアシルグリセリンを多く含むことから，カカオ代用脂に用いられる。

しかし，パーム油による硬化油の代替は，パルミチン酸のような飽和脂肪酸の過剰摂取による血中の中性脂肪やLDL-コレステロールの濃度の上昇を招き，冠動脈疾患のリスクを高める恐れのあることから，その利用には注意が必要である。

2.5.2 水素添加

油脂の水素添加は，ニッケル Ni などの触媒存在下，油脂と水素を接触させて行われるが，このとき不飽和脂肪酸の二重結合への水素付加と二重結合の異性化によるトランス酸の生成が起こる。水素添加油脂（硬化油）の物性は，水素付加の程度とトランス酸の生成量，並びに脂肪酸の選択性により決定される。製品に適した物性を有する硬化油は，リノレン酸やリノール酸のようなトリエン酸やジエン酸が少なく，かつ融点の高いステアリン酸が少なく，中間的な融点を持つ

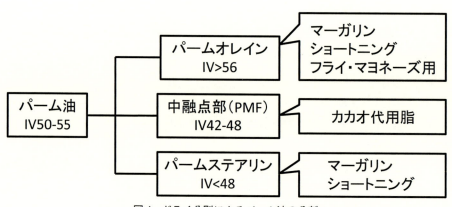

図4　ドライ分別によるパーム油の分割

第 4 章　応用と製品開発の動向

トランス酸を含むことが望ましい。

　トランス酸は，触媒表面で半水素化された反応中間体が脱水素される際に生じるとされるため，低トランス化には，触媒表面の水素濃度を高めることが有効であるが，この条件は脂肪酸の選択性を低下させる条件でもある。そのため，高い脂肪酸選択性を持たせながらトランス酸を低減させる水素添加は難しい。

　ニッケル Ni 触媒による水素添加は，一般に 130〜230℃，水素圧力 0.5 MPa 以下で行われるが，触媒の種類の影響はあまりないとされる。そのため，反応条件を変えることによって，低トランス化が図られている。トランス酸生成に及ぼす因子を表 2 に示す。反応温度が低いほど，水素圧力が高いほど，触媒の濃度は低いほど，また撹拌速度が速い方が，トランス酸の生成量は少ない。

　貴金属触媒は，Ni 触媒に比べて，活性が高く，室温，常圧で水素添加反応が進行する特徴を持つ。貴金属触媒として，パラジウム Pd やプラチナ Pt を用いた水素添加が試みられている。Pd 触媒は，Ni 触媒と同等のトランス酸とステアリン酸生成量を示すのに対し，Pt 触媒は，Ni 触媒に比べ，トランス酸の生成量は低いものの，ステアリン酸の生成量は高いとされる。最近では，超臨界流体中での水素添加や電気化学的水素添加などが研究されている。

　いずれにせよ，低トランス酸と脂肪酸選択性の両立をいかに図るかが，今後も水素添加の課題と言える。

2.5.3　エステル交換

　脂肪酸は，炭素や二重結合の数や位置によって融点が異なるが，その形態，すなわち遊離脂肪酸なのか，トリアシルグリセリンなのかによっても融点は異なる。例えば，オレイン酸の融点は 13.4℃ であるが，トリオレインは 5.5℃ とされる。またパルミチン酸の融点は，63.1℃ であるが，トリパルミチンの場合，α 型では 44℃，β' 型では 55.5℃，β 型では 65.5℃ と結晶多形でも融点が異なる。油脂は一般に多くのトリアシルグリセリン分子種で構成されるため，当然トリアシルグリセリン分子種の種類によって融解挙動や結晶多形が異なる。そのため，油脂のエステル交換は，油脂の物性に影響を及ぼす。

　油脂間のエステル交換は，トリアシルグリセリン中の脂肪酸の結合位置を再配列することにより，油脂の物性を改質する技術であり，ナトリウムメチラートなどの化学触媒を用いる化学法と

表 2　硬化油のトランス酸量に及ぼす水素添加の反応条件

反応条件	低トランス酸	高トランス酸
温度	低い	高い
水素圧力	高い	低い
触媒の種類	ニッケル，貴金属	被毒触媒
触媒の濃度	低い	高い
撹拌速度	速い	遅い

リパーゼを触媒とする酵素法がある。化学法では，トリアシルグリセリン中の位置や脂肪酸に関係なくランダムなエステル交換が生じるのに対し，酵素法では用いる酵素（主に微生物由来リパーゼ）は，酵素の種類や反応条件によってランダムなエステル交換反応だけでなく，脂肪酸特異的あるいは1,3位特異的なエステル交換反応が可能である。

一般に植物油をランダムエステル交換すると融点が高くなる。これは元々の植物油に含まれる融点が非常に低い三不飽和トリアシルグリセリン（例えば，トリリノレイン）がランダムエステル化により減少し，融点の高い三飽和トリアシルグリセリンが増加することによる。反応条件を上手に調整すれば，常温で液体の油脂を適度な融点や硬さを有する固体脂に改質することができる。

一方，1,3位特異性のリパーゼを用いれば，トリアシルグリセリンの1,3位のアシル基を，他のアシル基に置換して，望む構造のトリアシルグリセリンを作ることが可能である。例えば，POPに富むパーム中融点部とステアリン酸とを1,3位特異的にエステル交換して，2-オレオイル-パルミトステアリン（POS）や2-オレオイル-ジステアリン（SOS）を含むカカオ代用脂を作ることができる。

トランス酸を含まない油脂の例として，大豆油とその極度硬化油をエステル交換して，ゼロトランスマーガリンの製造が行われた（図5）。また，ヤシ油のようなラウリン系油脂と長鎖脂肪酸からなる硬化油をランダムエステル交換してソフトマーガリンを作ることも行われている。このほか，エステル交換と分別を組み合わせる方法や，水素添加，エステル交換，分別の3種類の方法を組み合わせて，使用目的に最適な性状の低トランス酸の油脂を作ることも行われている。

2.5.4　微生物によるトランス酸の資化[7]

食事性のトランス酸がそのまま腸内から吸収されるのか疑問視する意見がある。ヒトの腸内細菌のうち，*Lactobacillus*属乳酸菌は，オレイン酸（c9-C18：1），または界面活性剤のTween 80を栄養源として要求することが知られているが，オレイン酸と同じ一価不飽和脂肪酸であるエラ

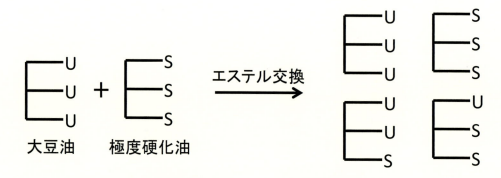

S：飽和脂肪酸　U：不飽和脂肪酸
図5　ゼロトランスマーガリンの作製

第 4 章　応用と製品開発の動向

表 3　*Lactobacillus* 属乳酸菌の生育に及ぼすトランス酸の影響

＋＋：著しい生育促進　＋：生育促進　±：生育に影響なし　－：生育阻害

	Tween 80	オレイン酸	エライジン酸	シスバクセン酸	バクセン酸
L. delbrueckii JCM1002	＋＋	－	－	－	＋
L. plantarum JCM1149	＋＋	＋＋	＋＋	＋＋	＋＋
L. reuteri JCM1112	＋＋	＋＋	＋＋	＋＋	＋＋
L. reuteri LA6	±	±	±	±	±
L. gasseri LA158	＋＋	＋＋	＋＋	＋＋	＋＋
L. gasseri JCM1131	±	±	±	±	±
L. gasseri LA39	＋＋	＋	＋＋	＋	－
L. gasseri LA327	＋＋	－	＋＋	－	＋＋

イジン酸（$t9$-C18：1）やバクセン酸（$t11$-C18：1）のようなトランス酸を積極的に菌体内に取り込んで資化するとの報告がある。培地にエライジン酸やバクセン酸を添加すると乳酸菌の生育が著しく上昇したという（表 3）。この *Lactobacillus* 属乳酸菌は，エライジン酸やバクセン酸を菌体内に取り込んで，細胞膜のリン脂質の構成脂肪酸として利用していると考えられている。また，発酵食品に使われる酵母においても，*Yallowia lipolytica* や *Candida tropicalis* などは，オレイン酸と同様に，エライジン酸などのトランス酸を積極的に菌体内に取り込むことが報告されている。これらのことは，たとえ食品中にトランス酸が含まれていても，発酵微生物や腸内細菌によって低減化されることを示唆するものだが，微生物によるトランス酸の低減効果については今後の研究の進展が待たれる。

文　　献

1)　日本食品分析センター，内閣府食品安全委員会　平成 22 年度食品安全確保総合調査「食品に含まれるトランス脂肪酸に係る食品健康影響評価に関する調査」(2010)
2)　白砂尋士，日本調理学会誌，**45**，224 (2012)
3)　戸谷洋一郎，原節子，油脂の科学，朝倉書店 (2015)

食品機能性脂質の基礎と応用

4) K. Fujimoto *et al., Biosci. Biotech. Biochem.,* **57**, 1026 (1993)
5) 東海林茂, オレオサイエンス, **8**, 115 (2008)
6) 根津亨, 荒川浩, オレオサイエンス, **6**, 145 (2006)
7) 遠藤泰志, BIO INDUSTRY, **24**, 54 (2007)

3 米油の特徴とその精製過程で得られる機能性成分

平野麻里奈[*1]，下田博司[*2]

3.1 はじめに

　現在，米油の製造は日本のみならず，インド，中国，タイ，ブラジル，バングラデッシュなど世界各地で行われており，世界全体での米油の製造量は約150万トンと言われている[1]。日本の米油市場において，その供給量は年間約9万トン（2008年）でそのうち約6万トンは国産，残りの約3万トンはブラジル，ベトナム，タイなどからの輸入となっている[2]。日本の米の年間需要量は全国単位で年々約8万トンずつ減少傾向にあり[3]，今後は海外産の輸入による原油の供給割合が増えていくと考えられる。一方，近年テレビで米油が大きく取り上げられたこともあり，消費者の米油の認知度が向上している。これは風味が良いことに加えて，健康に良いとされる機能性成分（トコトリエノール，γ-オリザノール，植物ステロール）を含有していることが理由の一つとして挙げられる。実際に米油の摂取により，高血圧や脂質代謝異常症が改善することが知られている[4]。特に血中コレステロールの改善作用はよく知られており，米油由来のスプレッド（20 g，12週間）[5]，米油と紅花油の混合物（8：2，12週間）[6]，γ-オリザノール含有米油（50 g，4週間）[7]，米油と大豆油の混合物（3：1，10週間）[8]および米油そのもの（30 g，8週間）[9]の摂取により，血中コレステロールが低下することが報告されている。一方，米油は化粧品原料にも多用されており，入浴剤，シャンプー，リンスなどの他，化粧品基剤としても長年配合されている。本稿では，米油の特徴や製法について概説した後，その機能性成分について紹介する。

3.2 米油の特徴と製法

　米油は稲穂を彷彿させる黄金色をしており，においや味に癖がないことから，素材の風味を生かした揚げ物やドレッシングやマヨネーズに適している。調理油としての米油は多くの利点があるが，特に揚げ物のサクサク感を引き出せること，冷めても素材の風味を保持できること，他の植物油と比べて癖がないことが特徴として挙げられる。また調理中に発生するアクロレインやプロパナールが原因で気分が悪くなるいわゆる「油酔い」が起こりにくく[10]，高温で使用すると油に含まれるγ-オリザノールが分解されてバニリンを生じ，甘い香りがすることも特徴である[11]。米油のトリグリセリドを構成する脂肪酸は，不飽和脂肪酸でオメガ9グループのオレイン酸である。他に，同じく不飽和脂肪酸でオメガ6グループのリノール酸，飽和脂肪酸のパルミチン酸，ステアリン酸などが含まれている。

　米油の原料は米糠や米胚芽であるが，抽出，脱ガム，脱ロウ，脱酸，脱色，脱臭，ウィンタリングという精製工程を経て作られる。精米後すみやかに油を抽出しないと糠に含まれるリパーゼの働きで脂肪酸が生成しやすい。したがって，糠の供給元である精米所と油の抽出工場が近接

＊1　Marina Hirano　オリザ油化㈱　研究開発本部　食品開発部　研究員

＊2　Hiroshi Shimoda　オリザ油化㈱　研究開発本部　食品開発部　取締役本部長

食品機能性脂質の基礎と応用

している必要がある。このような事情から，国内における米油の生産量は他の油と比較して少ない。また米油の原油は遊離脂肪酸やワックス分を多く含むため，蒸留脱酸，アルカリ脱酸，ウィンターリングなどの精製工程が不可欠である。さらに米糠はもともと油分が 15～20％と少なく，油を効率的に取り出すのが難しい原料である。そこで以前は，高温の蒸気を噴霧し米糠の細胞壁を破壊することで油分を抽出していたが，当社では米糠を一度ローラーで伸ばすことで物理的に細胞壁を破壊する工程を開発した。この工程を抽出・精製工程の最初に組み込むことで，20～30℃という低温で米糠から油滴を取り出せるようになり，高温処理によるトランス脂肪酸の発生が抑制され，色やにおい，有効成分の変質を防ぐことができるようになった。

　一方，脱酸工程は原油中の遊離脂肪酸を取り除く工程であるが，真空状態で加熱することで遊離脂肪酸を分離する蒸留脱酸法やアルカリ溶媒を用いて遊離脂肪酸を取り除くアルカリ脱酸法が採用される。近年では，これらに代わって酵素法により脱酸を行う方法も使われ始めている。

3.3　γ-オリザノール

　γ-オリザノールは，フェルラ酸と複数のトリテルペノイドからなるエステル体である（図1）。国産油にはシクロアルテノールフェルラ酸エステルと 24-メチレンシクロアルタノールフェルラ

シクロアルテノールフェルラ酸エステル　　24-メチレンシクロアルタノールフェルラ酸エステル

カンペステロールフェルラ酸エステル　　β-シトステロールフェルラ酸エステル

シクロブラノールフェルラ酸エステル

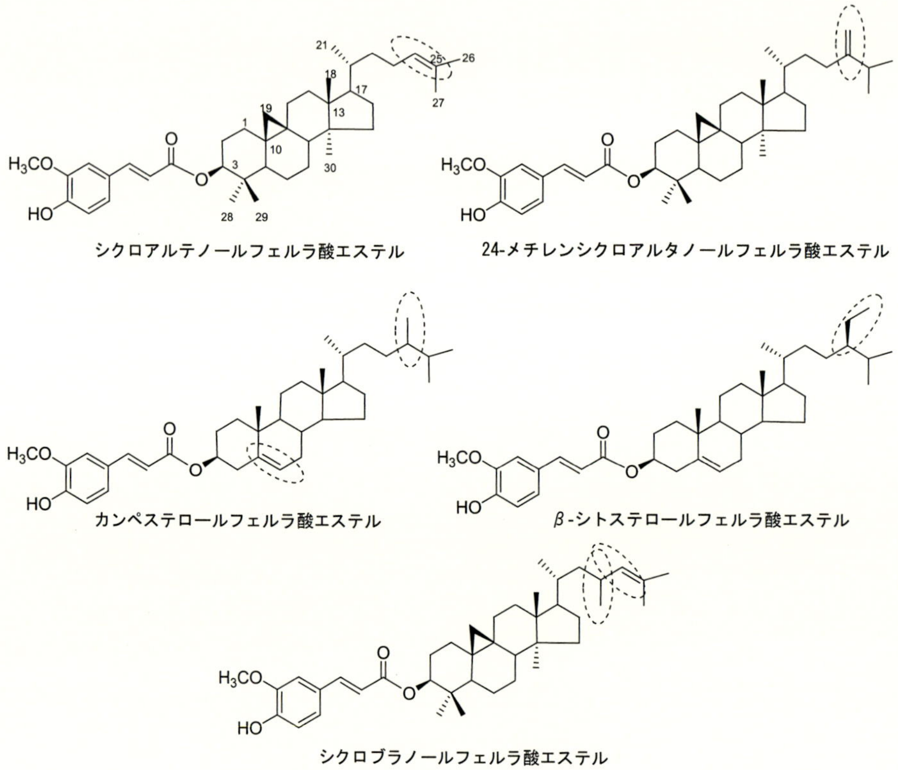

図1　γ-オリザノールの構成成分

第 4 章　応用と製品開発の動向

表 1　γ-オリザノール摂取による運動機能改善効果

	介入前		介入後	
	γ-オリザノール	プラセボ	γ-オリザノール	プラセボ
ベンチプレス	26.75±1.74	25.43±2.06	30.28±2.24*	26.11±2.01
レッグカール	32.22±2.10	32.00±1.87	35.25±3.42*	32.04±2.54

平均値±標準偏差（n=14-16），＊：$p<0.01$（プラセボとの比較）　　　　　（文献 19）より引用）

酸エステルが多く，カンペステロールフェルラ酸エステルやシクロアルタノールフェルラ酸エステルも含まれる。一方，インド産の米油にはシクロブラノールフェルラ酸エステルの構成比率が高い。米油の酸化安定性を保つ効果があり，インドでは他の油[12]や食品[13]への日持ち向上を目的とした配合も検討されている。一方γ-オリザノールの国内における使用用途は食品添加物と医薬品に限定されており，食品用途では使用できない。医薬品用途では腰痛や肩こりの痛みを緩和する「キューピーコーワゴールド」や「アリナミン-EX」などの OTC 製剤に配合されている。また医療用医薬品製剤「ハイゼット錠」（25, 50 mg, 大塚製薬）の効能は，高脂血症と心身症（更年期障害，過敏性腸症候群）における身体症候並びに不安・緊張・抑うつである[14~17]。このように国内では医薬品での使用が主流のγ-オリザノールであるが，最近になってようやく食品での使用を検討する動きが出てきている。当社では将来に備えて，γ-オリザノールのラットにおける 90 日間反復投与試験を実施しており，2 g/kg/日の摂取においても安全性に問題がないことを確かめている[18]。海外ではすでに食品用途での使用が認められており，アメリカでは FDA の GRAS 認証をとる動きも見られる。現地ではアスリートが用いるダイエタリーサプリメントに配合されており，臨床試験の結果ではγ-オリザノール（600 mg, 9 週間）の摂取により，筋肉系運動機能の改善効果が得られたという報告がある（表 1）[19]。しかし，γ-オリザノール（500 mg, 9 週間）の摂取では何ら運動機能の改善が見られなかったという報告もあり[20]，その効果は懐疑的である。一方，脂質代謝改善作用については，高コレステロール血症患者の血中コレステロール改善作用に関する報告では，γ-オリザノール（50 および 800 mg）4 週間の摂取により血中 LDL-コレステロールが低下する[21]。この作用はγ-オリザノールが植物ステロールとしての効能を発揮し，コレステロールの吸収を抑制したことによる結果と考えられる。その他の作用として，マウスレベルであるが，抗糖尿病作用も確認されている[22]。

3.4　トコトリエノール

トコトリエノールの基原原料としてはパーム油が良く知られている。しかし近年はマレーシアにおける森林や野生動物保護の観点から，化粧品業界を中心にパーム油の不買機運が高まってきている。これらを背景に米由来トコトリエノールの需要が増えてきている。トコトリエノールは生体内での吸収率が高いこと[23]と抗酸化活性の強さからスーパービタミン E とも呼ばれており，生理活性としてコレステロール低下作用[24]，動脈硬化改善作用[25]，抗ガン作用[26]など多くの機能

食品機能性脂質の基礎と応用

表2　トコトリエノール摂取（1年）による脂肪肝の改善

	肝エコー検査結果	
	正常反応	脂肪肝
トコトリエノール（n＝43）	15/43(34.9%)	28/43(65.1%)
プラセボ（n＝44）	8/44(18.2%)	36/44(81.8%)

n＝87　　　　　　　　　　　　　　　　　　　　　　　　（文献27）より）

性が報告されている。しかしトコトリエノールはビタミンEに属するという解釈があること，臨床研究は全てが病者を対象とした試験であることから，今のところ機能性表示食品への届出は難しいようである。当社においても，健常者で脂質関連の臨床試験を試みたが，好ましい成績は得られていない。そこで，本稿では病者を対象とした試験の一部を紹介する。トコトリエノールの脂質代謝異常に関する改善作用として，非アルコール性脂肪肝の改善効果が報告されている[27]。試験では高コレステロール血症患者にトコトリエノール（200 mg）とα-トコフェロール（61.1 mg）を含有するカプセルを1年間摂取してもらい，脂質パラメーターを測定している。その結果，血中のトリグリセリドやコレステロールにはプラセボ群との間に有意な変化は認められなかった。しかし，肝エコー検査の結果，トコトリエノールの摂取により脂肪肝罹患率の有意な改善が認められている（表2）。血中脂質パラメーターの改善作用については，透析患者で評価を行った報告例がある[28]。試験ではトコトリエノール（180 mg）とトコフェロール（40 mg）の混合物を12〜16週間摂取してもらい，血中脂質をモニタリングした。その結果，トコトリエノールの摂取によりトリグリセリド，総コレステロールおよびLDL-コレステロールの低下とHDL-コレステロールの上昇が認められた（表3）。より重篤な患者の改善例として，トコトリエノール（400 mg）を肝移植が必要な重症肝障害患者に投与することにより，肝障害スコア（model for end-stage liver disease score）が改善することが報告されている[29]。

　一方，化粧品用途においてもトコトリエノールの配合は盛んである。サンスクリーンやローションへの配合が主で，実際トコトリエノール外用時の有効性として，光老化の抑制[30]や皮膚の脂質化酸化抑制作用[31]が報告されている。

3.5　ステロール

　米油に含まれるステロール類は前述のγ-オリザノールを構成するトリテルペンとは異なり，β-シトステロール，カンペステロールおよびスチグマステロールである。臨床的には血中コレステロールの改善作用が知られており，ステロール（2.1 g/日）の3週間摂取により，健常者の総コレステロールとLDL-コレステロールが低下する[32]。また，γ-オリザノールの加水分解物であるトリテルペンアルコール（シクロアルテノール，24-メチレンシクロアルタノールなど）には，食後の血中脂質の上昇抑制作用が報告されている[33]。またマウスでの実験結果ではあるが，抗肥満作用も示すようである[34]。当社においても，マウスを用いた試験でトリテルペンアルコール

第4章 応用と製品開発の動向

表3 トコトリエノールの摂取による血中脂質の改善

	プラセボ (n=38)	トコトリエノール (n=40)		プラセボ (n=38)	トコトリエノール (n=40)
トリグリセリド (mg/dL)			HDL-コレステロール (mg/dL)		
Baseline	109±63	144±91	Baseline	44±12	42±13
Week 8	106±51	139±86	Week 8	51±14[a]	51±15[a]
Week 12	100±57	113±47[a]	Week 12	54±13[a,b]	63±18[a,b]
Week 16	95±48	103±45[a]	Week 16	54±12[a]	58±18[a]
総コレステロール (mg/dL)			LDL-コレステロール (mg/dL)		
Baseline	179±42	183±49	Baseline	112±38	112±46
Week 8	153±32[a]	158±36[a]	Week 8	81±31[a]	79±35[a]
Week 12	140±31[a]	142±43[a]	Week 12	70±32[a]	58±38[a]
Week 16	149±38[a]	145±45[a]	Week 16	75±34[a]	66±42[a]

a：群内有意差あり，b：群間有意差あり　　　　　　　　　　　　　　　　　　（文献26）より）

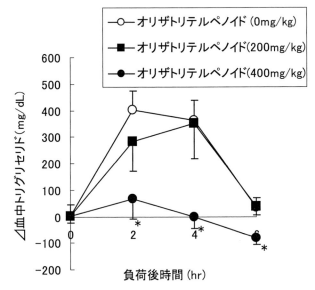

図2 オリザトリテルペノイドのオリーブ油負荷マウスにおける血中トリグリセリド上昇抑制作用
N=6，平均値±標準誤差，有意差　＊：$p<0.05$
絶食したマウスから採血を行い，30分後に各サンプルを経口投与した。1時間後にオリーブ油（5 mL/kg）を経口投与し，その後2,4及び6時間目において採血を行って，トリグリセリド濃度を測定した。

（オリザトリテルペノイド）が，オリーブ油負荷時の血中トリグリセリドの上昇を抑制することを確認している（図2）。同実験では，γ-オリザノールは抑制作用を示さなかったことから，γ-オリザノールを構成するフェルラ酸部分は，ネガティブに働いていると考えられている。

3.6 グルコシルセラミド（スフィンゴ糖脂質）

　グルコシルセラミドは米油の脱ガム工程で出てくるガム質に含まれており，精製米油中には存在しない。当社の米由来グルコシルセラミドは，日本国内で初めて食品用に開発された製品で，臨床試験も世界に先駆けて実施した。その機能性は皮膚角質層に存在するセラミド含有量を高めるもので[35]，皮膚表面からの水分蒸散を抑えることで，保湿作用を示す[36,37]。試験では乾燥肌で肌荒れ傾向にある被験者33名を対象に，米由来スフィンゴ糖脂質（1.8 mg）のplaceboを対照とした6週間の二重盲検摂取試験を行った。その結果，皮膚の水分量が有意に増加し（図3），肌の滑らかさ，鱗屑およびきめも改善された（図4）。発売から20年が経過したグルコシルセラミドは，特定保健用食品や機能性表示食品の機能性関与成分として認知されるに至っている。また，アメリカの美容サプリメントへの配合も盛んになりつつある。

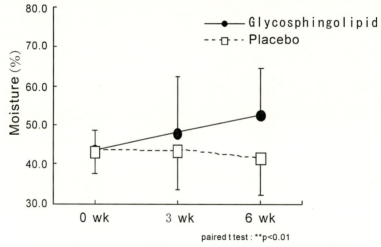

paired t test : **$p<0.01$

図3　米由来スフィンゴ糖脂質（1.2 mg）摂取による皮膚水分量の変化

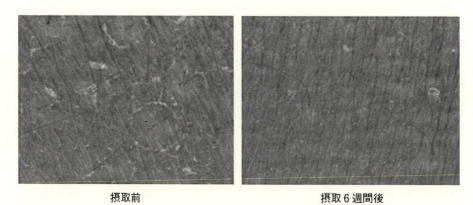

　　　　摂取前　　　　　　　　　　　　　摂取6週間後
図4　米由来スフィンゴ糖脂質（1.2 mg）摂取前後の被験者（23歳女性）左眼下部皮膚画像の比較

第 4 章　応用と製品開発の動向

3.7　スクワラン

　スクワランは化粧品の成分として知られ，抗シワ作用[38]や保湿作用[39]を示す。過去には主に深海鮫の肝油に含まれるスクワレンから作られていたが，近年，動物保護の観点から植物由来のスクワランが脚光を浴びている。基原原料としてオリーブが最もよく使われているが，米油も原料になる。スクワランは脱ロウ工程で出てくるワックス分の中にスクワレンとして含まれており，これを水素添加することで作られる。スクワレンは食用可能で，臨床的にはスクワレン（13.5 g，90 日）の摂取により紫外線による皮膚ダメージを抑制するという報告が出ている[40]。

3.8　おわりに

　以上述べたように，米油は煩雑な精製工程を経て製造される食用油で，どうしてもコストがかかる。しかし，副産物から得られる機能性成分はいずれも付加価値の高いものであり，機能性食品や化粧品分野での用途は幅広い。最近著者らは，グルコシルセラミドと同じ分画（スカム油）に含まれる β-シトステロールグルコシドが，角質セラミドを増加させることを見出しており，グルコシドとの併用効果が期待されている。このように，米糠から得られる米油には，まだまだ未知の機能性を秘めた有用成分が存在する可能性があり，今後の研究が楽しみである。

文　　献

1)　The 4th international conference on rice bran oil　要旨集，p. 8（2017）
2)　農林水産省，我が国の油脂事情（2009）
3)　農林水産省，米穀の需給及び価格の安定に関する基本指針（2017）
4)　S. Devarajan *et al.*, *J. Clin. Lipidol.*, **10**, 339（2016）
5)　S. Eady *et al.*, *Br. J. Nutr.*, **105**, 1808（2011）
6)　H. Malve *et al.*, *J. Indian. Med. Assoc.*, **108**, 785（2010）
7)　A. Berger *et al.*, *Eur. J. Nutr.*, **44**, 163（2005）
8)　T. Utarwuthipong *et al.*, *J. Int. Med. Res.*, **37**, 96（2009）
9)　A. Salar *et al.*, *J. Clin. Lipidol.*, **10**, 299（2016）
10)　Y. Endo *et al.*, *J. Am. Oil Chem. Soc.*, **90**, 959（2013）
11)　The 3rd international conference on rice bran oil　要旨集，p. 51（2016）
12)　L. Sunil *et al.*, *J. Food Sci. Technol.*, **52**, 3291（2015）
13)　R. B. Latha *et al.*, *J. Food Sci. Technol.*, **51**, 124（2014）
14)　村瀬靖ほか，産婦人科の実際，**12**, 147（1963）
15)　大川知之ほか，産婦人科の世界，**17**, 179（1965）
16)　奥田宣弘ほか，産科と婦人科，**37**, 1488（1970）
17)　石原実ほか，日本産科婦人科学会誌，**34**, 243（1982）

18) S. H. Moon *et al.*, *Toxicol. Reports*, **4**, 9 (2017)

19) S. Eslami *et al.*, *Indian J. Med. Res.*, **139**, 857 (2014)

20) A. C. Fry *et al.*, *Int. J. Sport Nutr.*, **7**, 318 (1997)

21) A. Berger *et al.*, *Eur. J. Nutr.*, **44**, 163 (2005)

22) C. Kozuka *et al.*, *Diabetes*, **61**, 3084 (2012)

23) J. Y. Fu *et al.*, *Nutr. Metab.*, **11**, 5 (2014)

24) A. A. Qureshi *et al.*, *Am. J. Clin. Nutr.*, **53**, 1021S (1991)

25) A. C.Tomeo *et al.*, *Lipids.*, **30**, 1179 (1995)

26) C. Sato *et al.*, *J. Nutr. Sci. Vitaminol.*, **63**, 349 (2017)

27) E. Magosso *et al.*, *Nutr. J.*, **12**, 166 (2013)

28) Z. A. Daud *et al.*, *Vasc. Health Risk Manag.*, **9**, 747 (2013)

29) V. Patel *et al.*, *J. Nutr.*, **142**, 513 (2012)

30) V. F. Pedrelli *et al.*, *J. Eur. Acad. Dermatol. Venereol.*, **26**, 1449 (2012)

31) S. U. Weber *et al.*, *Free Radic Biol Med.*, **34**, 170 (2003)

32) M. N. Vissers *et al.*, *Am. J. Clin Nutr.*, **72**, 1510 (2000)

33) F. Okahara *et al.*, *Mol. Nutr. Food Res.*, **60**, 1521 (2016)

34) D. Fukuoka *et al.*, *J. Appl. Physiol.*, **117**, 1337 (2014)

35) H. Shimoda, *J. Med. Food.*, **15**, 1064 (2012)

36) S. Asai *et al.*, *Rinsho Byori.*, **55**, 209 (2007)

37) 下田博司, 細胞, **41**, 203 (2009)

38) S. Kato *et al.*, *J. Nanosci. Nanotechnol.*, **10**, 6769 (2010)

39) S. K. Kim *et al.*, *Adv. Food Nutr. Res.*, **65**, 223 (2012)

40) S. Cho *et al.*, *Clin. Exp. Dermatol.*, **34**, 500 (2009)

4 エゴマ油の機能と製品開発の動向

高橋正和*

4.1 はじめに

第1章で詳述されているように，ω3脂肪酸には多様な疾病予防・健康増進効果がある。魚油に豊富なEPA（C20：5n-3）やDHA（C22：6n-3）は，虚血性心疾患など心血管疾患のリスク低減作用を示し，レゾルビンやプロテクチンなど強力な炎症収束作用を示す脂質メディエーターに変換され，炎症応答収束・心筋保護・疼痛緩和などに重要な役割を持っている[1~11]。α-リノレン酸（ALA）（C18：3n-3）の摂取量と心血管疾患罹患リスクとの間には弱い負の相関が認められている[12~14]。体内に取込まれたALAの一部はEPAやDHAに変換されるため，ALAの心血管疾患のリスク低減作用は，ALA自身の効果と代謝産物のEPAおよびDHAの効果によると考えられている[1,15~17]。魚の摂取量には個人差が大きく，また漁獲資源の低下が懸念されている現状をかんがみれば，ω3脂肪酸の給源としてALA含量の高い植物油脂の重要性は，今後ますます高まる可能性が考えられる。

4.2 エゴマ油とは

エゴマ（荏胡麻）（*Perilla frutescens* var. *frutescens*）は東アジア（中国・韓国・日本など）で広く栽培されているシソ科植物の一年草であり，外見はシソ（紫蘇）（*Perilla frutescens* var. *crispa*）に似ているが，種子サイズはシソより大きい（図1，2）[18]。このため，わが国ではシソ（赤シソや青シソ）の葉を梅干しの着色や薬味用として食用に用いるのに対して，エゴマ（葉は青い）の場合は主に種子から得られる油を食用としている。エゴマの種子は約5000年前の縄文

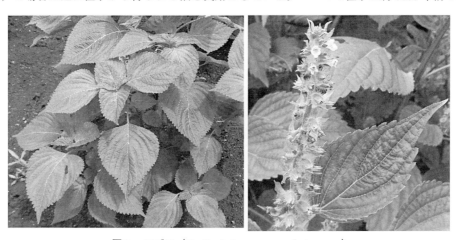

図1 エゴマ（*Perilla frutescens* var. *frutescens*）
福井県勝山市にて撮影。左：出穂前（2015.8.23），右：出穂後（2015.9.21）。

---

* Masakazu Takahashi　福井県立大学　生物資源学部　生物資源学科　機能食品学研究室　准教授

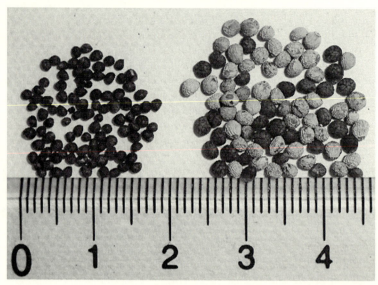

図2 エゴマとシソの種子の比較
左：木田チリメンシソ（赤シソの仲間。地域品種）の種子，右：エゴマの種子。
エゴマ種子の色調には白・黒2種類があるが，エゴマ油の脂肪酸組成に差はない。

表1 エゴマ油と代表的な植物性食用油脂の脂肪酸組成

植物性食用油脂	*脂肪酸総量100gあたりの脂肪酸量(g)					
	16:0	18:0	18:1 n-9	18:2 n-6	18:3 n-3	その他
エゴマ油	5.9	2.0	16.8	12.9	61.3	1.1
アマニ油	4.8	3.3	15.9	15.2	59.5	1.3
なたね油（キャノーラ油）	4.3	2.0	62.7	19.9	8.1	3.0
オリーブ油	10.4	3.1	77.3	7.0	0.6	1.6
大豆油	10.6	4.3	23.5	53.5	6.6	1.5
ゴマ油	9.4	5.8	39.8	43.6	0.3	1.1
コーン油	11.3	2.0	29.8	54.9	0.8	1.2

（日本食品標準成分表2015年版（七訂）より作成）

*16:0, パルミチン酸；18:0, ステアリン酸；18:1n-9, オレイン酸；
18:2n-6, リノール酸；18:3n-3, α-リノレン酸。

時代の遺跡（福井県鳥浜遺跡など）からも出土しており，わが国では古くから食用としてエゴマ油が利用されていたと考えられる[19]。このエゴマ油を構成する脂肪酸の約60%はALAであり，流通量の多い菜種油やオリーブオイルなどとは対照的である（表1）。なおゴマ（胡麻）（*Sesamum indicum*）から得られるゴマ油（リノール酸に富む）との混同を避ける意図から，「シソ油」の名称で販売されている事例もある（表1）。

第 4 章　応用と製品開発の動向

　ALA に富むエゴマ油が抗アレルギー作用や学習促進作用など多様な健康増進効果を示すことは，研究者の間では以前から知られていたが[20~28]，一般消費者における知名度は十分とは言えない状態であった。ところが近年，TV 報道番組でエゴマ油による脳機能改善・認知症予防効果など，超高齢化社会を迎えた今日の社会的要求に応える健康効果が報道されるたびにブームが起こり，エゴマ油の売上げが伸びている。

4.3　エゴマ油の健康機能

　前述の通り，ALA は心血管疾患のリスク低減作用を示すが，これは ALA 自身の効果と EPAや DHA へ代謝されて働く効果の両方によると考えられている。同様に，ALA に富むエゴマ油についても循環器疾患予防作用[25]，抗アレルギー作用[23]，脳機能改善・学習促進効果[20~22,24,28]，骨粗しょう症抑制作用[26]，老化予防作用[27]など多様な健康増進効果が報告されている。さらに認知症予防作用に関しては，エゴマ油より調製した ALA 標品を用いた動物投与試験にて，アルツハイマー病予防・改善効果の可能性を示唆する結果も報告されている[29]。

　またそのほか，高脂肪食によって誘導される非アルコール性脂肪肝障害（non-alcoholic fattyliver disease；NAFLD）を緩和するとの報告もある[30]。類似の報告がアマニ油を用いた動物投与試験でも報告されており[31]，ALA の肝臓における脂質代謝改善作用による効果と思われる。近年急増している過食による NAFLD の国内患者数は，1,000~2,000 万人ともいわれる[32,33]。NAFLD は肥満による肝臓への脂肪蓄積を第一原因（ファーストヒット）として発症する。その約 9 割は単純脂肪肝であるが，約 10％は酸化ストレス・炎症反応など次の刺激（セカンドヒット）によって非アルコール性脂肪肝炎（NASH）に進行し，さらにその一部は肝硬変・肝臓がんへと進行する[34,35]。したがって NAFLD から NASH への移行を防止する事が重要である。エゴマ油を食事指導に活用することで NAFLD の患者数抑制につながるならば，機能性油脂の開発にとって大変魅力的である。

　ところでエゴマ種子にはルテオリンなどのフラボン類が多量に含まれているため，搾りたてのエゴマ油は濃黄色を呈する。ルテオリンはシソ科植物に含まれる抗炎症作用成分の 1 つであり，抗アレルギー作用も報告されている[36]。このルテオリンの抗炎症作用が NASH 進展に抑制的に作用し，肝線維化・肝がん発症の抑制に役立つとの報告もある[37]。エゴマ油を摂取するメリットを示唆するものであり，興味深い。さらに岐阜県中山間農業研究所は，民間企業と共同でルテオリン含量の高い新品種「飛系アルプス 1 号」を開発し，品種登録している[38]。現在，岐阜県飛騨地方で栽培されたこの新品種から濃黄色のエゴマ油が搾油され，実際に販売されている。しかし市販エゴマ油の色は多様であり，淡黄色の商品もある[39]。高品質な食用油脂の生産にとって異臭や酸敗臭の除去は必須であるため，高度に精製されたエゴマ油では淡黄色を呈すると思われるが，ALA のもたらす健康増進効果に差があるわけではない。ルテオリンなどのフラボノイドの抗酸化・抗炎症作用がエゴマ油の健康増進効果にどの程度重要なのかについては，いまだ不明な点がある。

4.4 ALA に富む機能性油脂製品の開発状況

　わが国で流通している代表的な食用油のうち，ALA 含量が高い油脂はアマニ油とエゴマ油であり，いずれも ALA の健康機能に対する消費者の関心増加と共に市場ニーズが高まっている（表1）。いずれも ALA 含量が高いため酸化に弱く，炒め物などの加熱調理には適していない。このため，サラダ用のドレッシングに用いたり，油のままで食用に供されている。また酸化されやすい特性をふまえた商品開発や調理法の提案が広がりを見せている。

　アマニ油（亜麻仁油）（Flaxseed oil あるいは Linseed oil）はアマ（亜麻）（*Linum usitatissimum*）の種子（亜麻仁（アマニ））（形状・大きさ共にゴマの種子と似ている）から搾油される。アマニ油を構成する脂肪酸の約60％が ALA であるが，亜麻の栽培にはカナダなどの寒冷地帯が適しており，国内では北海道のみが栽培適地である。このため日本国内の栽培量は少なく，アマニ油の原料種子（アマニ）は輸入に依存している。しかしながら，2017年のアマニの世界生産量は約270万トンあり，世界供給量は多い。したがって学術論文においても ALA の給源としてアマニ油（Flaxseed oil）が用いられることも多い。日本植物油協会によると，2016年の日本国内のアマニ油流通量は約8千トン（アマニ種子輸入が千トン，アマニ油輸入が7千トン）となっている。大半は塗料などの工業用途となっているが，国内大手の食用油メーカーにとっては，ALA 高含有油脂の原料としてアマニ油は調達しやすい原料と言える。したがって ALA を機能性関与成分とする機能性油脂製品の開発には，もっぱらアマニ油を原料とした商品が多く，例えば機能性表示食品には，2015年4月の制度開始以降，4件が書類受理されている（2018年2月末現在）（表2）。一方，エゴマ油は調達可能な国内流通量が少なく，大手食用油脂メーカーが製品開発を行う場合には，栽培段階から独自に供給体制を確保する必要があり，利用しにくい素材と言える。

4.5 エゴマ油製品の開発動向

　エゴマ油に期待する一般消費者の消費動向の強さには無視できない潜在力があり，大手〜中規

表2　アマニ油を使い，α-リノレン酸を機能性関与成分とする機能性表示食品

届出番号	商品名	開発企業	発売開始	想定する主な対象者
A82	日清健康オイルアマニプラス	日清オイリオグループ㈱	2015年10月	血圧が高めの方
A284	キユーピーアマニ油マヨネーズ	キユーピー㈱	2016年6月	血圧が高めの方
B40	アマニオイル	日本製粉㈱	2017年9月	コレステロール値が高めの方
B490	キユーピーアマニ油入りごまドレッシング	キユーピー㈱	2017年7月	血圧が高めの方

第 4 章　応用と製品開発の動向

表 3　エゴマ油製品の開発事例

商品名	開発販売企業	備考（特徴）
太田油脂 マルタえごまオイル	太田油脂㈱	栄養機能食品 (n-3 系脂肪酸)
太田油脂 毎日えごまオイル	太田油脂㈱	栄養機能食品 (n-3 系脂肪酸)
有機 JAS 認証 プレミアム黄金えごま油	ココキュア㈱	
紅花 荏胡麻油	紅花食品㈱	
朝日えごま油	㈱朝日	
毎日，とりたい エゴマ油	㈱ディーエイチシー	栄養機能食品 (n-3 系脂肪酸)
AJINOMOTO えごまブレンド油	㈱ J-オイルミルズ	コーン油にブレンド。 加熱分解を低減。

(2018 年 2 月末 現在)

模の食品加工メーカーも含め，エゴマ油の製造販売に取組む企業が増えている（表 3）。表 3 に掲げた中では，太田油脂は 1988 年に食用エゴマ油の商業用プラント製造に最初に成功し，搾油後の安定性が悪いエゴマ油の酸化を抑え，高品質なエゴマ油の製造に大きな貢献をしてきたメーカーである[40]。規模の大きなメーカーにとって，生産農場の直接経営は経営リスクの負担が大きく，多くは国内外での委託栽培契約または輸入によって原料種子を確保する必要がある。したがって（2018 年 2 月末）現在では，機能性表示食品の書類が受理されているメーカーはなく，今のところは「栄養機能食品 (n-3 系脂肪酸)」の表示や，「エゴマ」・「ω3 脂肪酸」などのキーワードを表示する販売戦略を取っている。コーン油にエゴマ油を添加することでエゴマ油の熱安定性を改善した珍しい商品も登場しているが，ALA 含量の観点からは議論の余地があろう。

　一方，近年，国内農業従事者の収益向上策として「農業の 6 次産業化」が推奨され，各地に農業生産法人や有限会社が設立されている。栽培（1 次）から加工（2 次）・販売（3 次）まで直接関与することで，収入を増やす狙いである（1 次×2 次×3 次＝6 次産業）。地元自治体も地方創生や地域振興への期待から，経済的・技術的・人的支援を積極的に行う事例が多い。エゴマ油の製造販売は，エゴマ種子の継続的大量調達の困難さゆえに，これまで大手食品企業の参入が比較的少なく，小規模な農業生産法人や産官学共同開発による地域特産ブランド開発にとって，取組みやすい素材となっていたことから，各地でエゴマの栽培～搾油・ビン詰加工がおこなわれており，小規模ながら地域の直売所やインターネット通販などを介して販売されている（表 4）。例えば福井県勝山市では，地元農家が法人（㈱のむきのエゴマ（福井県勝山市野向町））を設立し，周囲の農家と協力して栽培したエゴマ種子から自前で搾油してエゴマ油の生産・販売に力を入れている（図 3(A)）。この勝山産エゴマ油の脂肪酸組成を分析したところ，ALA は 60% 以上と確認された（表 5）。さらに普及促進のため，ドレッシングの開発に産官学共同で取組み，エゴマ油の他にエゴマの実や粉末を加えて 3 種類（しょうゆ風味，トマト風味，フレンチ風味）の分離

食品機能性脂質の基礎と応用

表4　地域特産物としてのエゴマ油関連製品の開発販売事例

商品名	開発企業	企業所在地
低温圧搾製法 田子えごま油 生搾り	㈱ためのぶストア	青森県
【山形県戸沢村産】えごま油	企業組合戸沢村エゴマの会	山形県
国産えごま油【飛騨原産】生しぼり	飛騨えごま本舗	岐阜県
飛騨えごま油「飛系アルプス1号」	㈱アルプス商会	岐阜県
飛騨えごま純油	㈱飛騨企画販売	岐阜県
【純国産生しぼり】 えごま油 PREMIUM	㈱食文化 築地出荷店	富山県
【奥越前かつやま特産】えごま油	㈱のむきのエゴマ	福井県
【低温圧搾生しぼり】 国産えごま油	ユメアフーズ㈱	島根県
えごま油	オーサンファーム	島根県
国産えごま油 鹿北製油圀	㈲鹿北製油済	鹿児島県
有機高原のえごま油	こだま食品㈱	広島県

（2018年2月末 現在）

※国産100%・無農薬などを売り文句として通販で販売されている。
　製造販売量は考慮せずに列挙。

表5　勝山産えごま油の脂肪酸組成

脂肪酸名	勝山産えごま油
パルミチン酸（16:0）	7.2%
ステアリン酸（18:0）	1.7%
オレイン酸（18:1n-9）	14.4%
リノール酸（18:2n-6）	13.4%
α-リノレン酸（18:3n-3）	63.2%

液状ドレッシングを開発・発売した（図3(B)）[41]。（好評であったが，爆発的なエゴマ油ブームのため原料油の方が完売する事態となり，現在は製造を休止している。）この表4に示した事例では，「国産100%」・「低温圧搾」・「生しぼり」などの表現で販売展開をしている場合が多い。また富山県ではエゴマの水耕栽培を行う植物工場を建設して産官学連携事業を展開しており，今後の発展が注目される。さらに興味深い事例では，島根県などにおいてエゴマの種実などを家鶏飼料に添加し，鶏卵のALA含量を高めた「えごま玉子」を生産・販売するメーカーもある。鶏卵など畜産物の品質改良へのエゴマの利用は，消費ニーズを先取りして開発された手法であり，今後の発展性に興味がもたれる[42～44]。

210

第 4 章 応用と製品開発の動向

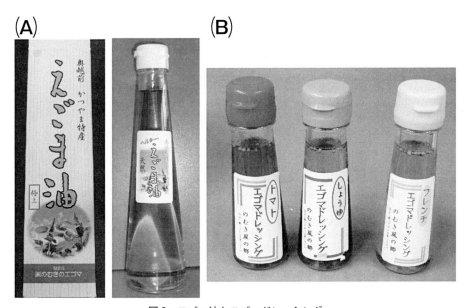

図 3 エゴマ油とエゴマドレッシング
(A)：勝山産エゴマ油。(B)：エゴマドレッシング（左からトマト風，しょうゆ風，フレンチ風）。

4.6 さいごに

　健康機能性が報道されるたびにエゴマ油の知名度は確実に上昇し，いまやエゴマ油の人気は，一時のブームではなく，完全に定着したように感じられる。$\omega 6/\omega 3$ 脂肪酸バランスの重要性についても国民の間に認識が広がっており，国民の健康増進に ALA 高含有油（エゴマ油・アマニ油）が上手に活用されることに期待したい。なお，本稿で触れたエゴマドレッシングの開発は，福井県大学連携リーグ連携研究推進事業補助金の援助を受けて福井県食品加工研究所・㈱のむきのエゴマとともに実施したものである。

文　　献

1) 江崎治ほか，日本栄養・食糧学会誌，**59**(2)，123 (2006)
2) 有田誠，実験医学 増刊，**28**(20)，201 (2010)
3) M. Arita *et al.*, *J. Exp. Med.*, **201**(5)，713 (2005)
4) M. Arita *et al.*, *Proc. Natl. Acad. Sci. U.S.A.*, **102**(21)，7671 (2005)
5) J. M. Schwab *et al.*, *Nature*, **447**(7146)，869 (2007)
6) M. Spite *et al.*, *Nature*, **461**(7268)，1287 (2009)
7) T. Ohira *et al.*, *J. Biol. Chem.*, **285**(5)，3451 (2010)
8) S. Krishnamoorthy *et al.*, *Proc. Natl. Acad. Sci. U.S.A.*, **107**(4)，1660 (2010)

食品機能性脂質の基礎と応用

9) Z. Z. Xu *et al., Nat. Med.,* **16**(5), 592 (2010)

10) C. N. Serhan, *Nature,* **510**(7503), 92 (2014)

11) M. G. Balta *et al., Front. Immunol.,* **8**, 1682 (2017)

12) A. Pan *et al., Am. J. Clin. Nutr.,* **96**(6), 1262 (2012)

13) 厚生労働省, 「日本人の食事摂取基準 (2015 年版) 策定検討会」報告書, p. 121, 厚生労働省 (2014)

14) 消費者庁, 「食品の機能性評価モデル事業」の結果報告, p. 29, 消費者庁 (2012)

15) O. Ezaki *et al., J. Nutr. Sci. Vitaminol.,* **45**(6), 759 (1999)

16) J. L. Breslow, *Am. J. Clin. Nutr.,* **83**(6 Suppl), 1477S (2006)

17) J. A. Fleming and P.M. Kris-Etherton, *Adv. Nutr.,* **5**(6), 863S (2014)

18) 伊藤美千穂, 本多義昭, 植物地理・分類研究, **44**(1), 43 (1996)

19) (社)農山漁村文化協会, 「エゴマ―栽培から搾油, 食べ方, 販売まで―」, p. 16, 農山漁村文化協会 (2009)

20) N. Yamamoto *et al., J. Lipid Res.,* **28**(2), 144 (1987)

21) N. Yamamoto *et al., J. Gerontol.,* **46**(1), B17 (1991)

22) Y. Nakashima *et al., J. Lipid Res.,* **34**(2), 239 (1993)

23) S. Watanabe *et al., J Nutr.,* **124**(9), 1566 (1994)

24) M. Umezawa *et al., Brain Res.,* **669**(2), 225 (1995)

25) K. Oh-hashi *et al., J. Lipid Mediat. Cell Signal.,* **17**(3), 207 (1997)

26) L. Sun *et al., Biosci. Biotechnol. Biochem.,* **68**(12), 2613 (2004)

27) H. Okuyama *et al., Lipids,* **42**(9), 821 (2007)

28) L. T. Yi *et al., J. Ethnopharmacol.,* **147**(1), 245(2013)

29) A. Y. Lee *et al., J. Agric. Food Chem.,* **65**(49), 10719 (2017)

30) T. Chen *et al., Biomed Res. Int.,* 2384561, (2016)

31) H. Han *et al., Oxid. Med. Cell. Longev.,* 3256241 (2017)

32) 工藤陽香, 青江誠一郎, 人間生活文化研究, **24**, 200 (2014)

33) T. Kessoku *et al., World J. Gastroenterol.,* **20**(29), 10108 (2014)

34) M. Malaguarnera *et al., J. Mol. Med.,* **87**(7), 679-695 (2009)

35) 橋本悦子, 体重が気になりだしたら…肥満と消化器疾患ガイド, p. 12, 日本消化器病学会 (2015)

36) H. Ueda *et al., Biol. Pharm. Bull.,* **25**(9), 1197 (2002)

37) H. Sagawa *et al., Carcinogenesis,* **36**(12), 1539 (2015)

38) 袖垣一也ほか, 岐阜県中山間農業研究所研究報告, **9**, 19 (2014)

39) (独)国民生活センター, 見た目だけでは分からない, エゴマ油の品質, p. 9, 国民生活センター (2016)

40) 長坂泉紀ほか, 脂質栄養学, **25**(1), 53 (2016)

41) 天谷美都希ほか, 平成 25 年度 食品加工に関する試験成績, p. 11, 福井県食品加工研究所 (2015)

42) 西藤克己・吉田晶二, 東北農業研究, **45**, 157 (1992)

43) 山田未知ほか, 福島県畜産試験場研究報告, **10**, 45 (2003)

44) 澤田弘枝ほか, 福井県畜産試験場研究報告, **17**, 12 (2003)

食品機能性脂質の基礎と応用

2018 年 5 月 28 日　第 1 刷発行

監　　修　池田郁男　　　　　　　　　　　　　　　　　　　　　　(T1078)
発 行 者　辻　賢司
発 行 所　株式会社シーエムシー出版
　　　　　東京都千代田区神田錦町 1 - 17 - 1
　　　　　電話 03(3293)7066
　　　　　大阪市中央区内平野町 1 - 3 - 12
　　　　　電話 06(4794)8234
　　　　　http://www.cmcbooks.co.jp/
編集担当　福井悠也／門脇孝子

〔印刷　尼崎印刷株式会社〕　　　　　　　　　　　　　　　© I. Ikeda, 2018

落丁・乱丁本はお取替えいたします。

本書の内容の一部あるいは全部を無断で複写(コピー)することは，法律で認められた場合を除き，著作者および出版社の権利の侵害になります。

ISBN978-4-7813-1331-3 C3047 ¥72000E